H. M. Kulke

Röntgendiagnostik von Thoraxerkrankungen

H. M. Kulke

Röntgendiagnostik von Thoraxerkrankungen

Von der Deskription zur Diagnose

unter Mitarbeit von
W. Burghardt, G. Ertl, M. Schmidt, B. Söller

DE GRUYTER

Prof. Dr. med. H. M. Kulke
Radiologe und Internist
Prof. für Röntgendiagnostik
Universitätsklinikum der Universität Würzburg
Oberdürrbacher Straße 6
97080 Würzburg
E-Mail: h-kulke-med-uni-wuerzburg@t-online.de

Das Buch enthält 166 Abbildungen und 12 Tabellen.

ISBN 978-3-11-031118-1
e-ISBN 978-3-11-031150-1

Library of Congress Cataloging-in-Publication data
A CIP catalog record for this book has been applied for at the Library of Congress.

Bibliografische Information der Deutschen Nationalbibliothek
Die Deutsche Nationalbibliothek verzeichnet diese Publikation in der Deutschen Nationalbibliografie;
detaillierte bibliografische Daten sind im Internet über http://dnb.dnb.de abrufbar.

© 2013 Walter de Gruyter GmbH, Berlin/Boston
Der Verlag hat für die Wiedergabe aller in diesem Buch enthaltenen Informationen (Programme, Verfahren, Mengen, Dosierungen, Applikationen etc.) mit Autoren bzw. Herausgebern große Mühe darauf verwandt, diese Angaben genau entsprechend dem Wissensstand bei Fertigstellung des Werkes abzudrucken. Trotz sorgfältiger Manuskriptherstellung und Korrektur des Satzes können Fehler nicht ganz ausgeschlossen werden. Autoren bzw. Herausgeber und Verlag übernehmen infolgedessen keine Verantwortung und keine daraus folgende oder sonstige Haftung, die auf irgendeine Art aus der Benutzung der in dem Werk enthaltenen Informationen oder Teilen davon entsteht.
Die Wiedergabe der Gebrauchsnamen, Handelsnamen, Warenbezeichnungen und dergleichen in diesem Buch berechtigt nicht zu der Annahme, dass solche Namen ohne weiteres von jedermann benutzt werden dürfen. Vielmehr handelt es sich häufig um gesetzlich geschützte, eingetragene Warenzeichen, auch wenn sie nicht eigens als solche gekennzeichnet sind.

Druck und Bindung: Hubert & Co., Göttingen
Einbandabbildung: Röntgenbild eines 42-jährigen Patienten. Im linken Oberfeld großes Bronchialkarzinom ($\emptyset$ ca. 7 cm) mit zentraler Nekrose
♾ Gedruckt auf säurefreiem Papier
Printed in Germany
www.degruyter.com

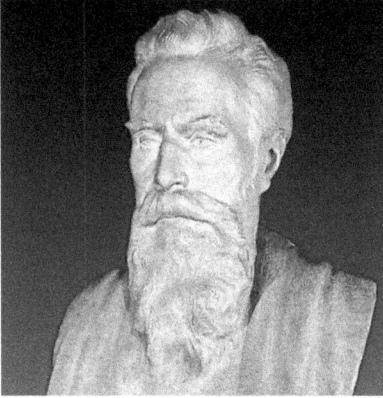

Wilhelm Conrad Röntgen
1845–1923

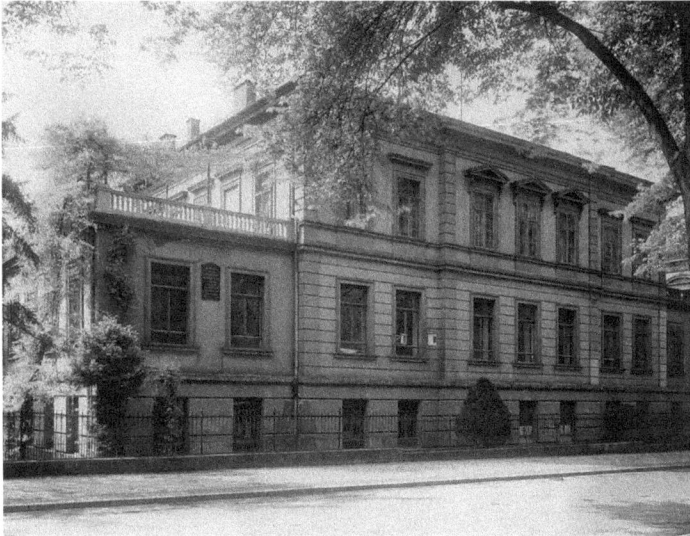

Das Physikalische Institut der Universität Würzburg. In diesem Gebäude entdeckte
W. C. Röntgen am 8. November 1895 die nach ihm benannten Strahlen.

Vorwort

Die eingehende Röntgenuntersuchung des Thorax setzt sich aus verschiedenen Maßnahmen zusammen. Diese werden je nach Fragestellung, Notwendigkeit und Durchführbarkeit ausgeführt.

Von diesen, wie vor allem der Anfertigung des Röntgenbildes des Thorax in zwei Ebenen, Röntgendurchleuchtung, Darstellung des Retrokardialraumes und gegebenenfalls weiterführenden Untersuchungen kommt dem Röntgenbild des Thorax die weitaus größte Bedeutung und günstigste Durchführbarkeit zu.

So zählt das Röntgenbild des Thorax unverändert zur Primär-Diagnostik in Klinik und Praxis. Es liefert wichtige, mitunter entscheidende diagnostische Informationen zur Beurteilung vieler akuter und chronischer Erkrankungen. Es wird annähernd in allen medizinischen Disziplinen benötigt. Dabei erfolgt die Befundung des Röntgenbildes oft auch durch Ärzte der unterschiedlichsten Fachdisziplinen – meistens vor dem Hintergrund der fachspezifischen Fragestellungen. Eine standardisierte und systematische Befundung erfolgt jedoch meistens nicht. So können subjektive Beschreibungen und Fehldiagnosen resultieren, und ein Vergleich sowie die Verwendung in der elektronischen Datenverarbeitung sind nicht möglich. Denn es gibt bisher keine einheitliche Anleitung zum Lesen eines Röntgenbildes des Thorax, kein fachübergreifendes Befundungssystem.

Aus diesem Grund wird in diesem Werk erstmals gezeigt, wie auf der Grundlage einer einheitlichen Terminologie und standardisierten Systematik die richtige Diagnose erstellt werden kann.

Ausgehend von einer kurzen Darstellung der jeweiligen Erkrankung wird unter Berücksichtigung von Anamnese und klinischen Daten anhand von ausführlichen Erklärungen, von Tabellen, Abbildungen und Referenz-Röntgenbildern das exakte Procedere schrittweise erläutert. Dabei werden die Begründung der Diagnose und differential-diagnostisches Abwägungen diskutiert. Ferner wird gezeigt, wie man einen korrekten Befundbericht abfasst und eine allgemeinverständliche Diagnose formuliert.

Auf dieser Basis sollen klinische Grundkenntnisse erneuert und röntgenologisches Wissen erweitert werden und ein sicheres Fundament für die Diagnostik bilden.

Die Abbildungen entstammen dem klinischen und ambulanten Alltag, sie sind nicht optisch, elektronisch oder graphisch verändert, und die jeweilige Diagnose ist bakteriologisch, endoskopisch, bioptisch oder angiographisch gesichert.

So werden bei dieser gestrafften Darstellung die bedeutendsten Erkrankungen behandelt. Auf die Darstellung seltenerer Krankheiten und umfangreicher weiterführender diagnostischer Maßnahmen wird hier bewusst verzichtet, damit die beabsichtigte Klarheit und Übersichtlichkeit in der Didaktik erhalten bleiben. Deshalb wird zur Vertiefung des Wissens die weiterführende Fachliteratur empfohlen.

Würzburg, im Sommer 2013 *H. M. Kulke*

Dank

Die Vielfalt der zum Teil sehr unterschiedlichen Erkrankungen des Thorax einerseits und die Verschiedenartigkeit der pathologischen Veränderungen andererseits sind sehr groß. Sie führen dazu, dass ein so umfangreiches Werk wie dieses von mehreren Wissenschaftlern getragen wird. Dabei bringen sie nicht nur ihr Wissen und ihre Erfahrungen, sondern auch besondere Röntgenbilder und anatomisch-pathologische Abbildungen mit ein. So sei ihnen hierfür vielmals gedankt.

Besonderer Dank gebührt Herrn Prof. Dr. med. A. Rosenwald, Direktor des Pathologischen Instituts der Universität Würzburg und seinen Mitarbeitern, ferner den Herren Chefärzten Dr. med. B. Seese und Dr. med. J. Kardziev, Klinik Michelsberg, Thoraxzentrum Münnerstadt, Herrn Prof. Dr. med. Dr. h. c. R. Felix, Direktor emer. der Strahlenklinik der Charité der Humboldt-Universität Berlin, den Herren Chefärzten Dr. med. W. Karmann und Dr. med. U. Dreher sowie Frau Oberärztin Dr. med. G. Reinhardt, Klinikum Kitzinger Land, Herrn Chefarzt Dr. med. M. Kozerke, Klinikum Tuttlingen, Herrn Dr. med. Th. Wilhelm, MD, Radiologisches Institut der Universität Bern/Consultant Radiologist and Honorary Senior Lecturer, Royal Free Hospial and University College London Medical School, London, und nicht zuletzt auch den Mitarbeiterinnen und Mitarbeitern meiner Klinik.

Ein vornehmliches Anliegen ist es, dem Verlag Walter De Gruyter Dank zu sagen. Dabei gilt dieser Dank insbesondere Frau Simone Witzel und Frau Dr. Britta Nagl vom Lektorat Medizin sowie Frau Marie-Rose Dobler, Herstellerin. Sie haben mit großer Geduld und Entgegenkommen, mit einfühlendem Verständnis für schwierige Zusammenhänge und großer, sicherer Erfahrung zum Gelingen dieses Werkes entscheidend beigetragen.

H. M. Kulke

Autor und Mitarbeiter

Prof. Dr. med. H. M. Kulke
Radiologe und Internist, Prof. für Röntgendiagnostik
Universitätsklinikum der Universität Würzburg
Oberdürrbacher Straße 6
D-97080 Würzburg,
E-Mail: h-kulke-med-uni-wuerzburg@t-online.de

Prof. Dr. med. G. Ertl
Internist und Kardiologe
Direktor der Medizinischen Klinik und Poliklinik I
Universitätsklinikum der Universität Würzburg
Sprecher des Deutschen Zentrum für Herzinsuffizienz Würzburg
Oberdürrbacher Straße 6
97080 Würzburg
E-Mail: ertl_g@klinik.uni-wuerzburg.de

Dr. med. W. Burghardt
Internist, Akademischer Direktor
Universitätsklinikum der Universität Würzburg
Oberdürrbacher Straße 6
97080 Würzburg
E-Mail: burghardt_w@klinik.uni-wuerzburg.de

Prof. Dr. med. M. Schmidt
Internist und Pneumologe
Leiter Schwerpunkt Pneumologie
Universitätsklinikum der Universität Würzburg
Oberdürrbacher Straße 6
97080 Würzburg
E-Mail: schmidt_m1@medizin.uni-wuerzburg.de

Dr. med. B. Söller
Radiologe
Schlossberg 3
63773 Aschaffenburg/Goldbach
E-Mail: bsoeller@gmx.de

Inhalt

1 Grundlagen... 1
   1.1 Einleitung... 1
   1.2 Diagnostisches Procedere 1
   1.3 Deskriptionsbereiche 2
   1.4 Deskriptionsmerkmale.. 14
   1.5 Schattencharakterisierungen.. 24
   1.6 Standarddaten... 34
   1.7 Befundbericht.. 38
   1.8 Befundung... 40

2 Entzündliche Thoraxerkrankungen... 55
   2.1 Einleitung.. 55
   2.2 Pneumonien 55
   2.3 Lungentuberkulose.. 77
   2.4 COPD – Chronisch-obstruktive Lungenerkrankung...................... 98
   2.5 Sarkoidose der Lunge 105

3 Maligne Thoraxerkrankungen... 111
   3.1 Einleitung.. 111
   3.2 Bronchialkarzinome.. 111
   3.3 Lungen- und Knochenmetastasen... 127
   3.4 Besondere Entstehungs- und Lokalisationsformen........................ 133

4 Herz und große Gefäße 139
   4.1 Einleitung.. 139
   4.2 Normaler Herzschatten 140
   4.3 Große Gefäße.. 141
   4.4 Herz... 147
   4.5 Verkalkungen.. 154
   4.6 Fremdmaterialien.. 158

5 Herzinsuffizienz, Lungenstauung, Lungenödem 161
   5.1 Einleitung.. 161
   5.2 Herzinsuffizienz.. 161
   5.3 Lungenstauung.. 170
   5.4 Lungenödem 179

6 Interstitielle Lungenerkrankungen.. 183
   6.1 Einleitung.. 183
   6.2 Einteilung.. 183
   6.3 Besondere Situationen 185

7 Intensivmedizin und Traumatologie 201
   7.1 Einleitung.. 201
   7.2 Besondere Voraussetzungen... 201
   7.3 Besondere Situationen 202

8 Sachverzeichnis 229

1 Grundlagen

1.1 Einleitung

Das größer werdende Interesse der Bevölkerung im Allgemeinen und von Patienten im Besonderen an Gesundheits-/Krankheitsfragen, vor allem die einen selbst betreffen, zwingt zu einer exakten Informationserhebung und Informationsdokumentation der Krankheitsdaten sowie zu einer zweifelsfreien Transparenz.

Diese Maßnahmen sind jedoch nur sinnvoll, wenn der Arzt, dem der Befund, insbesondere ein Röntgenbefund, übergeben wird, diesen nicht nur verstehen, sondern sich auch die Erkrankung exakt vorstellen kann, ohne das Röntgenbild zur Verfügung zu haben.

So ist es dringend erforderlich, dass insbesondere ein Röntgenbefund in einer einheitlichen Terminologie und nach einem standardisierten System abgefasst wird.

1.2 Diagnostisches Procedere

Um diese Forderung zu erfüllen, wurde auf wissenschaftlicher Basis ein auch datenverarbeitungsgerechtes System entwickelt, das zeigt, wie man anhand einer **einheitlichen Terminologie** und **standardisierten Systematik** ein Röntgenbild des Thorax richtig liest und wie man zur richtigen Diagnose gelangt, das:

DDS-System[1] **= Doppelbasis-Deskriptions-System**®

Dieses System beruht auf einer gestrafften Selektion der bisher übergroßen Vielzahl unterschiedlicher Begriffe und willkürlicher Vorgehensweisen, so dass individuelle und subjektive Interpretationen vermieden werden, und es beinhaltet eine einheitliche Terminologie und eine standardisierte Systematik.

Diesem System liegen als 1. Basis die Einteilung des Thorax in **Deskriptionsbereiche** und als 2. Basis die Erfassung von **Deskriptionsmerkmalen** und **Schattencharakterisierungen** zugrunde.

---

[1] Kulke, H: Neue Befundungsmöglichkeiten bei der Röntgendiagnostik von Thoraxerkrankungen. VersMed 45, 115–118, 1993. – Auch in mehreren Sprachen.

1.3 Deskriptionsbereiche

Deskriptionsbereiche ermöglichen eine exakte Lokalisation von pathologischen Prozessen (Tab. 1.1, Abb. 1.1–1.19).

Tab. 1.1: Deskriptionsbereiche des Thorax.

1	Zwerchfell mit Sinus phrenicocostales (z. B. Pleurawinkelerguss)
2	Lunge, Lungenhilus und Pleura (z. B. Pneumonie, Sarkoidose, Pleuraschwiele)*
3	Mediastinum mit Herz und großen Gefäßen (z. B. Struma, Perikarderguss, Aortenelongation)
4	Skelettanteile (z. B. Rippenfraktur, BWK-Fraktur)
5	Umgebende Weichteile (z. B. Weichteilemphysem, Splitter)
6	Fremdmaterialien (z. B. Gefäßkatheter, Herzklappenprothese)

* Der Deskriptionsbereich 2 lässt sich in Lungenfelder gliedern (s. Abb. 1.30–1.31).

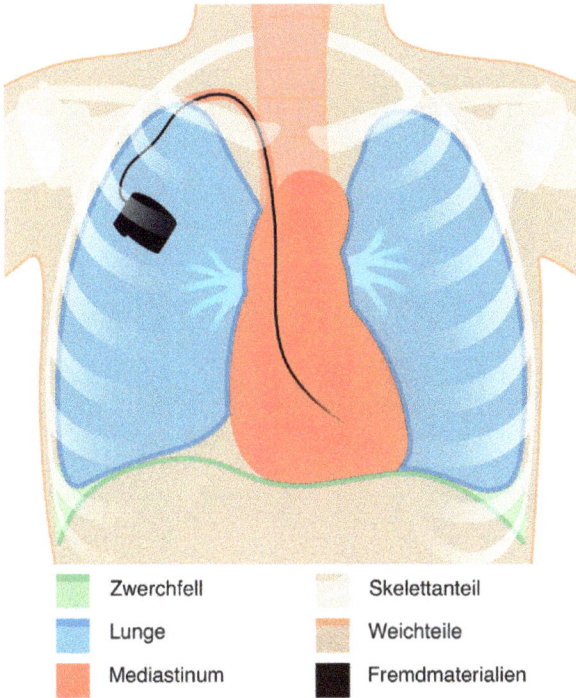

Abb. 1.1: Schematische Darstellung der Deskriptionsbereiche (1 = Zwerchfell mit Sinus phr. lat., 2 = Lunge, Lungenhilus und Pleura, 3 = Mediastinum mit Herz und großen Gefäßen, 4 = Skelettanteile, 5 = Umgebende Weichteile, 6 = Fremdmaterialien).

Aus Gründen der leichteren Übersichtlichkeit und des besseren Verständnisses erfolgt die nachfolgende Deskription nur in denjenigen Deskriptionsbereichen Abb. 1.2–1.19, die erläutert werden sollen, ebenso nur derjenigen Deskriptionsmerkmale, die erläutert werden sollen und derjenigen Schattencharakterisierungen, die ebenfalls erläutert werden sollen.

Deskriptionsbereich Zwerchfell mit Sinus phr. lat.

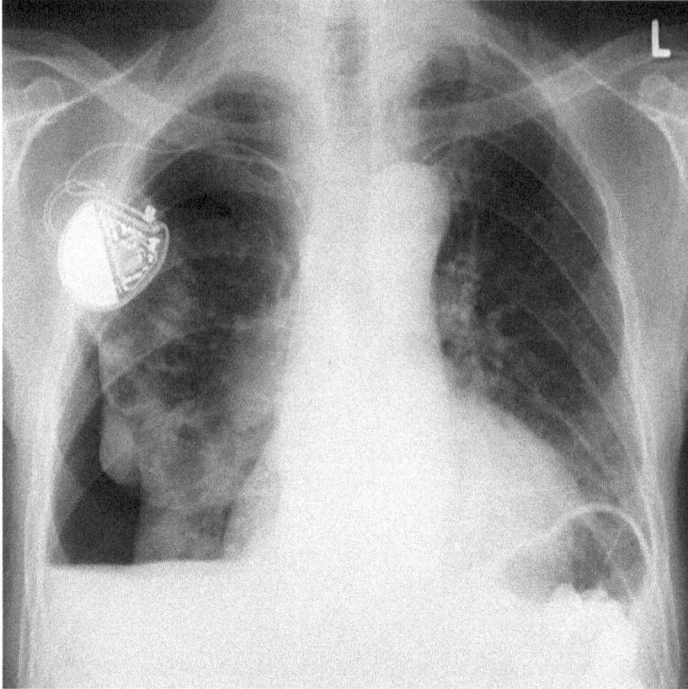

Abb. 1.2: 67-jähriger Patient. Seit ca. sechs Monaten Herzrhythmusstörungen. Jetzt Herzschrittmacher-implantation. – **Deskription gekürzt:** Zwerchfellhälfte rechts mit Sinus phr. lat. sehr dicht und homogen verschattet mit horizontal verlaufendem scharfen glatten Rand, hiervon lateral kranial keine Lungenzeichnung, medial bis zum rechten Oberfeld mehrere mitteldichte, inhomogene Fleckschatten mit lateral scharfem glatten Rand, Herz gestaucht und verbreitert (ca. 23 cm : 36 cm), über die rechte V. subclavia zugeführte Elektrode eines permanenten Herzschrittmachers. – **Kurzkommentar gekürzt:** die rechtsseitige Spiegelbildung mit darüber fehlender Lungenzeichnung und mit Fleckschatten spricht nur für einen Seropneumothorax mit teilweise kollabierten Lungenlappen.

Diagnose gekürzt: rechtsseitiger Seropneumothorax (Pleuraerguss und Pneumothorax) mit teilweise kollabierten Lungenlappen, Herzverbreiterung (ca. 23 cm : 36 cm), über die rechte V. subclavia zugeführte Elektrode eines permanenten Herzschrittmachers.

Deskriptionsbereich <u>Lunge</u> mit Lungenhilus und Pleura

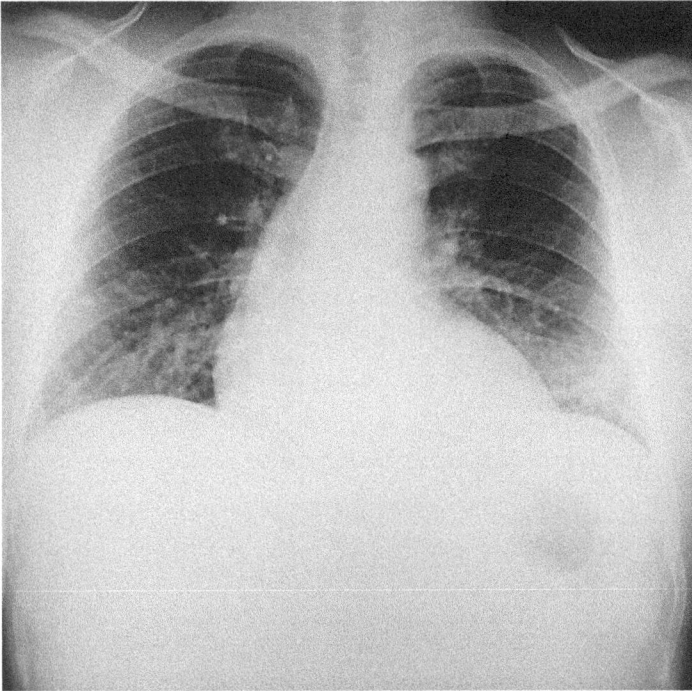

Abb. 1.3: Pneumonie links.

Deskriptionsbereich Lunge mit <u>Lungenhilus</u> und Pleura

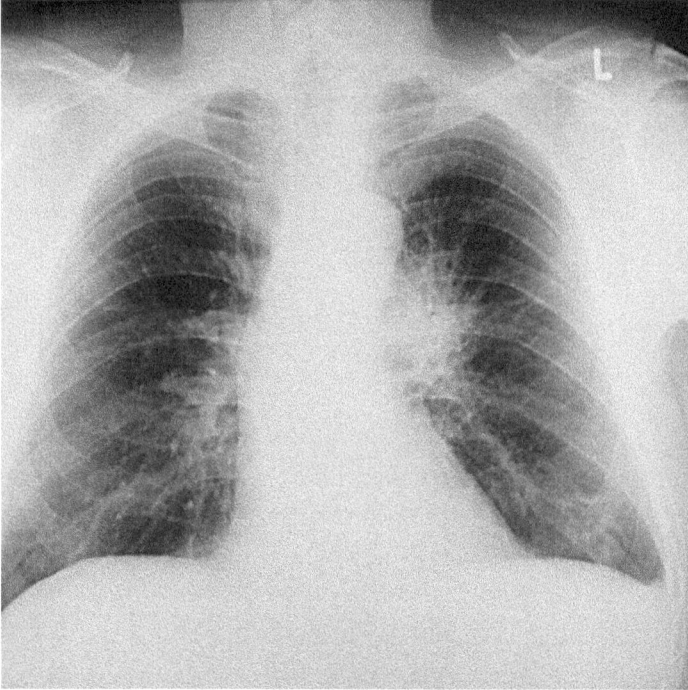

Abb. 1.4: Lungenhilustumor links.

Deskriptionsbereich Lunge mit Lungenhilus und <u>Pleura</u>

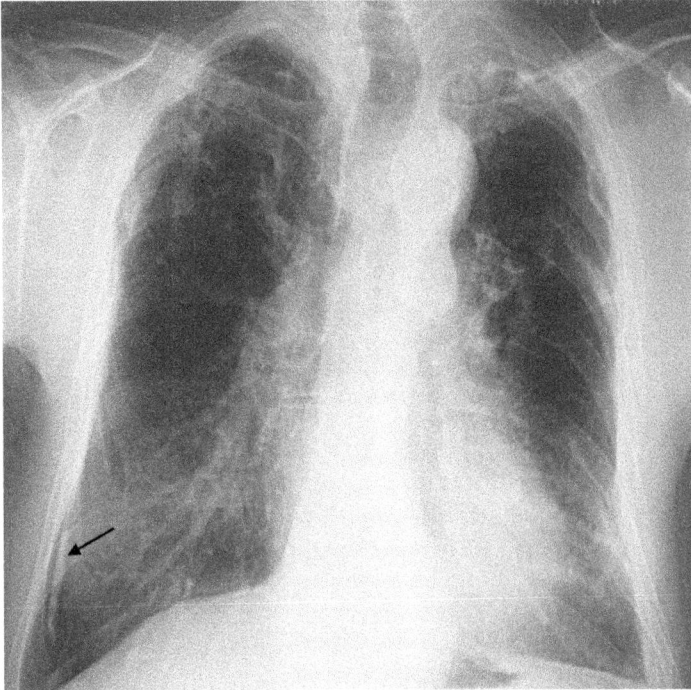

Abb. 1.5: Pleuraverkalkungen ubiquitär.

Deskriptionsbereich <u>Mediastinum</u> mit Herz und Großen Gefäßen

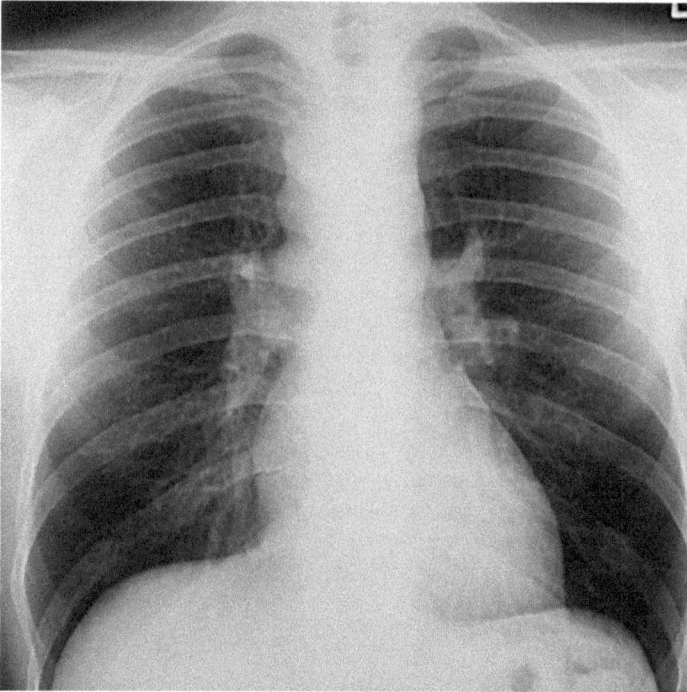

Abb. 1.6: Lymphome im Mediastinum.

Deskriptionsbereich Mediastinum mit <u>Herz</u> und großen Gefäßen

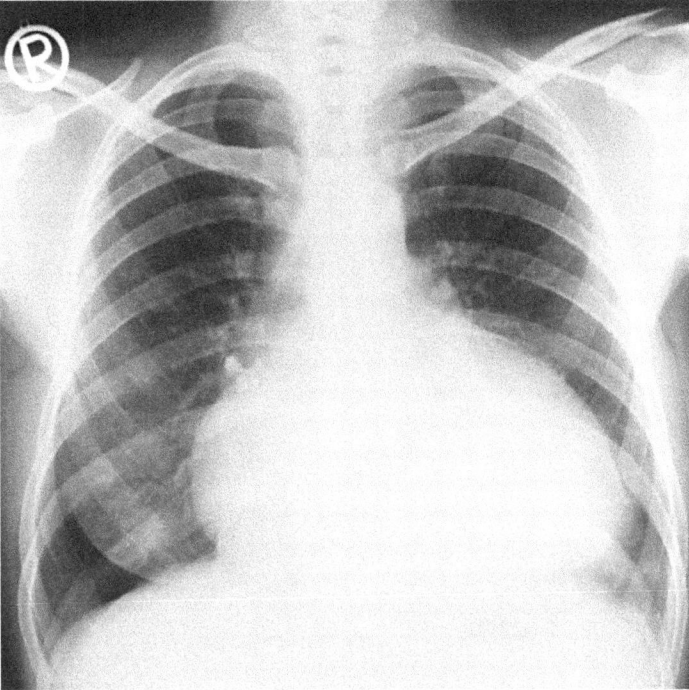

Abb. 1.7: Perikarderguss.

Deskriptionsbereich Mediastinum mit Herz und großen Gefäßen

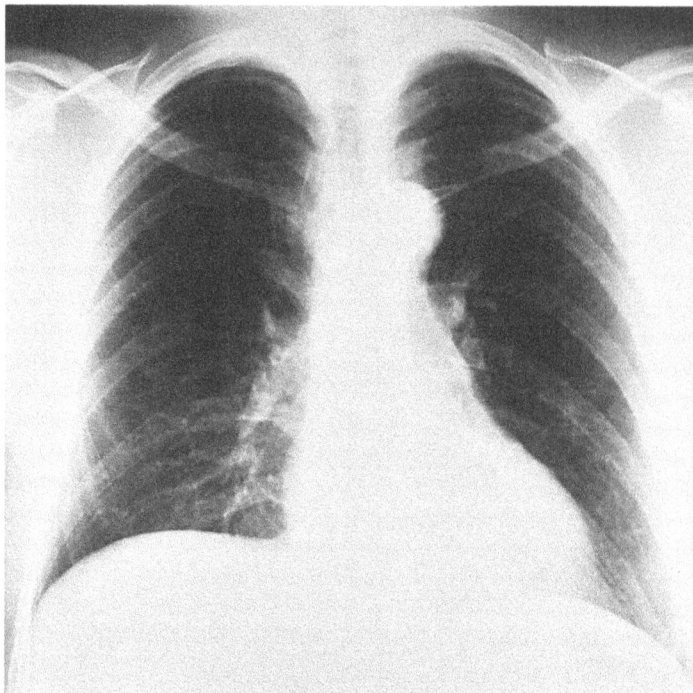

Abb. 1.8: Aortenelongation.

Deskriptionsbereich Skelettanteile

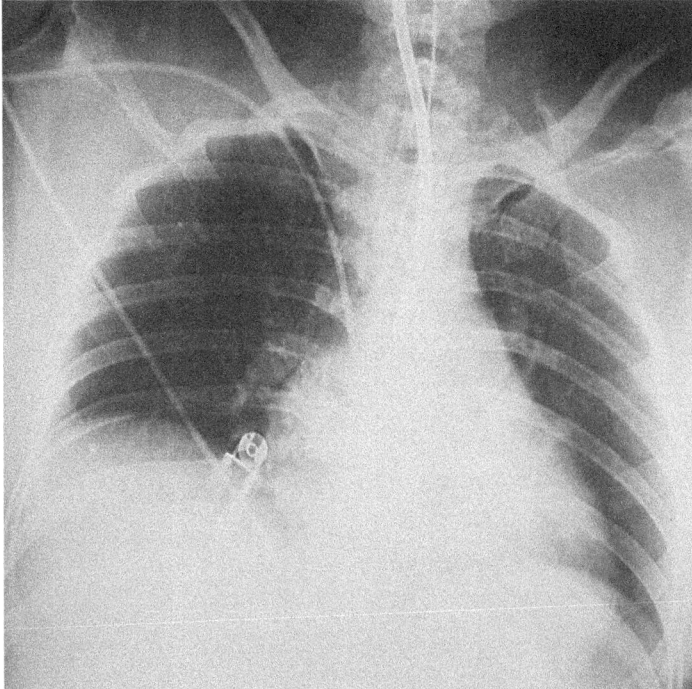

Abb. 1.9: Sprengung des Acromion-Clavicular-Gelenkes rechts (ACG-Sprengung rechts).

Deskriptionsbereich Umgebende Weichteile

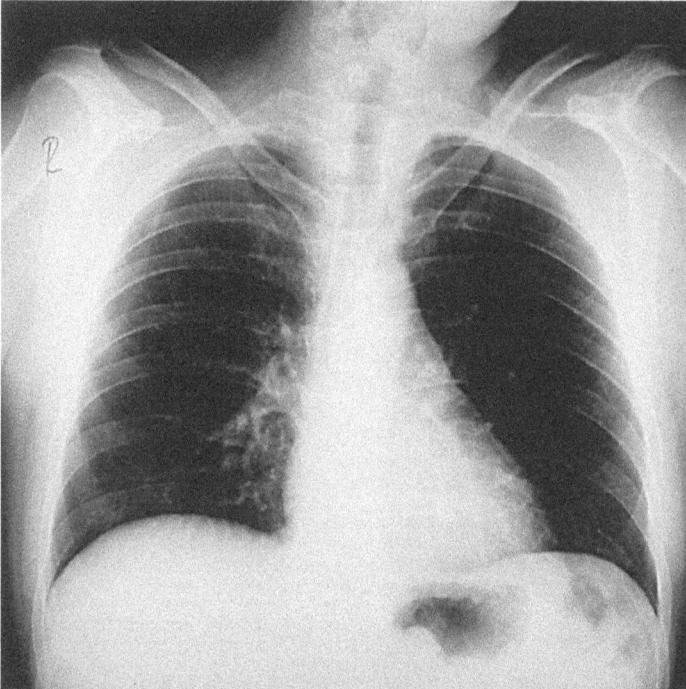

Abb.1.10: Impressionseffekt in der Magenblase von kaudal, die auf eine Raumforderung, möglicherweise auf ein Kardiakarzinom hinweist (Kardiakarzinom bei leerer Anamnese).

Deskriptionsbereich Fremdmaterialien

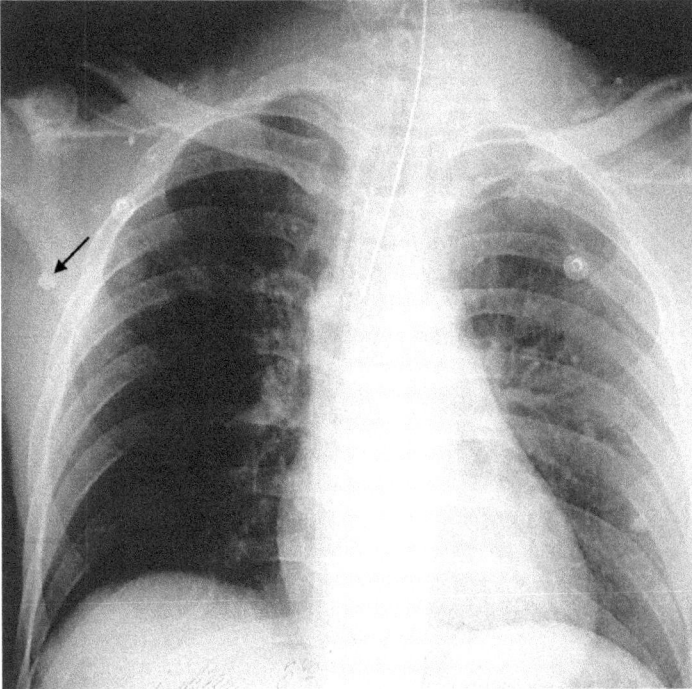

Abb. 1.11: Glassplitter in den umgebenden Weichteilen.

1.4 Deskriptionsmerkmale

Deskriptionsmerkmale kennzeichnen pathologische Prozesse (Tab. 1.2, Abb. 1.12–1.19).

Tab. 1.2: Deskriptionsmerkmale pathologischer Prozesse.

1	Aufhellungen[1]
1.1	Aufhellung eines Bereiches (z. B. Pneumothorax der rechten Lunge)
1.2	Aufhellung umschrieben (z. B. Bulla)
2	Schatten[2]
2.1	Trübung (z. B. Lungenödem)
2.2	Verdichtung (z. B. Lungenkontusion)
2.3	Verschattung eines Bereiches (z. B. Mittellappensyndrom)
2.4	Schatten umschrieben (z. B. Interlobärerguss)
3	Strukturveränderungen[3]
3.1	streifige Zeichnung (z. B. Lungenstauung)
3.2	retikuläre Zeichnung (z. B. Lungenfibrose)
3.3	feinfleckige Zeichnung (z. B. Silikose)
3.4	rarefizierte Zeichnung (z. B. Lungenemphysem)
4	Form- und Lageveränderungen
4.1	Verbreiterung (z. B. Herz bei Herzinsuffizienz)
4.2	Verschmälerung (z. B. kollabierte Lunge bei Pneumothorax)
4.3	Verlagerung (z. B. Mediastinum bei Pleuraerguss)
4.4	Destruktion (z. B. Wirbelkörper bei Fraktur)

[1] Aufhellungen erscheinen auf dem Röntgenbild dunkel bis schwarz
[2] Schatten erscheinen auf dem Röntgenbild hell bis weiß
[3] Quantitative oder qualitative Veränderungen von Lungenzeichnung (Gefäß- u. Lungengerüstschatten) und/oder Lungenparenchym

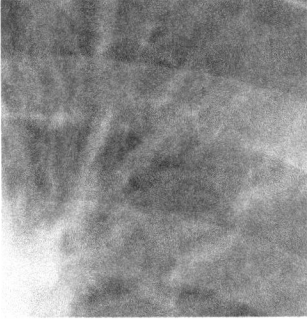

a) streifige LZ (z. B. Lungenstauung)

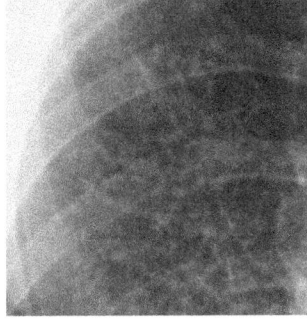

b) retikuläre LZ (z. B. Lungenfibrose)

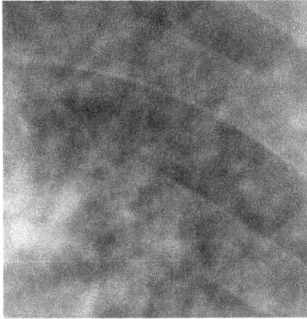

c) feinfleckige LZ (z. B. Silikose)

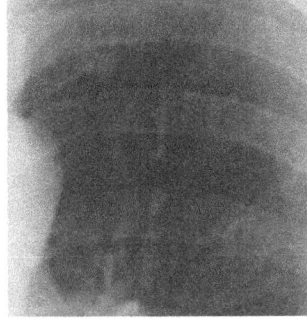

d) rarefizierte LZ (z. B. Lungenemphysem)

Abb. 1.12a–d: Röntgenbild-Ausschnitte einzelner Deskriptionsmerkmale: Lungenzeichnung (LZ).

Deskriptionsmerkmal Aufhellung umschrieben

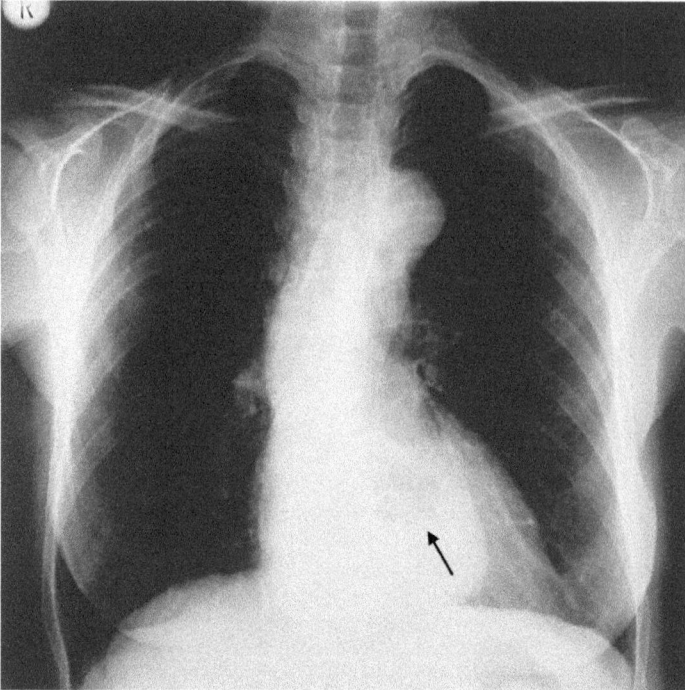

Abb. 1.13a: Hiatushernie a.

Deskriptionsmerkmal Aufhellung umschrieben

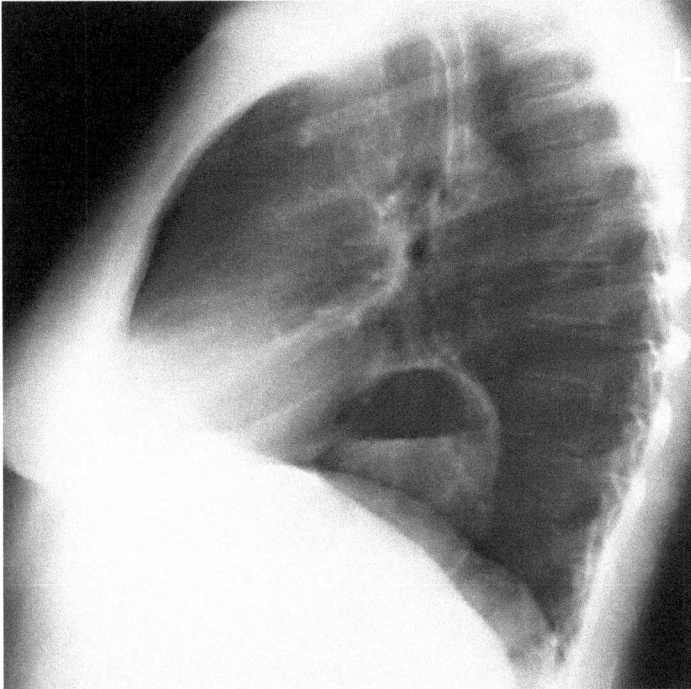

Abb. 1.13b: Hiatushernie b.

Deskriptionsmerkmal streifige Lungenzeichnung

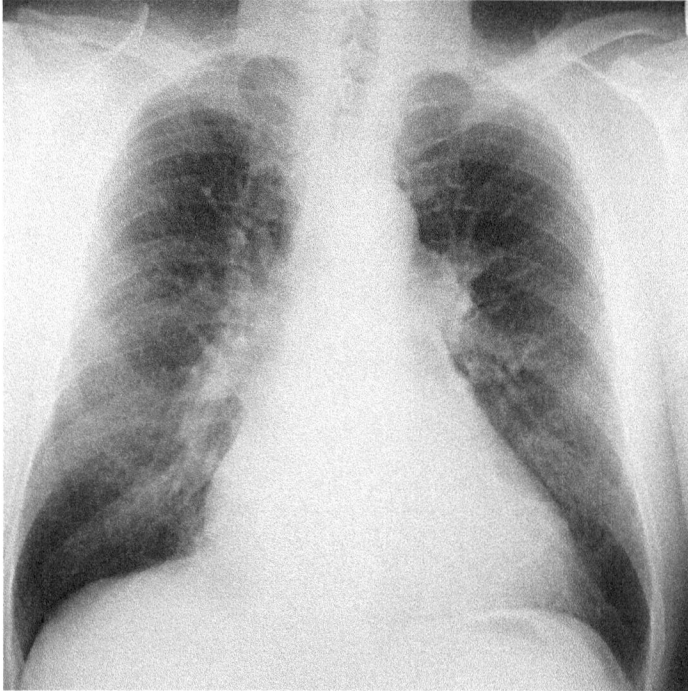

Abb. 1.14: Lungenstauung.

Deskriptionsmerkmal retikuläre Lungenzeichnung

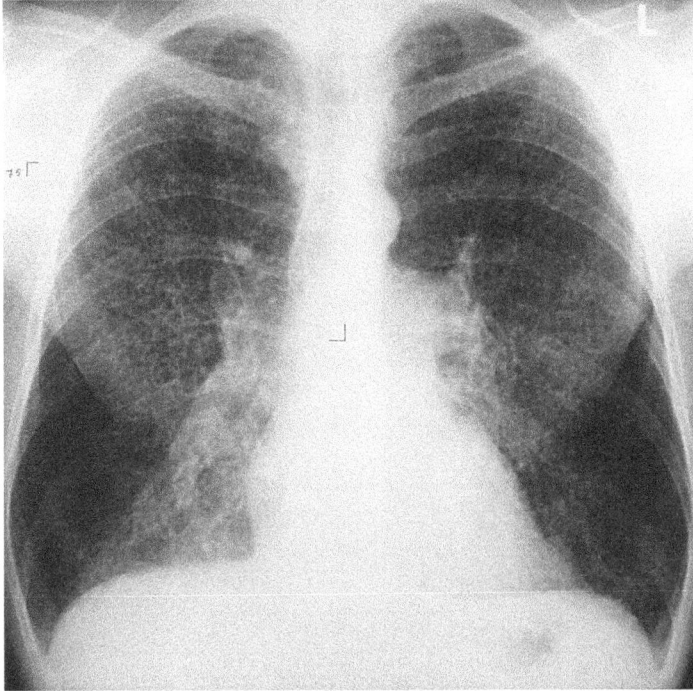

Abb. 1.15: Lungenfibrose.

Deskriptionsmerkmal feinfleckige Lungenzeichnung

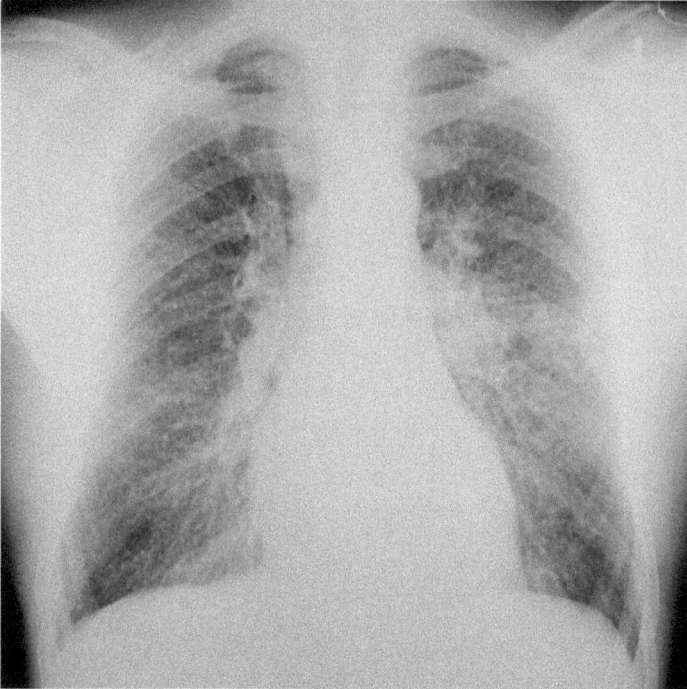

Abb. 1.16: Silikose.

Deskriptionsmerkmal rarefizierte Lungenzeichnung

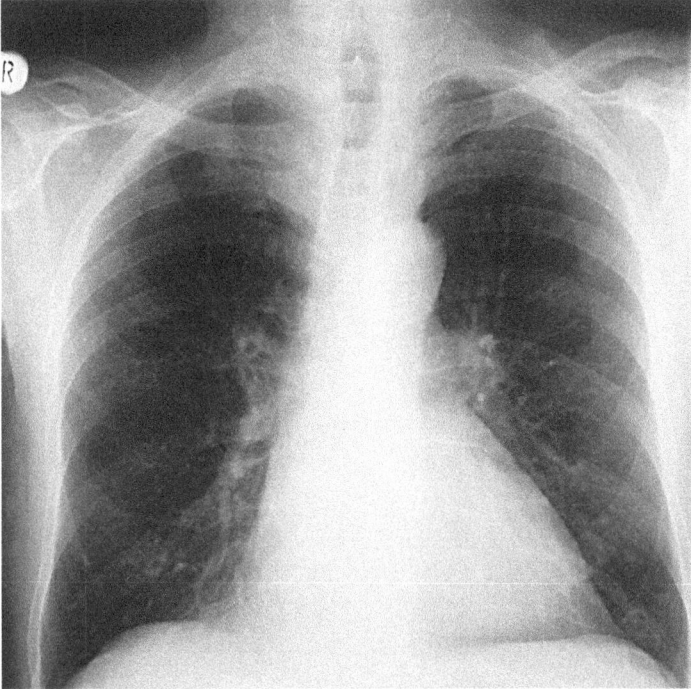

Abb. 1.17: Lungenemphysem.

Deskriptionsmerkmal Verlagerung

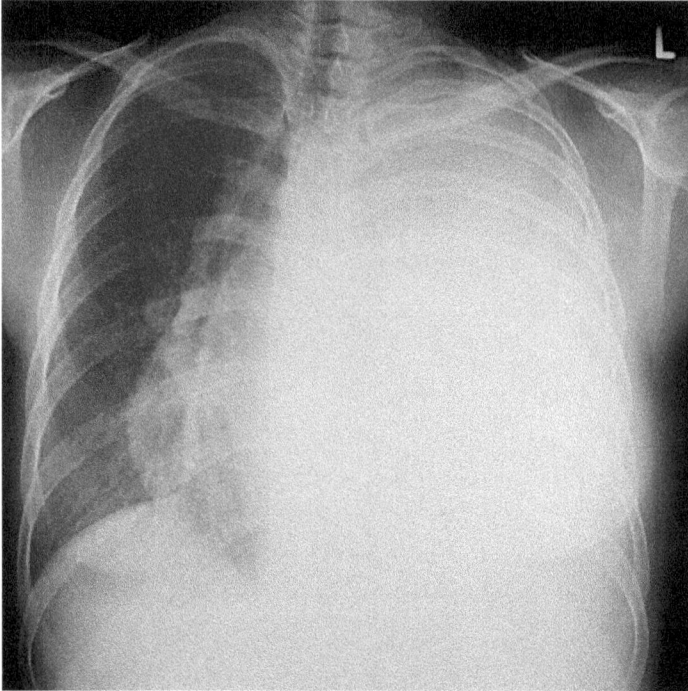

Abb. 1.18: Pleuraerguss links.

Deskriptionsmerkmal Destruktion

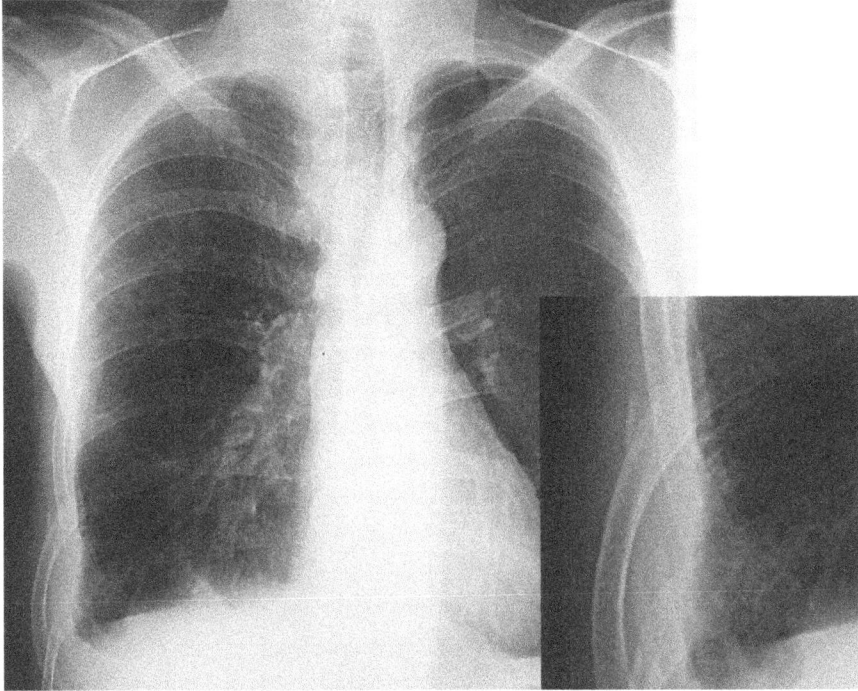

Abb. 1.19: Rippenosteolyse rechts.

1.5 Schattencharakterisierungen

Schattencharakterisierungen kennzeichnen Schatten und Aufhellungen (Tab. 1.3, Abb. 1.20–1.29).

Tab. 1.3 Schattencharakterisierungen.

1   Form
    1.1   Fleckschatten (z. B. Pneumonie)
    1.2   Streifenschatten (z. B. Streifendystelektase)
    1.3   Rundschatten (z. B. Lungenmetastase)
    1.4   Ringschatten (z. B. Lungenzyste)

2   Dichte
    2.1   wenig dicht (z. B. geringe Atelektase)
    2.2   mitteldicht (z. B. Pneumonie)
    2.3   sehr dicht (z. B. Pleuraschwiele)
    2.4   kunststoffdicht (z. B. Gefäßkatheter)
    2.5   kalkdicht (z. B. Strumaverkalkung)
    2.6   kontrastmitteldicht (z. B. Ösophagusdivertikel mit KM-Rest)
    2.7   metalldicht (z. B. Metallsplitter)

3   Homogenität
    3.1   homogen (z. B. Atelektase)
    3.2   inhomogen (z. B. Lungentuberkulose)

4   Rand
    4.1   scharf (z. B. Lungengefäß bei chron. Stauung)
    4.2   unscharf (z. B. Lungengefäß bei akuter Stauung)
    4.3   glatt (z. B. Pleura visc. bei Pneumothorax)
    4.4   unglatt (z. B. Mediastinum nach Bestrahlung)

5   Größe
    5.1   Durchmesser (z. B. Herz)
    5.2   Breite, Länge (z. B. Streifendystelektase)

Es sollte stets berücksichtigt werden, dass sich hinter fast jedem Schatten ein Malignom verbergen kann.

Der Rand eines Schattens/einer Aufhellung

Der Rand eines Schattens/Aufhellung kann auf einen patholog. Prozess hinweisen. Deswegen erfolgt die Beschreibung nach den Schattencharakterisierungen.

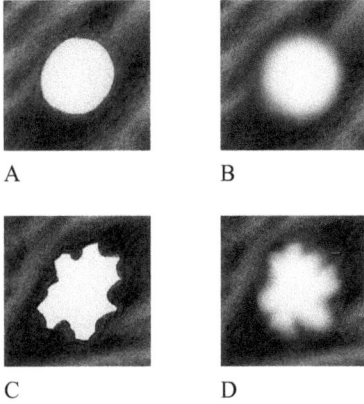

A

B

C

D

Abb. 1.20: Der Rand eines Rundschattens: A = glatt und scharf, B = glatt und unscharf, C = unglatt und scharf, D = unglatt und unscharf.

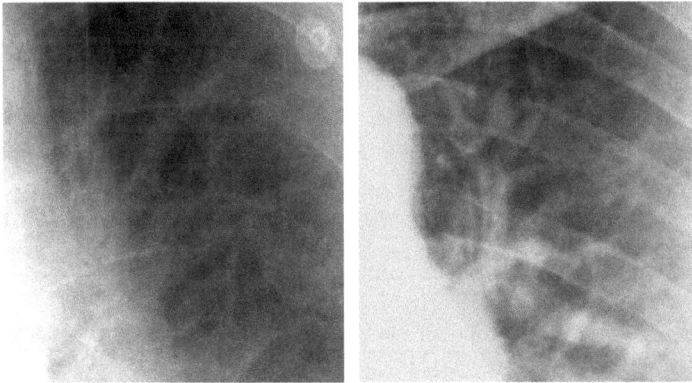

Abb. 1.21: Der Rand eines Streifenschattens (jeweils linke perihiläre Lungengefäße): links = Streifenschatten mit unscharfem Rand (akute Lungenstauung), rechts = Streifen- und Rundschatten mit scharfem Rand (chronische Lungenstauung).

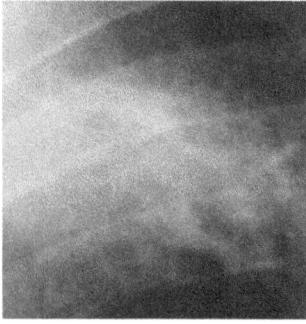

a) Fleckschatten (z. B. Pneumonie)

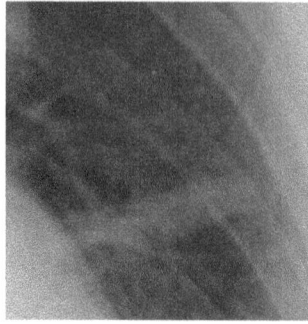

b) Streifenschatten (z. B. Streifendystelektase)

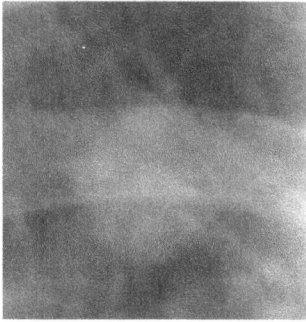

c) Rundschatten (z. B. Lungenmetastase)

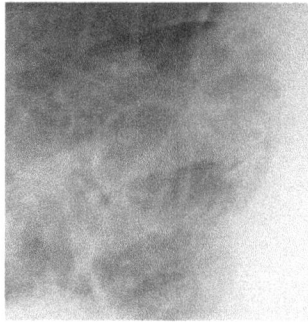

d) Ringschatten (z. B. Lungenzyste)

Abb. 1.22a–d: Röntgenbild-Ausschnitte einzelner Schattencharakterisierungen. Den Rand s. auch Abb. 1.20.

Erkrankungen, die man zwei oder mehreren Kapiteln zuordnen könnte, sollten dem sie am meisten betreffenden Kapitel beigefügt werden. Bestehen zwei oder mehrere Merkmale in einem Schatten/einer Aufhellung, so sollte das überwiegende Merkmal mit „überwiegend" genannt werden.

Schattencharakterisierung Fleckschatten

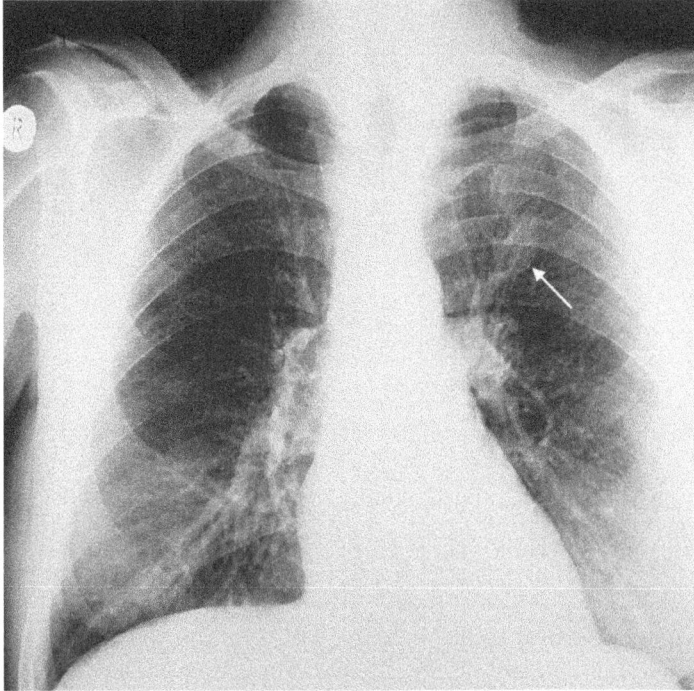

Abb. 1.23: Fleckschatten links (Bronchialkarzinom).

Schattencharakterisierung Streifenschatten

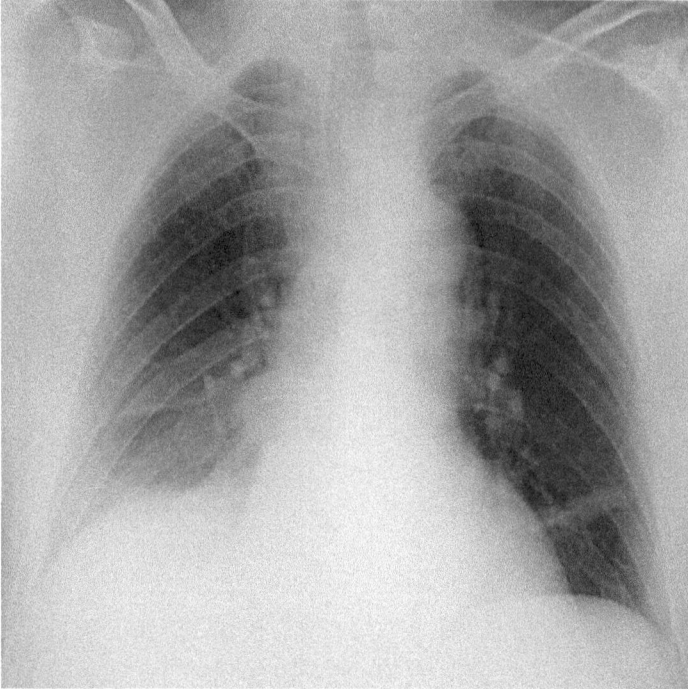

Abb. 1.24: Streifendystelektase links.

Schattencharakterisierung Rundschatten

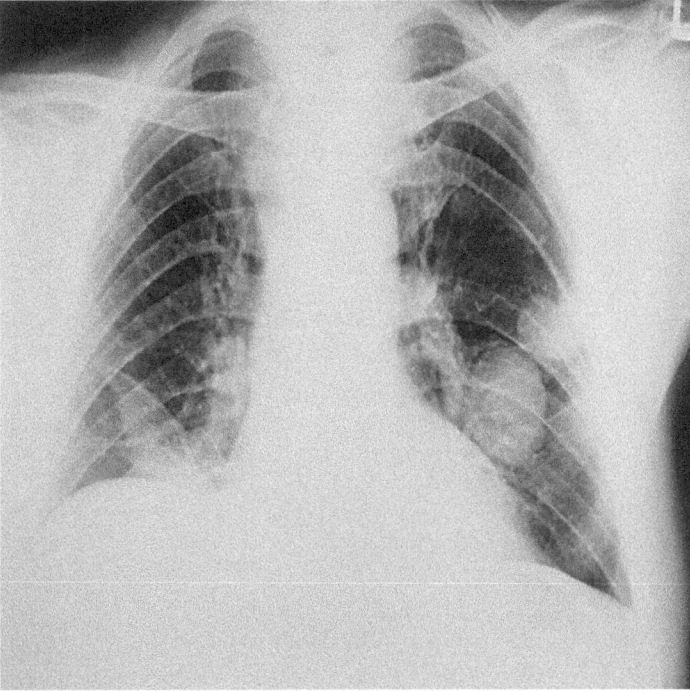

Abb. 1.25: Lungenmetastasen links.

Schattencharakterisierung Ringschatten

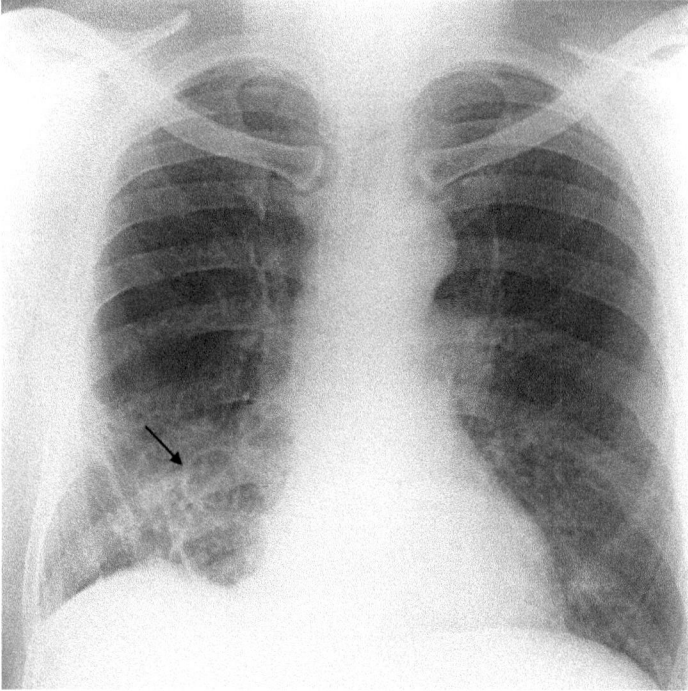

Abb. 1.26 Lungenzyste rechts.

Schattencharakterisierung kalkdicht

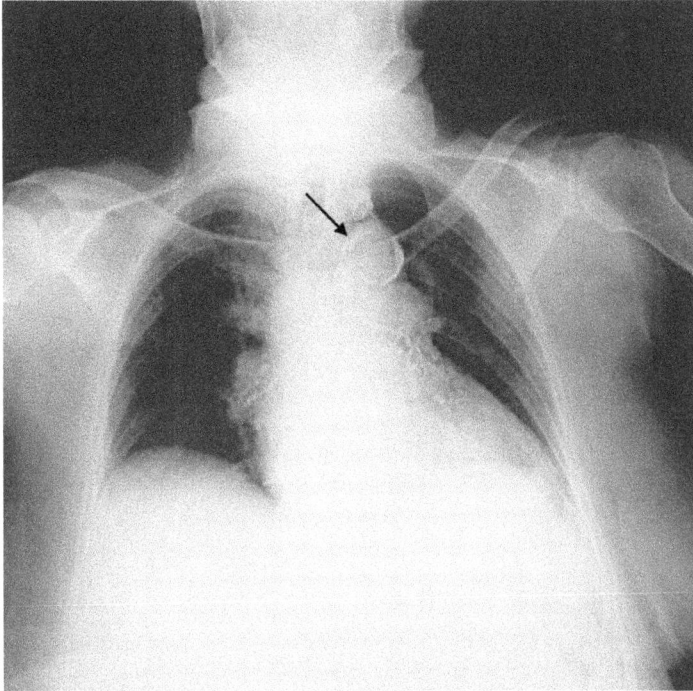

Abb. 1.27: Aortenverkalkung.

Schattencharakterisierung inhomogen

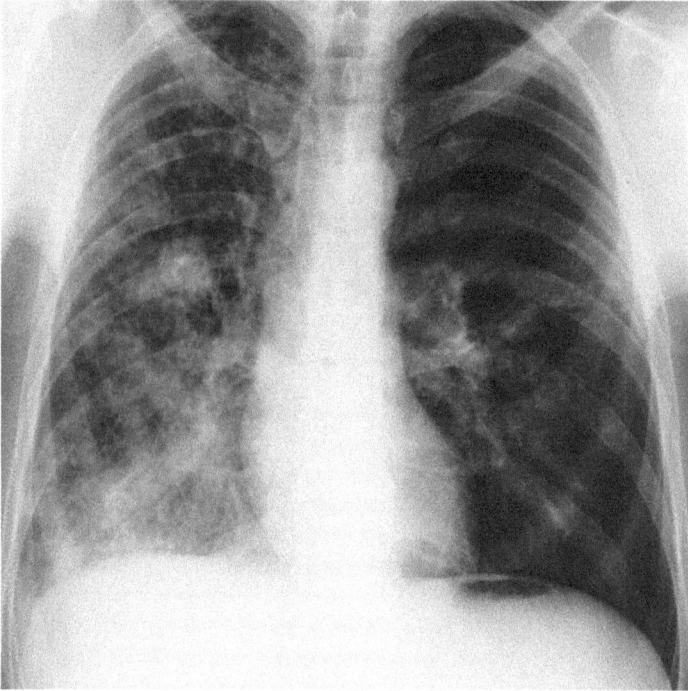

Abb. 1.28: Lungentuberkulose.

Schattencharakterisierung scharf und glatt

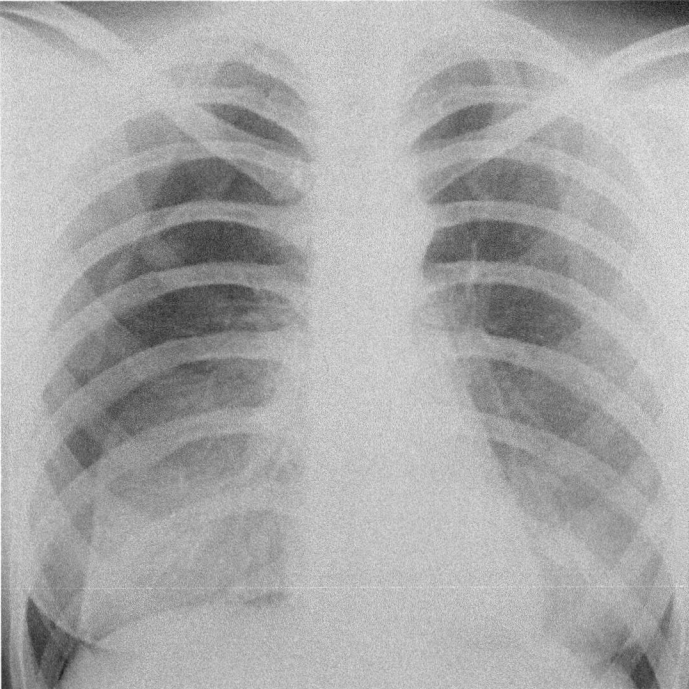

Abb. 1.29: Pneumothorax rechts.

1.6 Standarddaten

Standarddaten sind Voraussetzung für eine einheitliche Terminologie der Deskription.

Lungenfelder

Sie dienen zur exakten Lokalisation von pathologischen Prozessen auf dem Röntgenbild des Thorax im Stehen dv. Die Begrenzung der Lungenfelder dv erfolgt durch gedachte horizontal verlaufende Linien (Tab. 1.4, Abb. 1.30).

Tab. 1.4: Lungenfelder auf dem Röntgenbild des Thorax im Stehen dv.

1	Spitzenfeld:	1. Rippe dorsal bis Schlüsselbein*
2	Oberfeld:	Schlüsselbein bis 2. Rippe ventral*
3	Mittelfeld:	2. Rippe ventral bis 4. Rippe ventral*
4	Unterfeld:	4. Rippe ventral bis Zwerchfell*

*jeweils bis Mediastinalrand

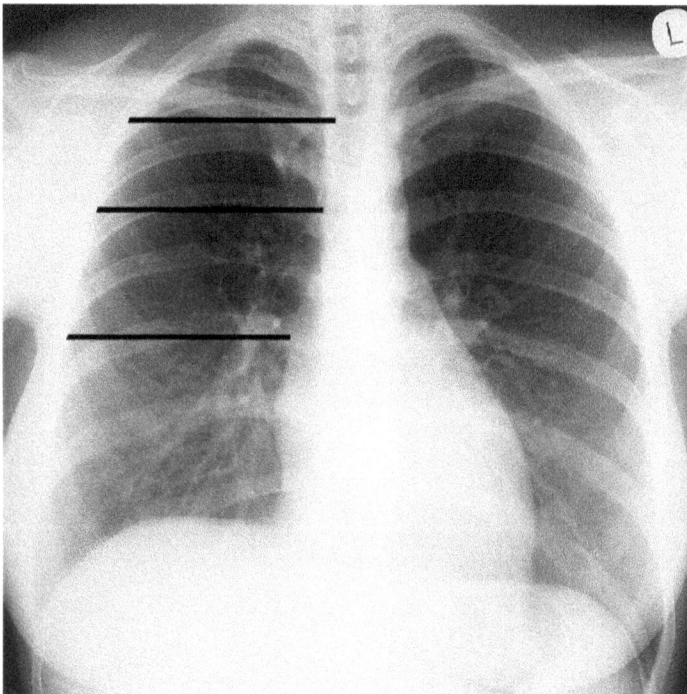

Abb. 1.30: Lungenfelder auf dem Röntgenbild des Thorax im Stehen dv.

Die Lungenfelder auf dem Röntgenbild im seitlichen Strahlengang werden entsprechend den anatomischen Grenzen eingeteilt (Tab. 1.5, Abb. 1.31).

Tab. 1.5: Lungenfelder auf dem Röntgenbild des Thorax stl.

1	Antekardiales Lungenfeld: Thoraxinnenrand bis ventraler Herzrand
2	Retrosternales Lungenfeld: Sternuminnenrand bis ventraler Aorta-asc.-Rand
3	Retrokardiales Lungenfeld: dorsaler Herzrand bis ventraler BWS-Rand
4	Retrotracheales Lungenfeld: dorsaler Trachealrand bis ventraler BWS-Rand
5	Kardiovaskulärer Bereich: Herz, Aorta asc., Aortenbogen, Aorta desc., Trunc. pul., Trachea mit Aufzweigungen

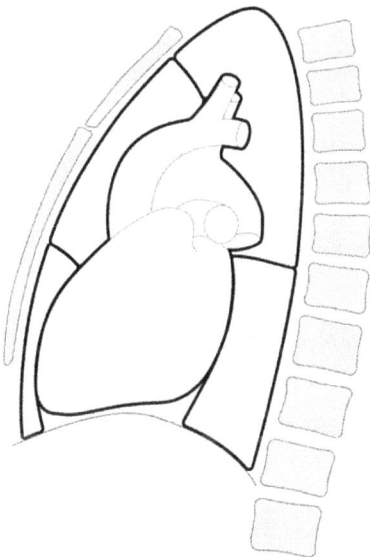

Abb. 1.31: Lungenfelder auf dem Röntgenbild des Thorax stl.

Herzgröße

Die Herzgröße wird auf dem Röntgenbild des Thorax im Stehen dv bestimmt. Dabei wird der transversale Herzdurchmesser in Relation zum transversalen Thoraxinnendurchmesser gesetzt (Abb. 1.32).

Der transversale Herzdurchmesser wird als horizontal verlaufende Linie von dem am weitesten nach lateral ausladenden rechten Herzrand zum gegenüberliegenden Herzrand bestimmt.

Der transversale Thoraxinnendurchmesser wird als horizontal verlaufende Linie an der höchsten Stelle der rechten Zwerchfellkuppe von der inneren Thoraxwand zur gegenüberliegenden ermittelt.

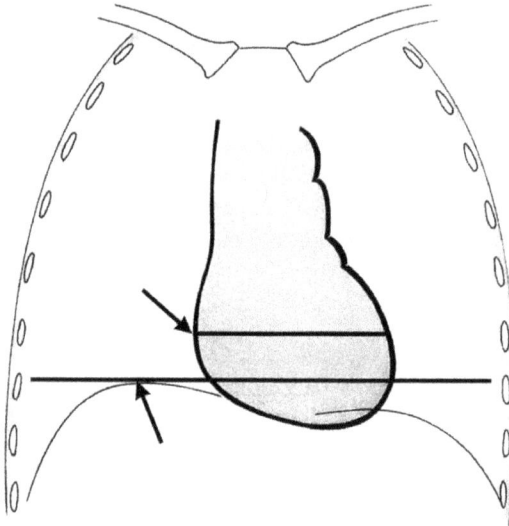

Abb. 1.32: Bestimmung der Herzgröße auf dem Röntgenbild des Thorax im Stehen dv: transversaler Herzdurchmesser 14 cm, transversaler Thoraxinnendurchmesser 32 cm: normale Herzgröße (14:32 cm) = normal großes Herz.

Auf dem Röntgenbild des Thorax im Stehen dv gilt das Herz als normal groß, wenn sein transversaler Durchmesser nicht größer ist als die Hälfte des transversalen Thoraxinnendurchmessers. In Rückenlage erscheint das Herz größer als im Stehen.

Voraussetzung zur Bestimmung der Herzgröße sind normale Zwerchfellsituationen und dass kein Vitium cordis oder ein Sternum recurvatum vorliegt. Denn Herzen mit Vitium cordis haben eigene Größen.

Größenangaben

Zur exakten Bestimmung von pathologischen Prozessen zählt häufig auch die Größenangabe. Diese erfolgt ausschließlich in cm oder mm. Angaben aus numismatischen, landwirtschaftlichen oder anatomischen Bereichen sind nicht korrekt. Das Maß – in der Regel im Stehen dv – kann als horizontal verlaufende Linie optisch ermittelt (geschätzt), beim Herz genau gemessen werden.

Seitenangaben

Liegt der zu beschreibende pathologische Prozess in einem Bereich oder einer Seite, von denen es zwei gibt, wie Unterfeld oder Schulter, so muss unbedingt „rechts" oder „links" genannt werden, da sonst fatale Missverständnisse entstehen können (z.B. bei operativen Eingriffen oder anderem). Ebenso können bei der Röntgenaufnahme seitlich „ventral" oder „dorsal" genannt werden, und sofern anatomisch korrekt, können auch die Lungenlappen bzw. -segmente genannt werden.

Vorgehensweise

Das Röntgenbild des Thorax sollte man wie ein Buch lesen, d.h. in diesem Fall Deskriptionsbereich für Deskriptionsbereich des **DDS-SYSTEMS***, beginnend mit dem 1. bis einschließlich des letzten Bereiches.

Dabei sollte man nicht sogleich den gefragten pathologischen Prozess suchen, sondern zuerst unvoreingenommen alles erfassen, was von der Norm abweicht.

Sieht man dabei z.B. im 2. Deskriptionsbereich einen Befund, so sollte man dennoch bis zum letzten weiterlesen, denn auf diese Weise kann ein möglicher weiterer Befund, z.B. im 5. Deskriptionsbereich, nicht übersehen werden.

Danach sollte man anhand der Deskriptionsbereiche die Lokalisation jenes Befundes bestimmen.

1.7 Befundbericht

Die Beurteilung des Röntgenbildes, d. h. der Befundbericht (sogenannter Röntgenbefund), stellt juristisch eine Urkunde dar. Er ist das letzte Ergebnis dieser Untersuchung. Er muss korrekt und nach einem bestimmten System zweifelsfrei abgefasst werden. Er basiert auf den Untersuchungs-Angaben (Tab. 1.6).

Nachfolgend sollte man anhand der Deskriptionsmerkmale und Schattencharakterisierungen diesen Befund beschreiben, wobei diese Deskription von entscheidender Bedeutung und insbesondere wegweisend sein kann. Sodann kommt man auf der Basis von Anamnese, klinischen Daten und Pathologie zur Diagnose.

Tab. 1.6: Untersuchungs-Angaben.

1	Name und Anschrift des Erstellers/Untersuchers des Röntgenbildes (z. B. Klinik, Praxis)
2	Untersuchungstechnische Angaben (z. B. Untersuchungsdatum, Röntgenthorax-Bild, Patienten-Position, techn. Angaben)
3	Patienten-Identifikation mit Geschlechtskennzeichnung (z. B. Meier, Klaus, 16.09.1982, m oder f)
4	Name, Stellung, Unterschrift des Verfassers (z. B. Dr. Michael Müller, Oberarzt, ...)

Den Befundbericht kann man auf 4 Maßnahmen aufbauen (Tab. 1.7).

Tab. 1.7: Befundbericht.

1	Untersuchungs-Angaben, Anamnese, Beschwerden
2	Deskription
3	Diagnose
4	evtl. Kurzkommentar

Eine eingeschränkte Beurteilbarkeit (z. B. im Röntgenbild abgeschnittene Körperregion) ist der Diagnose voranzustellen.

Im Befundbericht werden nur pathologische Prozesse, Besonderheiten (z. B. Gabelrippe) und die Diagnose aufgeführt, evtl. differentialdiagnostische Erwägungen.

Hat der Zuweiser eine Frage, z. B. „Pneumonie im rechten Unterfeld?", so muss diese unabhängig vom Ergebnis beantwortet werden.

1.8 Befundung

Zum **eigenen** visuellen Lesen, Registrieren, fachlichen Einordnen in entsprechende Engramme, zum Suchen nach zutreffenden Formulierungen (Abb. 1.33–1.39) wie 1. und 2. bei gegenüberliegender Seite und danach 3. zum Zusammenfassen des kognitiv Erfassten und Einbinden in bestehendes Wissen/Erfahrung zum gültigen vorgeschriebenen Befundbericht – **dies für den Leser.**

Fall 1: Röntgenbild des Thorax dv

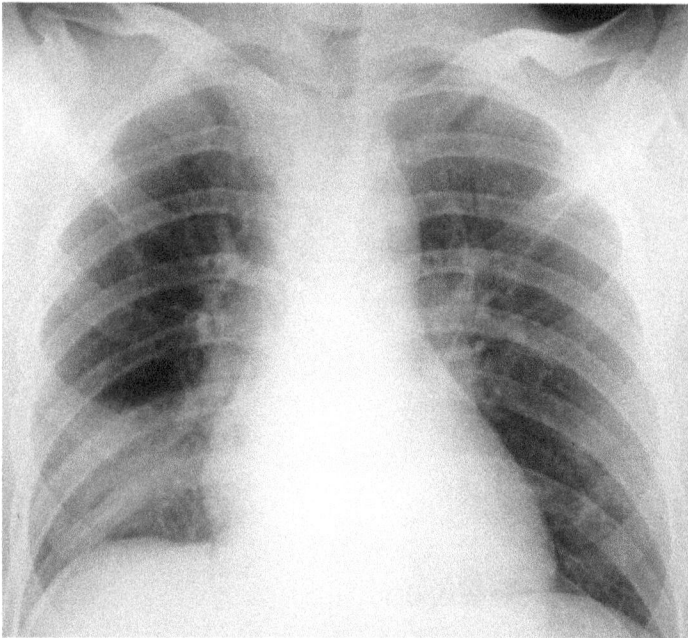

Abb. 1.33

Fall 1 (Abb. 1.33): Anamnese, AZ, Zuweiser-Angaben: 32-jähriger Mann, seit zwei Wochen Fieber (bis über 39 °C), Leistungsabfall, Auskultationsbefund rechts, ausreichender AZ. Pneumonie rechts?

Zu Fall 1

1. Procedere nach Deskriptionsbereichen
Kap. 1: unauffällig
Kap. 2: **rechts pathologischer Prozess (s. u.)**
Kap. 3: unauffällig
Kap. 4: unauffällig
Kap. 5: unauffällig
Kap. 6: unauffällig

2. Procedere nach Deskriptionsmerkmalen und Schattencharakterisierungen – hier: Schatten
Wo sieht man etwas?
   a) im rechten Unterfeld
Was sieht man?
   b) einen Schatten
Welche Größe hat er?
   c) ca. 8 cm
Wie ist sein Rand?
   d) unscharf und unglatt
Wie ist sein Inneres?
   e) wenig dicht und inhomogen

3. Befundbericht
a) **Untersuchungs-Angaben:** s. o.
b) **Deskription:** Im rechten Unterfeld wenig dichter inhomogener Schatten (ca. 8 cm) mit unscharfem unglattem Rand.
c) **Diagnose: Verdacht auf Pneumonie im rechten Unterfeld.**

4. Kurzkommentar
Der unscharfe, unglatte Rand, der wenig dichte inhomogene Schatten und die Anamnese sprechen primär für einen entzündlichen Prozess. Bei einem malignen Prozess würde man bei dieser Schattengröße insbesondere eine größere Dichte und Homogenität erwarten.

Fall 2: Röntgenbild des Thorax dv

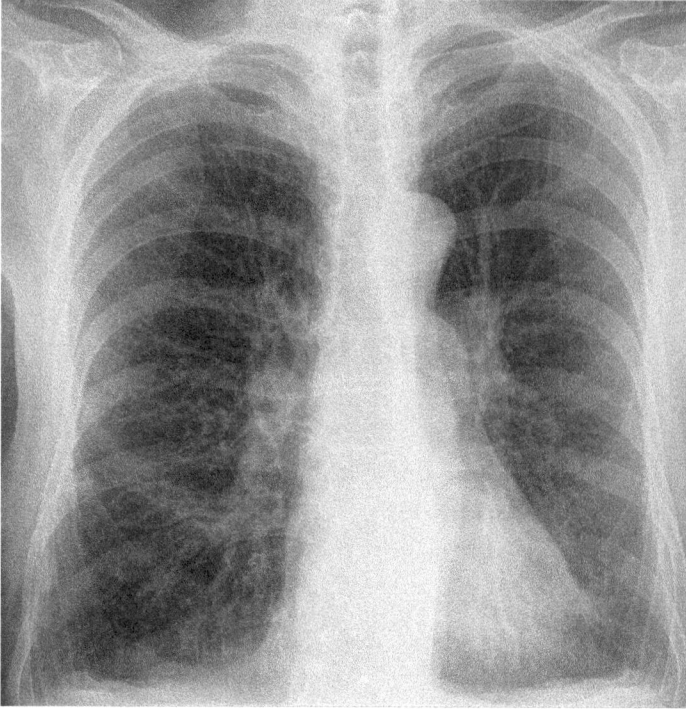

Abb. 1.34

Fall 2 (Abb. 1.34): Anamnese, AZ, Zuweiser-Angaben: 64-jähriger Mann mit seit über 10 Jahren bestehendem, erträglichem, an Intensität zunehmendem Husten gelegentlich mit schleimigem Auswurf, seit ca.
einem Jahr nachlassender Appetit und zunehmende Mattigkeit, seit ca. 30 Jahren täglich ca. 10 Zigaretten,
reduzierter AZ. Sogenannte chron. Bronchitis, Chronisch-obstruktive Lungenerkrankung (COPD)?

Zu Fall 2

1. Procedere nach Deskriptionsbereichen
Kap. 1: **patholog. Prozess beidseits (s. u.)**
Kap. 2: **patholog. Prozess beidseits (s. u.)**
Kap. 3: **patholog. Prozess Herz (s. u.)**
Kap. 4: unauffällig
Kap. 5: **patholog. Prozess (s. u.)**
Kap. 6: unauffällig

2. Procedere nach Deskriptionsmerkmalen und Schattencharakterisierungen – hier: Aufhellungen
Wo sieht man etwas?
   a) Zwerchfell beidseits, b) Lungen und Lungenhilus beidseits, c) Herz, d) umgebende Weichteile
Was sieht man?
   a) Tiefstand, Abflachung, b) rarefizierte Lungenzeichnung, periphere Gefäßabbrüche, vermehrte Strahlentransparenz, vermehrte parakardiale Streifenschatten, vergrößerter inhomogener Lungenhilus, c) prominentes Pulmonalsegment, d) allseitige Verschmälerung
Welche Größe haben sie?
   b) und c) vergrößert, d) verschmälert
Wie ist der Rand?
   a) unglatt, b) und c) glatt
Wie ist das Innere?
   b) aufgehellt

3. Befundbericht
a) **Untersuchungsangaben:** s. o.
b) **Deskription:** beidseitige Zwerchfellabflachung mit kleinen Schwielen und Tiefstand sowie beidseits vermehrte Strahlentransparenz mit rarefizierten Gefäßen, verbreiterte Pulmonalgefäße, parakardial Streifenschatten, prominentes Pulmonalsegment, Schwund der umgebenden Weichteile
c) **Diagnose: Ausgeprägte COPD, Kachexie.**

4. Kurzkommentar
Auch wenn die COPD primär eine internistische Diagnose ist, sprechen hier alle einzelnen Befunde und die Anamnese in toto fast ausschließlich für eine COPD.

Fall 3: Röntgenbild des Thorax dv

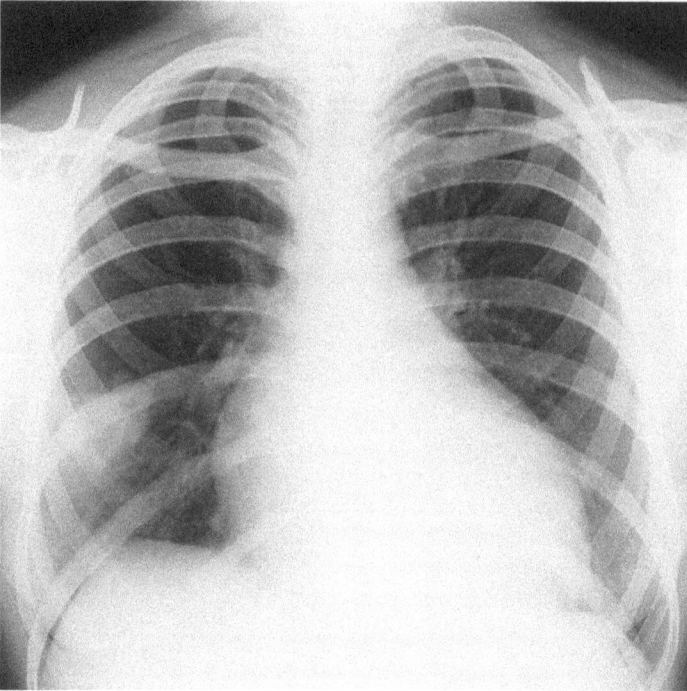

Abb. 1.35

Fall 3 (Abb. 1.35): Anamnese, AZ, Zuweiser-Angaben: 39-jähriger Mann, keine Vorerkrankungen. Jetzt drei Tage unmittelbar nach Jogging plötzlich heftige stechende Schmerzen im unteren Thoraxbereich rechts, nicht lange anhaltend. Seit ca. zwei Tagen in dieser Stelle erträglichen Dauerschmerz. V. a. Lungenembolie.

Zu Fall 3

1. Procedere nach Deskriptionsbereichen
Kap. 1: unauffällig
Kap. 2: **rechtes laterales Unterfeld**
Kap. 3: **Vergrößerung des Herzens**
Kap. 4: unauffällig
Kap. 5: unauffällig
Kap. 6: unauffällig

2. Procedere nach Deskriptionsmerkmalen und Schattencharakterisierungen – hier: Schatten
Wo sieht man etwas?
    a) rechtes Unterfeld ganz peripher, b) Herz
Was sieht man?
    a) Schatten, b) Vergrößerung
Welche Größe haben sie?
    a) ca. 4 × 4 cm, b) 18: 29 cm
Wie ist der Rand?
    a) überwiegend scharf und glatt
Wie ist das Innere?
    a) dicht und homogen

3. Befundbericht
a) **Untersuchungsangaben:** s. o.
b) **Deskription:** im rechten Unterfeld sehr peripher gelegen dichter homogener Schatten mit scharfem, glattem Rand (ca. 4 × 4 cm), Vergrößerung des Herzens (18:29 cm)
c) **Diagnose:** Verdacht auf Lungeninfarkt rechts, Verbreiterung des Herzens.

4. Kurzkommentar
Die Lage und Größe des Schattens sowie dessen Rand, Dichte, Homogenität und die Anamnese sprechen für einen Lungeninfarkt. Bei einer Pneumonie wäre der Schatten meistens inhomogen und bei einem Bronchialkarzinom wäre der Rand nicht überwiegend scharf und glatt.

Fall 4: Röntgenbild des Thorax dv

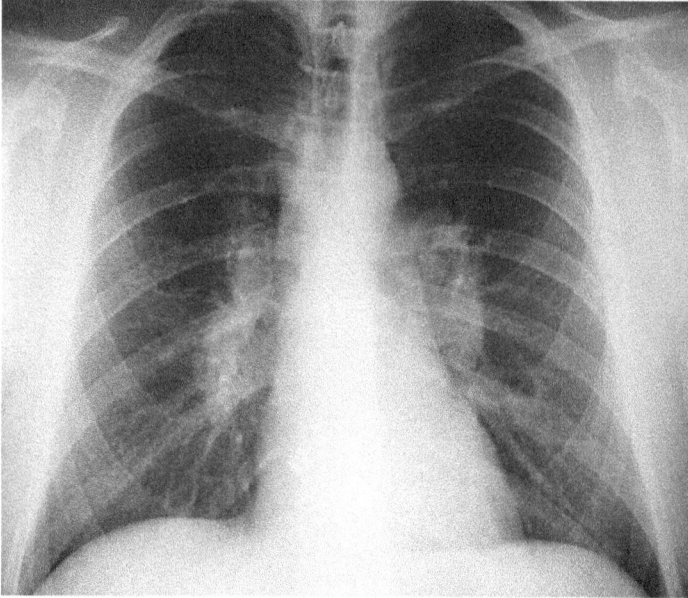

Abb. 1.36

Fall 4 (Abb. 1.36): Anamnese, AZ, Zuweiser-Angaben: 23-jähriger Mann, berufliche Kontrolluntersuchung ohne Beschwerden.

Zu Fall 4

1. Procedere nach Deskriptionsbereichen
Kap. 1: unauffällig
Kap. 2: **z. T. inhomogene Vergrößerung der Lungenhili mit polyzyklischem scharfen Rand**
Kap. 3: unauffällig
Kap. 4: unauffällig
Kap. 5: unauffällig
Kap. 6: unauffällig

2. Procedere nach Deskriptionsmerkmalen und Schattencharakterisierungen – hier: Aufhellung
Wo sieht man etwas?
   a) Lungenhili
Was sieht man?
   a) z. T. inhomogene Vergrößerung
Welche Größe hat sie?
   a) ca. 1,5 cm breit
Wie ist ihr Rand?
   a) scharf upolyzyklisch
Wie ist ihr Inneres?
   a) z. T. inhomogen

3. Befundbericht
a) **Untersuchungsangaben:** s. o.
b) **Deskription:** z. T. inhomogene Vergrößerung der Lungenhili mit scharfem, polyzyklischen Rand.
c) **Diagnose:** Sarkoidose vom Röntgentyp I.

4. Kurzkommentar
Bei dieser Vergrößerung mit dem polyzyklischen Rand der Lungenhili kann es sich nur um eine Sarkoidose handeln.

Fall 5 Röntgenbild des Thorax dv

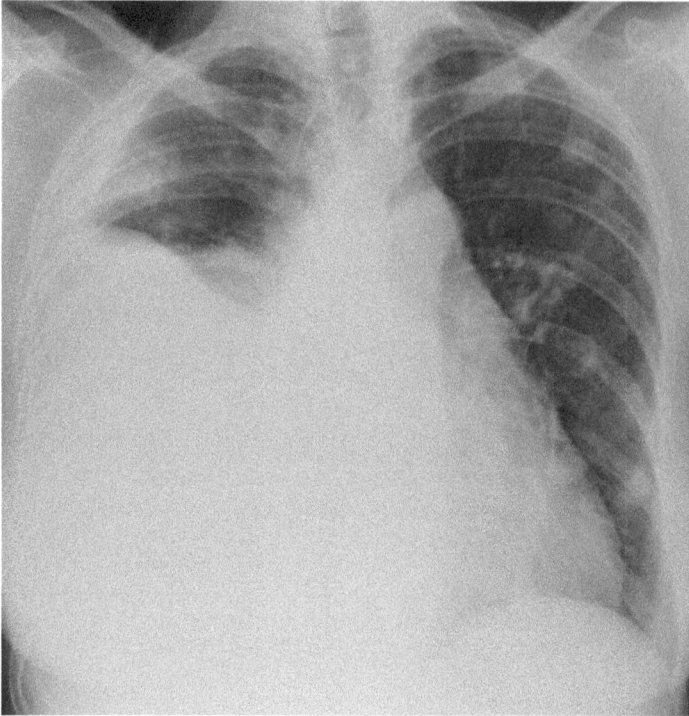

Abb. 1.37

Fall 5 (Abb. 1.37): Anamnese, AZ, Zuweiser-Angaben: 62-jährige Frau. Seit ca. sieben Monaten Schilddrüsenkarzinom mit Lungenmetastasen bekannt. Seit ca. zwei Wochen rasch zunehmend Atemnot. Noch ausreichender AZ. Pleuraerguss rechts?

Zu Fall 5

1. Procedere nach Deskriptionsbereichen
Kap. 1: links unauffällig, **rechts patholog. Prozess (s. u.)**
Kap. 2: **links und rechts patholog. Prozess (s. u.)**
Kap. 3: **kaudal patholog. Prozess (s. u.)**
Kap. 4: unauffällig
Kap. 5: unauffällig
Kap. 6: unauffällig

2. Procedere nach Deskriptionsmerkmalen und Schattencharakterisierungen – Hier: Schatten
Wo sieht man etwas?
   a) Linke Thoraxhälfte, b) rechte Thoraxhälfte, c) Mediastinum
Was sieht man?
   a) Rundschatten, b) Schatten, c) Verlagerung
Welche Größe hat er?
   a) ca. 1 cm, b) Unter- und Mittelfeld
Wie ist der Rand?
   c) scharf und glatt
Wie ist das Innere?
   a) sehr dicht und homogen

3. Befundbericht
a) **Untersuchungs-Angaben:** s. o.
b) **Deskription:** dichte homogene Verschattung der rechten Zwerchfellhälfte mit Unter- und Mittelfeld mit scharfem glatten Rand, lateral ansteigend, in der linken Lunge multiple Rundschatten (ca. 1 cm), Verlagerung des Herzens nach links.
c) **Diagnose:** Ausgeprägter Pleuraerguss rechts mit Verlagerung des Herzens nach links, in der linken Lunge multiple Lungenmetastasen (ca. 1 cm).

4. Kurzkommentar
Die Dichte und Homogenität der Verschattung mit Verlagerung des Herzen auf die kontralaterale Seite und die Lungenmetastasen sprechen für einen malignen Pleuraerguss mit Lungenmetastasen.

Fall 6: Röntgenbild des Thorax dv

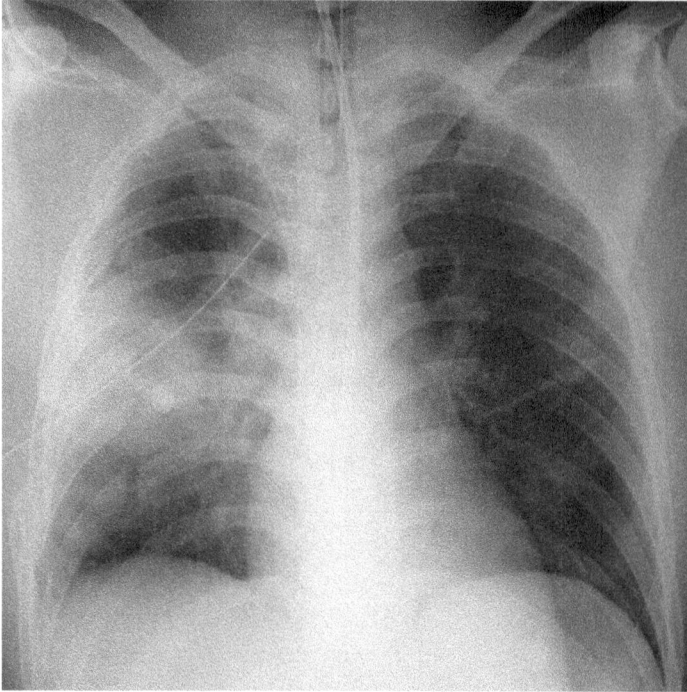

Abb. 1.38

Fall 6 (Abb. 1.38): Anamnese, AZ, Zuweiser-Angaben: 41-jähriger Mann, bei Bauarbeiten schwerer Stahlträger auf die rechte Thoraxhälfte geschlagen. Sehr starke Schmerzen rechte Thoraxhälfte, schlechter AZ. Zentrale Notaufnahme, Rückenlage. Thorax-Lungentrauma, Pneumothorax rechts?

Zu Fall 6

1. Procedere nach Deskriptionsbereichen
Kap. 1: unauffällig
Kap. 2: **pathologischer Prozess (s. u.)**
Kap. 3: unauffällig
Kap. 4: **pathologischer Prozess (s. u.)**
Kap. 5: **pathologischer Prozess (s. u.)**
Kap. 6: **pathologischer Prozess (s. u.)**

2. Procedere nach Deskriptionsmerkmalen und Schattencharakterisierungen – hier: Schatten
Wo sieht man etwas?
    a) rechte Lunge, b) Skelettanteile, c) umgebende Weichteile, d) Fremdmaterialien
Was sieht man?
    a) und c) Schatten, b) frische Rippenserienfraktur rechts 4.–9. Rippe dorso-lateral, c) Trübung rechts extrathorakal, d) Trachealtubus, Subclaviakatheter von rechts (s.und), Magenkatheter, Bülau-Drainage rechts
Welche Größe haben sie?
    a) 9 cm von der rechten lateralen Thoraxwand, c) von der rechten Skapula bis kaudal
Wie ist der Rand?
    a) unscharf
Wie ist das Innere?
    a) mitteldicht und inhomogen

3. Befundbericht
a) **Untersuchungs-Angaben:** s. o.
b) **Deskription:** in der rechten lateralen Thoraxhälfte mitteldichter inhomogener Schatten ca. 9 × 8 cm mit unscharfem Rand, frische Rippenserienfraktur rechts 4.–9. Rippe, von der rechten Skapula bis kaudal extrathorakal Weichteilschatten, Trachealtubus, Subclaviakatheter von rechts (s. u.), Magenkatheter, Bülau-Drainage rechts
c) **Diagnose:** Lungenkontusion (ca. 9 × 8 cm) rechts lateral, frische Rippenserienfraktur 4.–9. Rippe, laterale Weichteilschwellung. Dringend CT-Untersuchung, Pneumothorax?

4. Kurzkommentar
Der homogene Schatten mit unscharfem Rand in Nähe der Rippenfraktur spricht für eine Lungenkontusion, bei einer Pneumonie würde man einen inhomogenen Schatten und bei einer Einblutung einen scharfen Rand des Schattens oder bei einem malignen Prozess einen sehr dichten Schatten erwarten.

Fall 7: Röntgenbild des Thorax in Rückenlage – Zentrale Notaufnahme

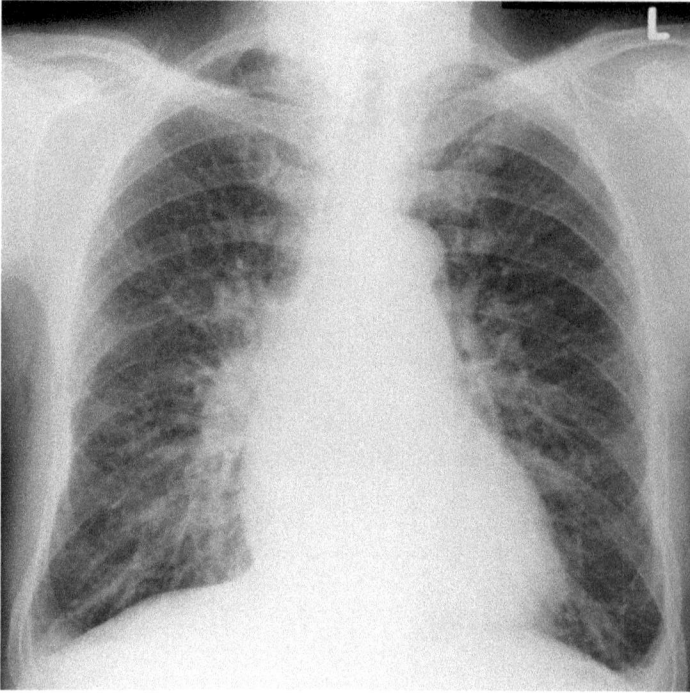

Abb. 1.39

Fall 7 (Abb. 1.39): Anamnese, AZ, Zuweiser-Angaben: 59-jähriger Mann, seit ca. drei Jahren KHK, jetzt seit ca. acht Tagen zunehmend Belastungsdyspnoe.

Zu Fall 7

1. Procedere nach Deskriptionsbereichen

Kap. 1: **rechter Sin. phr. lat. (a)**
Kap. 2: **beide Lungen perihilär (b), rechtes Unterfeld (c)**
Kap. 3: unauffällig
Kap. 4: unauffällig
Kap. 5: unauffällig
Kap. 6: unauffällig

2. Procedere nach Deskriptionsmerkmalen und Schattencharakterisierungen – hier: Schatten

Wo sieht man etwas?
   rechter Sin. phr. lat., rechtes Unterfeld, perihilär
Was sieht man?
   a) kleine Verschattung, b) verbreiterte Gefäße, c) kleinen Streifenschatten mit scharfem, glattem Rand Welche Größe haben sie?
   a) sehr klein, b) verbreitert, c) sehr schmal
Wie ist der Rand?
   c) scharf und unglatt Wie ist das Innere? entfällt

3. Befundbericht

a) **Untersuchungs-Angaben:** s. o.
b) **Deskription:** im rechten Sin. phr. lat. kleiner Schatten, vergrößerte Gefäßschatten der Lungenhili, verdichteter Interlobärspalt rechts
c) **Diagnose:** Lungenstauung, vorwiegend perihilär mit kleinem Pleurawinkelerguss rechts.

4. Kurzkommentar

Die verbreiterten Gefäßschatten der Lungenhili und der kleine Pleurawinkelerguss mit Ausdehnung in den rechten Interlobärspalt sprechen neben der Anamnese für eine nicht ganz frische Lungenstauung.

2 Entzündliche Thoraxerkrankungen

2.1 Einleitung

Bei entzündlichen Erkrankungen der Thoraxorgane, insbesondere Pneumonien, Lungentuberkulose, chronisch-obstruktiver Lungenerkrankung, Pleuritis, Sarkoidose, Mediastinitis, Weichteilentzündung, Osteitis aber auch Bakterienbesiedlung von Gefäßkathetern, Herzklappenprothesen und anderen Implantaten und auch bei immunologischen Erkrankungen können sich auf dem Röntgenbild des Thorax direkt oder indirekt Hinweise für diese Erkrankungen finden.
Von der Vielzahl entzündlicher Thoraxerkrankungen erscheint, gerade auch im Hinblick auf ihre Häufigkeit und Mitbeteiligung anderer Organe, die Diagnostik von Pneumonien, Lungentuberkulose und chronisch-obstruktiver Lungenerkrankung sowie der Sarkoidose vorrangig. Dagegen müssen besondere Lungenerkrankungen wie SARS (*Severe acute respiratory syndrome*), wie Vogelgrippe und Schweinegrippe sowie Lungenentzündung bei Histiozytose-X gesondert behandelt werden, zumal sie hier derzeit nicht dominieren.
Bei entzündlichen Thoraxerkrankungen sind die häufigsten pathologischen Merkmale Schatten, Aufhellungen, Strukturveränderungen sowie Form- und Lageveränderungen.

2.2 Pneumonien

Unter Pneumonie versteht man eine akute oder chronische Entzündung des Lungenparenchym sowie der Alveolarräume und/oder des Lungeninterstitium (Abb. 2.1).

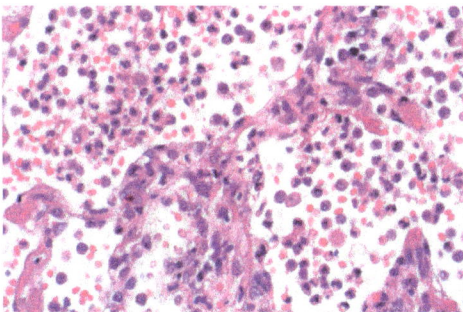

Abb. 2.1: Histologisches Präparat rechter Oberlappen (42-jährige Patientin mit akuter Pneumonie): Hyperämie der Alveolarsepten mit interstitiellem Ödem und Infiltration von Neutrophilen und Makrophagen – frische Pneumonie.

Pneumonien sind häufig. Jährlich werden weltweit ca. 4 000 000 Neuerkrankungen von erworbenen Pneumonien diagnostiziert. Pneumonien sind die häufigste Infektionskrankheit, sie haben die höchste Todesrate. Pneumonien können in jedem Lebensalter auftreten, Geschlechterunterschiede bestehen nicht.

Einteilung

Für Pneumonien wird öfters eine Einteilung verwandt, die vorwiegend klinischen Maßnahmen dient, und zwar insbesondere im Hinblick auf die Erreger. So gibt es die sogenannte klassische Einteilung, die Einteilung nach ätiologischen Gesichtspunkten und jene nach Krankheitsverlauf.

Die klassische Pneumonie unterteilt man in Lobärpneumonie, bei der vorwiegend anatomische Grenzen gelten, in die Bronchopneumonie, bei der entzündliche Infiltrate primär in Bronchiolen auftreten, und in die Interstitielle Pneumonie, bei der die Entzündung vorwiegend vom Interstitium ausgeht.

Darüber hinaus werden in der Röntgendiagnostik mehrere der verschiedenen Pneumonien auch nach deren anatomischer Lage oder einem anderen Bezugspunkt benannt (Abb. 4.4–4.16).

Die ätiologische Einteilung von Pneumonien erfolgt unter klinischen Gesichtspunkten in ambulant erworbene und nosokomiale Pneumonien. Als ambulant erworbene Pneumonien gelten solche, deren Infektion außerhalb einer Klinik erfolgte, während das Auftreten einer nosokomialen Pneumonie in zeitlichem Zusammenhang mit einem Klinikaufenthalt steht. Die Abgrenzung gegeneinander gelingt nicht immer.

Die Einteilung nach Krankheitsverlauf beinhaltet die akute Pneumonie und die chronische Pneumonie. Dabei gilt als chronisch, wenn entzündliche Infiltrate auf dem Röntgenbild des Thorax länger als ca. 6–8 Wochen nachweisbar sind. Die historische Einteilung in typische und atypische Pneumonie wird heute weniger verwandt.

Ursachen

Ursachen von Pneumonien können infektiöse und nichtinfektiöse Prozesse sein. Die häufigsten Ursachen sind infektiöse Prozesse. Bei diesen stehen Inhalation – aerogene Übertragung –, Kontamination sowie orale und parenterale Übertragung von Mikroorganismen im Vordergrund. Einer der häufigsten Erreger ist *Streptococcus pneumoniae*. Die Entstehung einer Pneumonie ist vor allem von der Erregerpathogenität und der Erregerkonzentration sowie vom Immunstatus des Patienten abhängig. Jedoch ebenso wie diese Infektion eintreten kann, kann auf dem Boden einer Pneumonie z. B. eine Virus-Infektion (z. B. AIDS) oder eine Infektion durch andere Mikroorganismen wie Aspergillus entstehen, eine sogenannte Superinfektion.

Nicht infektiöse Prozesse sind vor allem immunologische Erkrankungen, inhalative Noxen und besondere Strahlenwirkungen. Eine Sonderstellung nimmt die Aspiration oder die sogenannte Aspirationspneumonie ein. Dabei bildet das Aspirat, z. B. Erbrochenes, das in die großen Bronchien gelangt, einen Schatten. Es sollte auch berücksichtigt werden, dass eine Pneumonie auch sekundär neben einem malignen Prozess entstehen kann.

Folgen

Folgen von Pneumonien können Lungenfunktionsstörungen, Lungenfibrose, Lungenschrumpfung (Abb. 4.16), Ausbreitung der Entzündung in verschiedene Organe wie z. B. in die Nieren, Lungen- und Pleuraschwielen sowie tödlicher Ausgang sein. Pneumonien können Komplikationen hervorrufen, so vor allem Pleuritis, Lungenabszess, Pleuraerguss, Pneumothorax, Seropneumothorax, Pleuraempyem, Endokarditis und Meningitis.

Diagnostik

Die Diagnostik von Pneumonien erfolgt klinischerseits unter Berücksichtigung der Röntgendiagnostik, wobei die Diagnose durch den Erregernachweis gesichert wird, was nicht immer möglich ist. Sowohl das klinische als auch röntgenologische Erscheinungsbild von Pneumonien können nicht nur äußerst unterschiedlich, sondern auch völlig entgegengesetzt sein. Auch kann der Verlauf von Pneumonien während eines Krankheitsverlaufes wechseln. Darüber hinaus können Pneumonien klinisch bereits gesichert sein, während zu dieser Zeit das Röntgenbild des Thorax hierfür noch keine Anzeichen bietet.

Röntgensymptomatologie

Auf dem Röntgenbild des Thorax dominiert bei einer Pneumonie ein Schatten. Dieser Schatten entsteht durch infiltrative Massenvermehrung und/oder Konsistenzzunahme des entsprechenden Lungengewebes. Diese Schatten können aber auch vorwiegend im Inneren eine umschriebene Aufhellung haben, d. h. Gewebeeinschmelzung, z. B. einen Lungenabszess. Die Schatten können vorherrschende Merkmale haben, die sich im Verlauf verändern können (Tab. 2.1).

Tab. 2.1: Vorherrschende Merkmale einer Pneumonie.

1	Lage: häufig in einer Thoraxhälfte, auch kontralateral
2	Größe: von wenigen cm bis zur ganzen Lungenfeldbreite
3	Dichte: wenig bis sehr dicht
4	Homogenität: überwiegend inhomogen
5	Rand: überwiegend unscharf und unglatt
6	Inneres: mitunter aufgehellt

Schatten

So kommt eine frische pneumonische Infiltration röntgenologisch überwiegend als wenig bis mitteldichter inhomogener Schatten mit unscharfem Rand zur Darstellung (Abb. 2.2). Bei längerem Bestehen nimmt er an Dichte zu, und je dichter der Schatten ist, umso homogener wird er, so dass die Abgrenzung gegen einen anderen Schatten wie bei Pleuraerguss oder bei Atelektase oder bei einen malignen Prozess Schwierigkeiten bereiten kann.

Diese pneumonischen Schatten können sehr klein sein, z. B. wenige Zentimeter groß (Abb. 2.3). Sind sie mehrere Zentimeter groß, so kann ihre Dichte zum Rand abnehmen (Abb. 2.4). Die Schatten bei einer Pneumonie, die in allen Bereichen der Lungen auftreten können, finden sich überwiegend solitär. Mitunter können auch mehrere Schatten zusammen liegen und konfluieren, wobei sie selten die gleiche Dichte haben. Mitunter kommen sie auch zusätzlich auf der kontralateralen Seite vor.

Pneumonie im linken Unterfeld

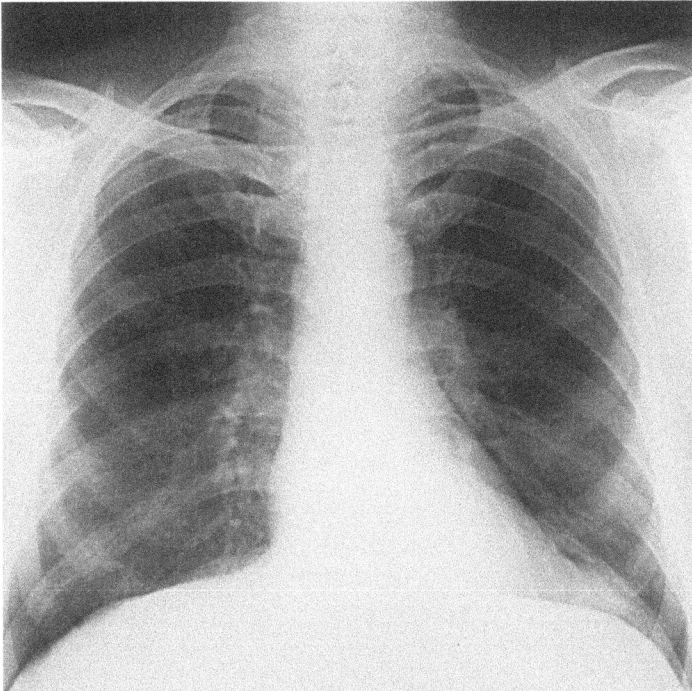

Abb. 2.2: 27-jährige Patientin, seit ca. drei Tagen stechenden Schmerzen links des Herzens. – **Deskription:** im linken Herz-Zwerchfellwinkel mitteldichter inhomogener Schatten (ca. 4 cm) mit unscharfem Rand. – **Kurzkommentar:** Die Anamnese spricht ebenso wie der mitteldichte inhomogene Schatten mit unscharfem Rand für eine Pneumonie. Ein maligner Prozess in dieser Größe wäre sehr wahrscheinlich dichter, und für eine Aspiration gibt es keinen Hinweis.
Diagnose: im linken Herz-Zwerchfellwinkel frische Pneumonie.

Wenn bei einer Pneumonie Gewebe nekrotisch wird, so führt dies an dieser Stelle – meistens im Inneren des Schattens – zu einer Aufhellung, d. h. zum pneumonischen Abszess mit Abszesshöhle.

Diese kann auf einem Röntgenbild im Stehen im kaudalen Bereich durch eine Flüssigkeitsansammlung einen Schatten bilden, dessen horizontal verlaufender kranialer scharfer glatter
Rand einen sogenannten Spiegel bildet. Eine solche Abszesshöhle kann bei einer derartigen
abszedierenden Pneumonie bis zu ca. 10 cm groß werden.

Pneumonie im rechten Unterfeld

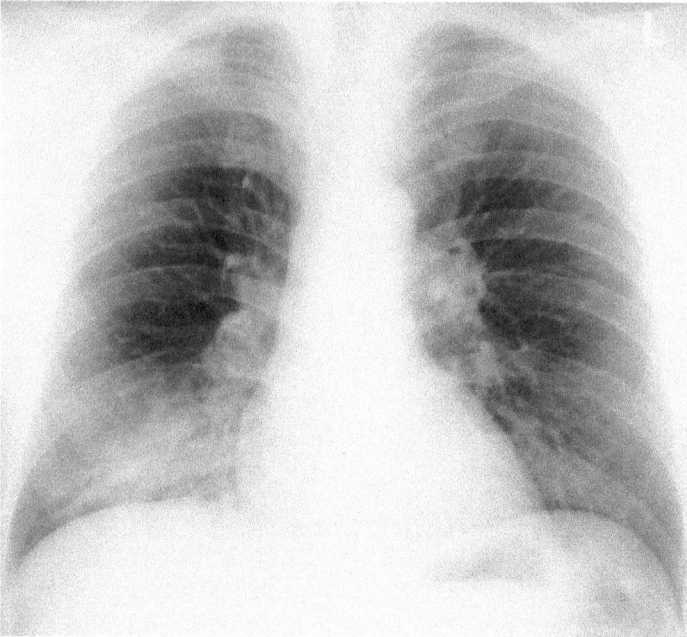

Abb. 2.3: 37-jähriger Patient, seit sieben Tagen Husten und Mattigkeit. – **Deskription:** im rechten Unterfeld großer, z. T. sehr dichter inhomogener Schatten (ca. 9 cm) mit unscharfem Rand, bei dem die Dichte
zum Rand deutlich abnimmt. – **Kurzkommentar:** Die Anamnese und der dichte homogene Schatten mit
unscharfem Rand sprechen für eine Pneumonie. Bei einem Pleuraerguss wäre das Herz nach links verlagert
und der Rand wahrscheinlich scharf. Die Vergrößerung beider Lungenhili mit fast polyzyklischer Begrenzung spricht für eine Sarkoidose.
Diagnose: im rechten Unterfeld ausgeprägte, nicht frische Pneumonie.

Bei einer Lobär- oder Segmentpneumonie ist ein Lungensegment oder ein Lungenlappen von einer Pneumonie infiltriert. Dabei kann der Rand je nach Lokalisation mit der anatomischen Begrenzung scharf und glatt, in einer andere Projektion aber auch unscharf sein (Abb. 2.4a, b).

Segmentpneumonie a

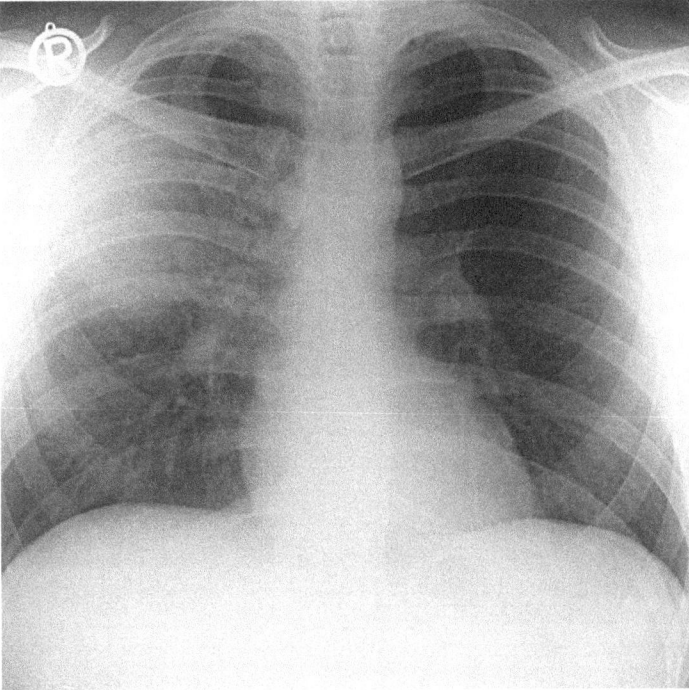

Abb. 2.4a: 43-jähriger Patient, seit ca. vier Tagen bestehende, sehr starke Schmerzen in der rechten Thoraxhälfte beim Atmen (behindert). – **Deskription:** im rechten lateralen Oberfeld gegen die lateralen Rippen kaum abgrenzbarer, großer dichter homogener Schatten (ca. 6 × 6 cm) mit deutlicher Dichteabnahme nach medial und mit unscharfem Rand. S. u.

Segmentpneumonie b

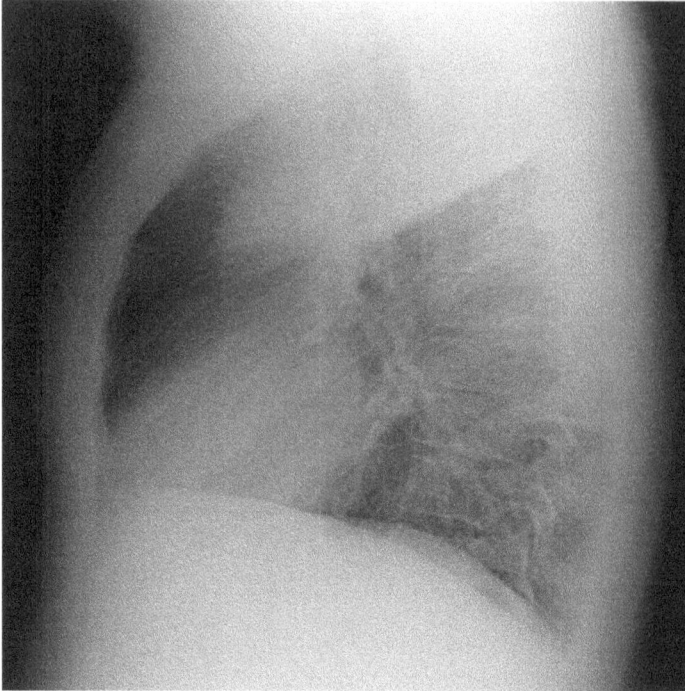

Abb. 2.4b: Der Schatten reicht bis zum rechten Lungenhilus und hat nach kaudal/dorsal einen scharfen glatten Rand, nach ventral einen unscharfen Rand. S. o. – **Kurzkommentar:** die Anamnese und Beschwerden sprechen ebenso wie der Schatten für eine Pneumonie. Das seitliche Röntgenbild zeigt die Begrenzung (hier scharfer glatter Rand = anatomische Grenze) durch das Lungensegment. Eine Einblutung ist wegen des Fehlens eines Traumas unwahrscheinlich, ein Malignom hätte die Segmentgrenze wahrscheinlich nicht respektiert.

Diagnose: ausgeprägte Pneumonie im rechten Oberlappen, sogenannte Segmentpneumonie.

Die Mittellappenpneumonie, auch Mittellappensyndrom genannt, ist durch pneumonischen Befall des Mittellappens gekennzeichnet (Abb. 2.5a, b).

Mittellappenpneumonie a

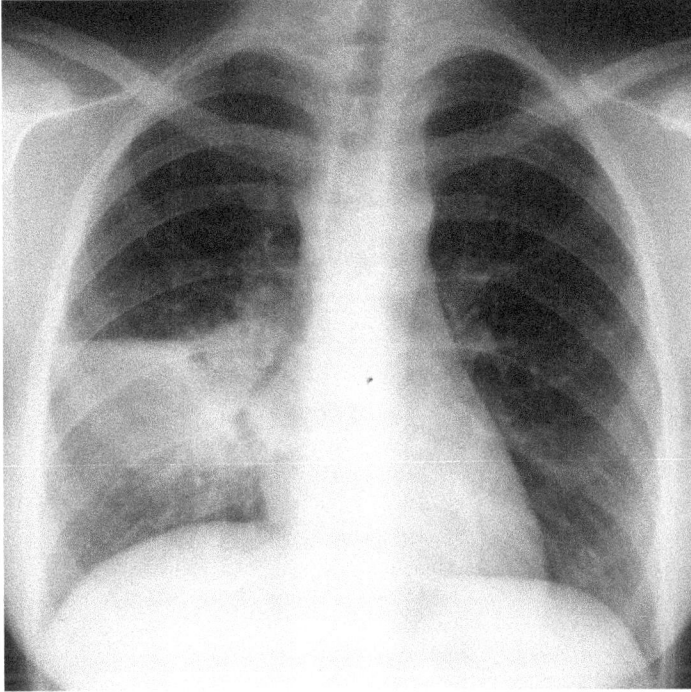

Abb. 2.5a: 18-jährige Patientin, seit zwei Tagen geringer Husten. – **Deskription:** im rechten poarakardialen Mittel-Unterfeld, fast bis zur lateralen Thoraxwand reichender, mitteldichter überwiegend homogener Schatten mit scharfem, glatten Rand nach kranial und unscharfem Rand nach kaudal, wobei der rechte Sinus phr. lat. nicht verschattet ist. S. u.

Mittellappenpneumonie b

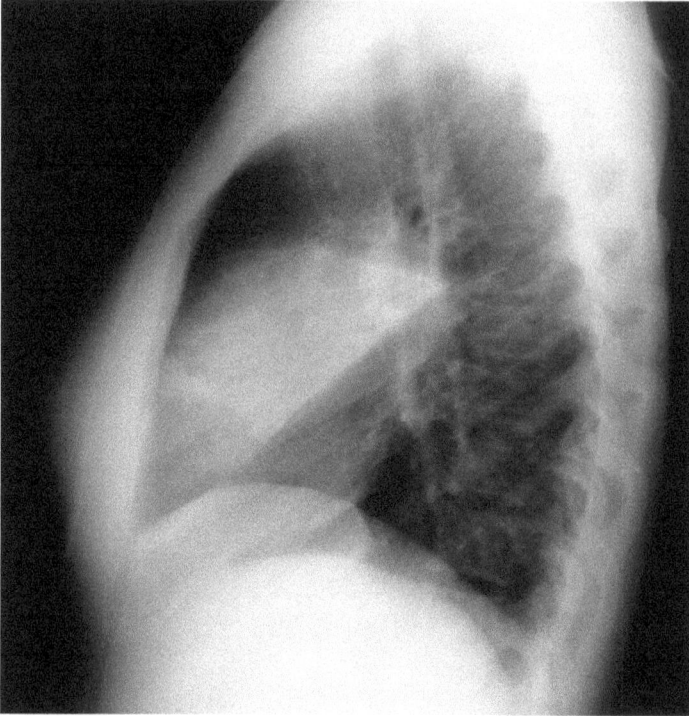

Abb. 2.5b: Röntgenbild seitlich, in Projektion auf den Mittellappen Darstellung des Schattens mit scharfem glattem Rand nach kranial und kaudal. – **Kurzkommentar:** die Anamnese, dieTopographie und die Dichte des Schattens jeweils mit scharfem glattem Rand (anatomische Grenze) sprechen primär für eine Pneumonie des Mittellappens, sogenannte Mittellappenpneumonie, jedoch kann auch ein Malignom die Ursache sein, weswegen Bronchoskopie und CT-Untersuchung dringend sind. Für Aspiration kein Anhalt. Hinweisend auf den Mittellappen ist, dass der rechte Sinus phr. lat. nicht verschattet ist.

Diagnose: V. a. Mittellappenpneumonie, sogenanntes Mittellappensyndrom, wobei ein Malignom nicht ausgeschlossen werden kann. Bronchoskopie und CT-Untersuchung dringend.

Bei einer zentralen Pneumonie liegt das Schattenzentrum in einem Lungenhilus (Abb. 2.6a, b).

Zentrale Pneumonie a

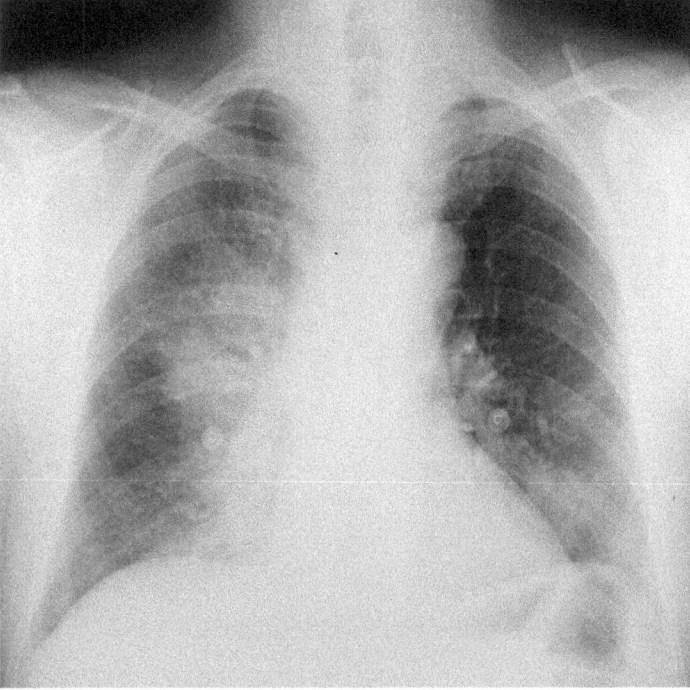

Abb. 2.6a: 56-jähriger Patient, seit ca. sechs Wochen intermittierend Husten, erhöhte Temperatur und Mattigkeit. – **Deskription:** rechts parakardial vom rechten Lungenhilus ausgehend ca. 4 cm langer dichter homogener Streifenschatten mit scharfem Rand, Vergrößerung und inhomogene Verdichtung des rechten Lungenhilus mit unscharfem Rand mit vereinzelten streifigen Ausziehungen (ca. 6 cm), wobei die Lungenhilusgefäße z. T. hindurch schimmern; Trübung des linken Unterfeldes mit vereinzelten kleinen mitteldichten inhomogenen Fleckschatten (ca. 3 cm). – **Kurzkommentar:** Vergrößerung und Verdichtung des rechten Lungenhilus sprechen für eine Pneumonie, ebenso die Inhomogenität mit den durch schimmernden Gefäßen, die Fleckschatten und die Trübung links sprechen für eine kontralaterale Ausbreitung, jedoch kann auch ein zentrales Bronchialkarzinom rechts bestehen und eine linksseitige Pneumonie. Rechts parakardial Pulmonalgefäße.
Diagnose: V. a. rechtsseitige sogenannte zentrale Pneumonie mit kleiner kontralateraler Ausbreitung. Ein zentrales Bronchialkarzinom kann nicht ausgeschlossen werden. Bronchoskopie und CT-Untersuchung dringend.

Zentrale Pneumonie b

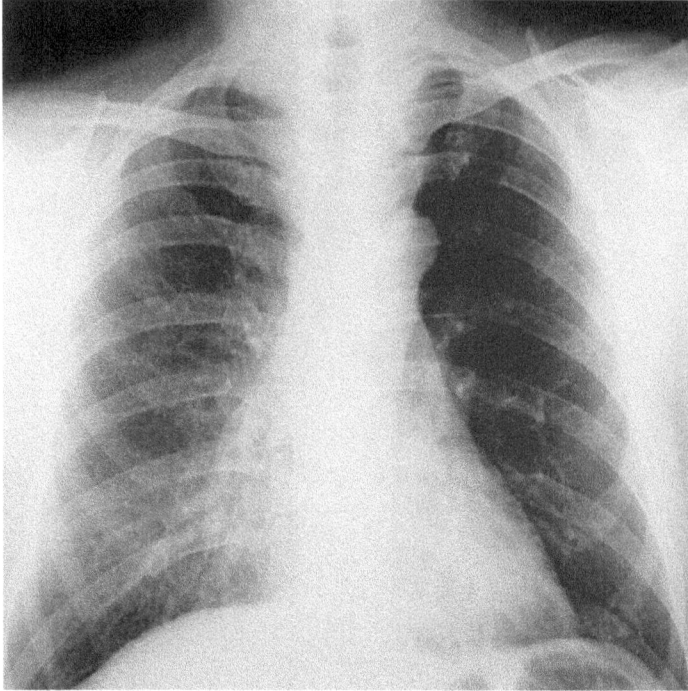

Abb. 2.6b: nach medikamentöser Therapie 14 Tage später allseits gänzliche Rückbildung.

Bei der Staphylokokken-Pneumonie finden sich kleine Abszesse in einer oder beiden Lungen (Abb. 2.7).

Staphylokokken-Pneumonie

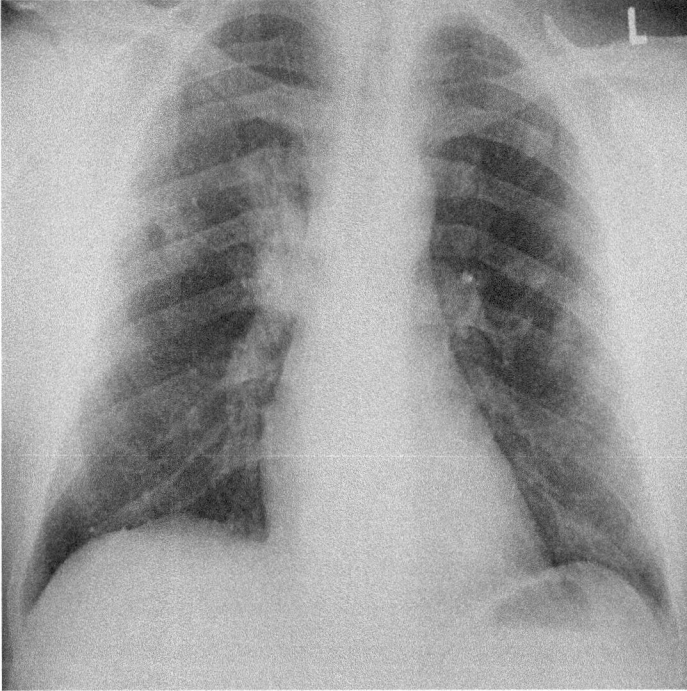

Abb. 2.7: 46-jähriger Patient, seit drei Jahren Morbus Crohn, intermittierend mit Kortikosteroiden behandelt. – Seit sechs Tagen ausgeprägte Mattigkeit, subfebrile Temperaturen. – **Deskription:** in beiden Lungen kleine mitteldichte inhomogene Fleckschatten mit z. T. unscharfem Rand und kleiner zentraler Aufhellung (ca. 1,5 cm), im Bereich des rechten kranialen Lungenhilus kleine wenig dichte Streifenschatten. Über eine linke Armvene zugeführter Kavakatheter, dessen Spitze nach kranial disloziert ist. – **Kurzkommentar:** die kleinen Fleckschatten mit zentraler Aufhellung in beiden Lungen sprechen für eine abszedierenmde Pneumonie wie bei Staphylokokkensepsis, was auch die kleinen Streifenschatten unterstützen. Kavakatheter-Dislokation.

Diagnose: abszedierende Pneumonie in beiden Lungen, passend zu sogenannter Staphylokokken-Pneumonie. Kavakatheterdislokation, Korrektur dringend.

Die abszedierende Pneumonie ist durch eine oder mehrere Abszesshöhlen gekennzeichnet (Abb. 2.8)

Abszedierende Pneumonie

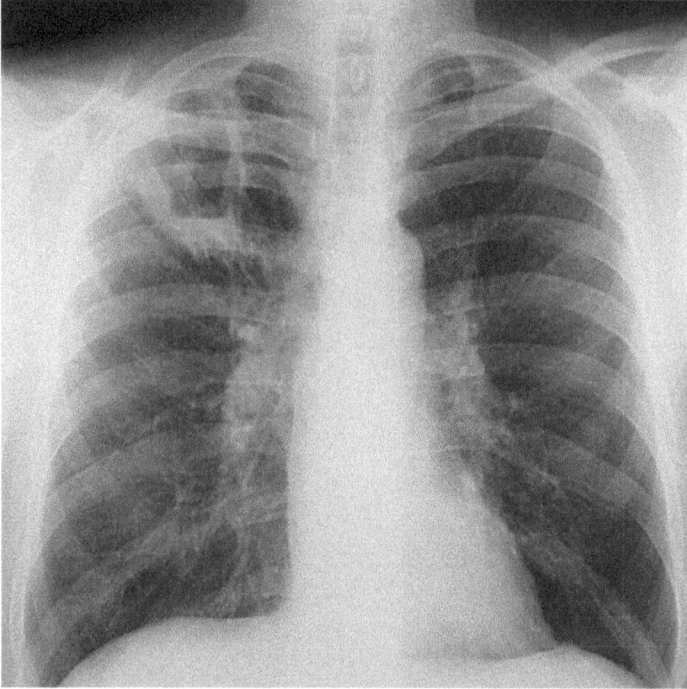

Abb. 2.8: 47-jähriger Patient, vor drei Wochen rechts Pneumonie, hohes Fieber, Thoraxschmerzen rechts, Husten, reichlich Auswurf und allmähliche Rückbildung. – **Deskription:** im rechten Oberfeld bis zur Thoraxwand reichend z. T. dichter und inhomogener Schatten (ca. 6 cm) mit z. T. scharfem und unscharfen Rand, zentrale Aufhellung (ca. 4 cm) mit scharfem glatten inneren Rand und kaudaler Spiegelbildung mit streifigen Ausziehungen zum rechten Lungenhilus. – **Kurzkommentar:** der scharfe und glatte innere Rand der Aufhellung, die streifigen Ausziehungen zum Lungenhilus und die Spiegelbildung sprechen neben dem Schatten für eine abszedierende Pneumonie, sonst könnte es auch eine Lungentumornekrose sein, die überwiegend in der zentralen Aufhellung keinen so glatten Rand hat, für eine Tbc-Kaverne ist die Aufhellungsgröße zur Schattengröße zu groß.
Diagnose: im rechten Oberfeld abszedierende Pneumonie oder Lungenabszess mit Spiegelbildung.

Ein Lungenabszess kann auch von einem Pleuraerguss, einer Atelektase oder einer Schwiele verdeckt sei (Abb. 2.9a, b).

Lungenabszess verdeckt a

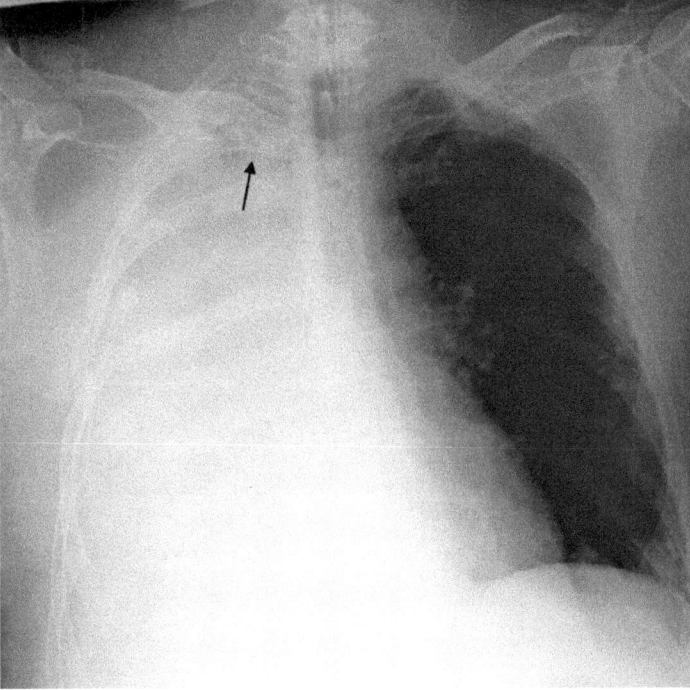

Abb. 2.9a: 49-jähriger Patient, Rückenlage. Acht Tage nach Polytrauma. Jetzt bewusstlos, lebensbedrohliche Kreislaufsituation, keine Entzündungsparameter; im Alter von 21 Jahren Resektion eines rechten Oberlappensegmentes wegen Lungentuberkulose, Rückenlage, Intensivstation. – **Deskription:** rechtsseitig gänzliche homogene mitteldichte Verschattung, im rechten Oberfeld multiple inhomogene Aufhellungen mit unscharfem Rand (Bereiche der Lunge, die noch Luft und pneumonische Infiltrationen enthalten).

Lungenabszess verdeckt b

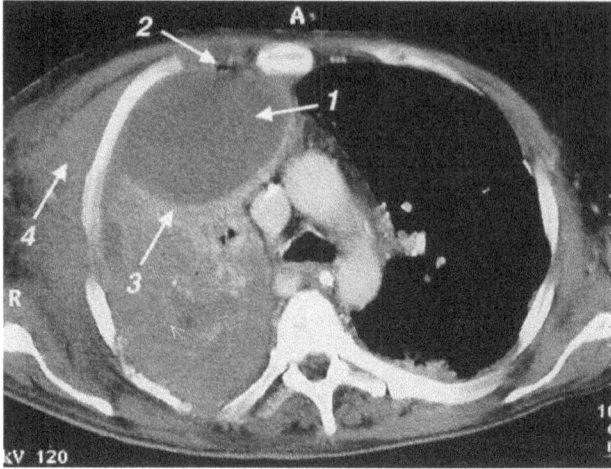

Abb. 2.9b: Patient von Abb. 2.9a: Computertomogramm. Im rechten ventralen Oberfeld großer Lungenabszess (∅ 9 cm) (1) mit kleinen ventralen Lufteinschlüssen (2) (Hinweis auf Erreger und somit auf Abszessbildung und nicht für Einblutung oder Serombildung) sowie Abszessmembran (3). Ausbreitung des Lungenabszesses bis zur rechten lateralen Thoraxwand, ausgeprägte Pneumonie, Pleuraerguss, auf der rechten extra-thorakalen Seite Einblutung (4). **Kurz-Kommentar:** bei der CT-Untersuchung spricht der scharfe überwiegend glatte Rand der Aufhellung (Abszessmembran) für einen Lungenabszess. – Pneumonien und Lungenabszesse können sich auch bei anderen pathologischen Prozessen konsekutiv entwickeln und von diesen maskiert werden, mitunter auch ohne Entzündungsparameter.
Diagnose: im rechten Oberfeld Lungenabszess, der durch Pleuraerguss und Pneumonie verdeckt wird, Ausbreitung des Lungenabszesses bis zur rechten lateralen Thoraxwand. – Cave: V. a. Karzinom! CT-Untersuchung dringend!

Besteht ein Lungenabszess, d. h. die Abszesshöhle längere Zeit, so können sich die Infiltrationen in seiner Umgebung ganz zurückgebildet haben (Abb. 2.10).

Lungenabszess alt

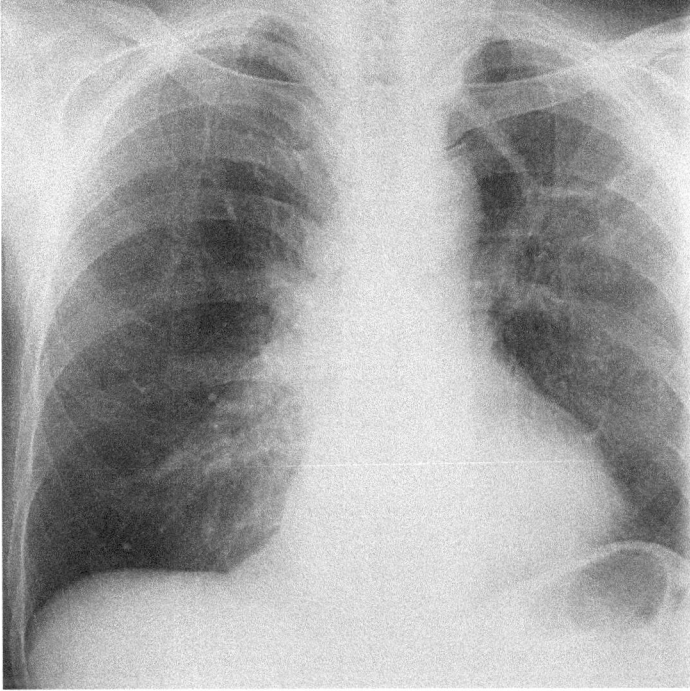

Abb. 2.10: 64-jähriger Patient, vor fünf Wochen ausgeprägte linksseitige Pneumonie mit starkem Husten, Fieber und Schwäche, seit drei Wochen kontinuierliche Besserung. – **Deskription:** bei linksseitig abgeschnittenem Sinus phr. lat. geringer Zwerchfellhochstand links, im linken Spitzen-Oberfeld vom kranialen Mediastinum bis zur Thoraxwand reichende Aufhellung (ca. 9 cm, keine Lungenzeichnung) mit scharfem, glattem inneren Rand, Begrenzung nach kaudal und lateral durch schmalen dichten homogenen Streifenschatten (ca. 0,5 cm breit), geringe dichte streifige Ausziehungen zum linken Lungenhilus. – **Kurzkommentar:** der scharfe glatte innere Rand der Aufhellung und die Begrenzung durch den schmalen Streifenschatten, d. h. einer Schwiele entsprechend als postentzündliches Residuum, sprechen für einen abgeheilten pneumonischen Abszess, gegebenenfalls auch der linksseitige Zwerchfellhochstand
Diagnose: im linken Oberfeld alter, sogenannter gereinigter Lungenabszess.

Kommt zu einer bakteriellen Pneumonie eine Entzündung durch einen anderen Erreger hinzu, so spricht man von einer Superinfektion (Abb. 2.11).

Pneumonie mit Aspergillose, Superinfektion

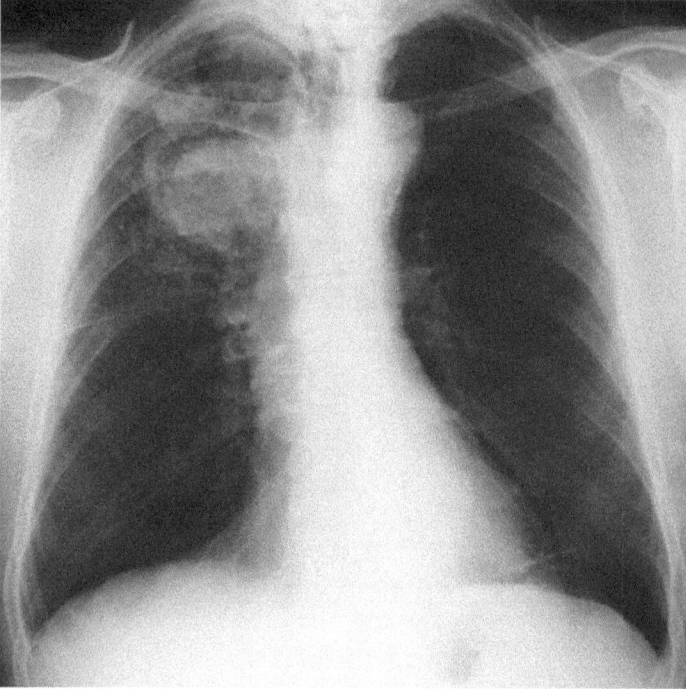

Abb. 2.11: 37-jähriger Patient, seit ca. zehn Tagen Pneumonie rechts mit Rückbildung. – **Deskription:** im rechten Oberfeld großer mitteldichter inhomogener Schatten mit unscharfem Rand (ca. 10 cm), in dessen Mitte schmaler bogig verlaufender Aufhellungsstreifen (ca. 0,5 cm) mit überwiegend scharfem inneren Rand. – **Kurzkommentar:** die Inhomogenität und der unscharfe Rand des Schattens sprechen für eine Pneumonie, der Aufhellungsstreifen kann auf eine Aspergillose hinweisen, eine Tbc-Kaverne wäre überwiegend eine runde Aufhellung.
Diagnose: im rechten Oberfeld Pneumonie mit V. a. Aspergillus-Superinfektion.

Nach Bestrahlung eines malignen Prozesses im Thoraxbereich einschließlich umgebender Weichteile können bei besonders sensiblem Gewebe – meistens vorrübergehend – Gewebsreaktionen eintreten, die einer Pneumonie ähneln können (Abb. 2.12).

Strahlenpneumonitis

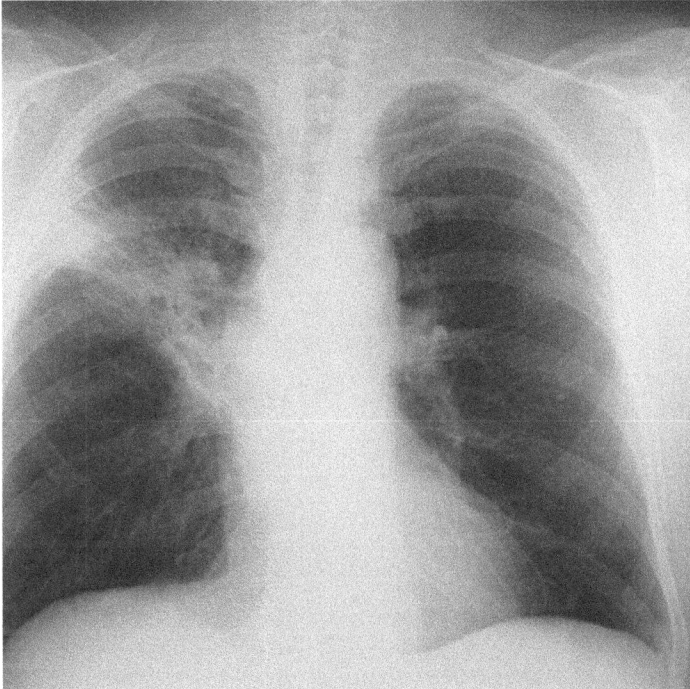

Abb. 2.12: 45-jähriger Patient, sechs Wochen nach Strahlentherapie eines rechtsseitigen Bronchialkarzinom in Lungenhilusnähe. Keine besonderen Beschwerden. – **Deskription:** im rechten Mittel-Oberfeld von der lateralen Thoraxwand zum Lungenhilus ziehender überwiegend mitteldichter inhomogener Streifenschatten (ca. 5 cm breit) mit unscharfem Rand, in dessen Mitte vereinzelt sehr schmale Streifenschatten mit demselben Verlauf, Hochraffung des rechten Lungenhilus. – **Kurzkommentar:** die Anamnese, die Lage des Schattens und die schmalen Streifenschatten in dem größeren Schatten sind das Zeichen einer Strahlenpneumonitis, die auch als besenreiserartiger Schatten bezeichnet wird.
Diagnose: rechtsseitige Strahlenpneumonitis nach Bestrahlung eines Bronchialkarzinom.

Ein Pleuraempyem ist ein umschriebener entzündlicher Prozess im Bereich der Pleura, abszessartig mit Eiter gefüllt (Abb. 2.13).

Pleuraempyem nach Pneumonie links

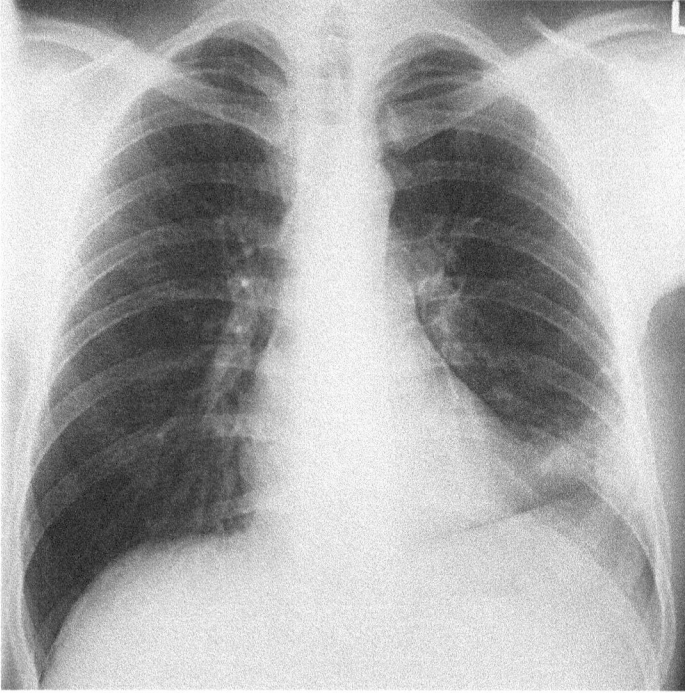

Abb. 2.13: 36-jähriger Patient, vor fünf Wochen linksseitige Pneumonie mit Pleuritis, jetzt seit ca. drei Tagen heftigste atemabhängige Schmerzen in der linken unteren Thoraxhälfte. – **Deskription:** linke Zwerchfellhälfte lateral hochgerafft mit lateral angrenzendem mitteldichten homogenen Halbrund-Schatten an der Thoraxwand mit scharfem, glattem Rand (ca. 3 cm), neben dem Halbrund-Schatten mittelgroßer, z. T. dichter inhomogener Fleckschatten mit unscharfem Rand mit kleinen Ausziehungen zur Herzspitze. – **Kurzkommentar**: Anamnese, Schmerzlokalisation sowie Form und Dichte des Halbrund-Schattens mit Begleitschatten nach medial und zur Herzspitze sprechen für ein Pleuraempyem bei kleiner kaudaler Pneumonie, letztere z. B. wären bei einer Metastase ungewöhnlich, ebenso scheidet eine Einblutung wegen fehlender Hinweise aus.
Diagnose: Pleuraempyem im linken lateralen Unterfeld (ca. 3 cm) mit kleiner Pneumonie und Pleuroperikardbeteiligung.

Unter einer chronischen Pneumonie versteht man eine chronische Entzündung der Lungen vor allem mit Abszessen und Schwielen (Abb. 2.14–2.15).

Chronische Pneumonie (Destroyed lung)

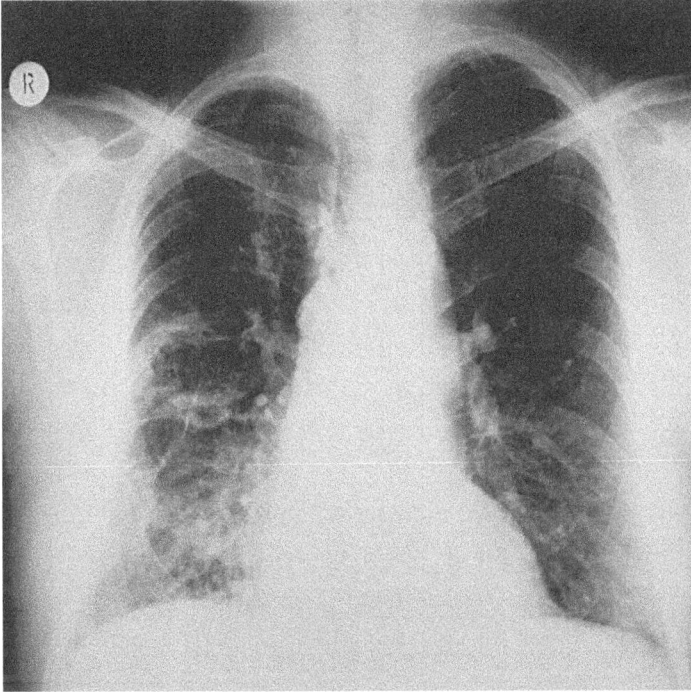

Abb. 2.14: 72-jähriger Patient, seit über zehn Jahren chronische Pneumonie, hochgradige Atemnot, Leistungsschwäche. – **Deskription:** in beiden Lungen, insbesondere den Mittel-Oberfeldern rarefizierte Lungenzeichnung, tief stehendes Zwerchfell rechts und links, im rechten Unterfeld Streifen- und kleine, sehr dichte Fleckschatten, weniger ausgeprägt im rechten Mittelfeld, im linken vorwiegend lateralen Unterfeld kleine sehr dichte Streifen- und Fleckschatten, verbreitertes Herz (20 : 36 cm), verbreiterte zentrale Pulmonalgefäße – **Kurzkommentar:** die rarefizierte Lungenzeichnung, die fast kalkdichten Streifen- und Fleckschatten, der Zwerchfelltiefstand und die Herzverbreiterung mit verbreiterten zentralen Pulmonalgefäßen sprechen für einen Zustand nach/bei chronisch entzündlichem Lungenprozess mit ausgeprägter Wirkung auf das kardio-pulmonale System. Keine Alternative.
Diagnose: chronische Pneumonie, sogenannte *Destroyed lung*, oder sogenannte ausgebrannte Lunge.

Sektionspräparat chronische Pneumonie

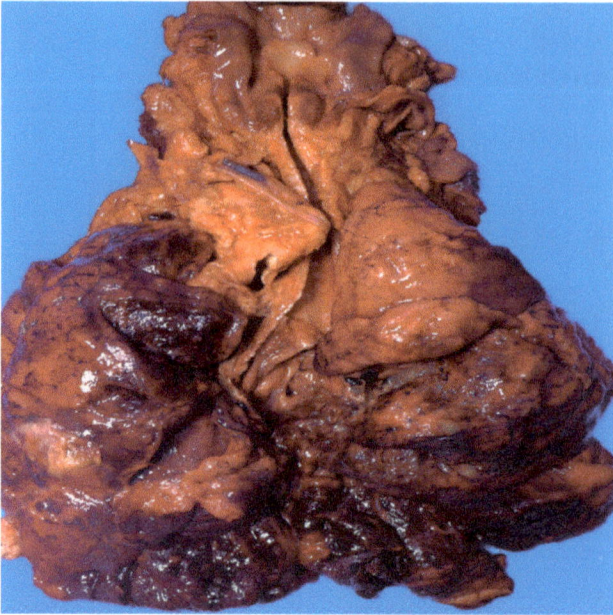

Abb. 2.15: Sektionspräparat Trachea und beide Lungen (50-jährige Frau).
Diagnose: Abszessformationen in beiden Lungen, Lungenschrumpfung, *Streptococcus pneumoniae-***Pneumonie.**

2.3 Lungentuberkulose

Die Tuberkulose im Allgemeinen ist eine Infektionskrankheit von Mensch und Tier. Die Lungentuberkulose ist eine weltweit verbreitete Infektionskrankheit des Menschen, die bei fachgerechter Diagnostik und Therapie gänzlich geheilt werden kann, jedoch ohne diese zum Tode führt. Sie ist eine der häufigsten Infektionskrankheiten, wobei weltweit mehr als 15 Millionen Menschen daran erkrankt sind. In Deutschland ist die Lungentuberkulose eine meldepflichtige Krankheit.

In Ländern mit ausgebautem Gesundheitssystem und normal ernährter Bevölkerung tritt sie relativ selten auf, jedoch besteht auch dort eine unterschätzte Häufigkeitszunahme, die durch unterschiedliche Faktoren bedingt ist (u. a. Immigration aus bestimmten Ländern).

In Ländern der sogenannten Dritten Welt tritt sie z. T. seuchenartig auf und ist ein bedrohliches Problem nicht nur für betroffene Erkrankte, die in nicht geringer Zahl daran sterben, sondern auch für Verwaltungen und Regierungen.

Einteilung

Die Lungentuberkulose wird übergeordnet in Primär-Tuberkulose, Sekundär-Tuberkulose und Miliartuberkulose eingeteilt. Die im Tierreich vorkommende Tuberkulose wie die bovine Form, die auch beim Menschen vorkommen kann, wird dabei nicht berücksichtigt. Häufig wird die Tuberkulose auch als Tbc bezeichnet.

Bei der Primär-Tuberkulose entsteht nach Eindringen der Erreger vorwiegend in die Lunge an regionären Lymphknoten, z. B. an einem Lungenhilus, ein Primärkomplex. Dieser kann ohne klinische Manifestation abheilen und verkalken. Korrespondierend hiermit kann sich auf dieser Seite in einer Lunge ein Granulom bilden, das ebenfalls verkalken kann.

Die Sekundär-Tuberkulose kann durch Neuinfektion oder durch reaktivierte Erreger nach einer Primär-Tuberkulose entstehen. Sie verläuft im Allgemeinen als echtes, mitunter bedrohliches Krankheitsbild, bei dem die Lungen primär ganz im Vordergrund stehen. Jedoch kann es zu verschiedenen und unterschiedlich ausgeprägten Ausbreitungen in andere Organe kommen.

Die Miliartuberkulose kann aus dem Primärkomplex entstehen. Sie kann durch hämatogene oder lymphogene Dissemination der Erreger in verschiedenen Organen, am häufigsten in der Lunge, auftreten.

Ursachen

Die Lungentuberkulose wird durch Bakterien verursacht, und zwar durch das *Mycobacterium tuberkulosis* (1882 von Robert Koch entdeckt). Einer der häufigsten Infektionswege ist die sogenannte Tröpfcheninfektion. Hierbei wird erregerhaltige Luft, die von einem Gesprächs-partner ausgeatmet wird, vom Gegenüber eingeatmet.

Begünstigende Faktoren für die Infektion sind insbesondere schlechter Ernährungszustand, geschwächtes Immunsystem wie u. a. bei HIV-Infektion oder bei immunsuppressiver Thera-pie, konsumierende Erkrankungen, Applikation besonderer Medikamente, erhöhter Alkohol-konsum und hohes Lebensalter. Der Altershäufigkeitsgipfel liegt bei über 60 Jahren, die Ge-schlechterverteilung ist annähernd gleich,

Folgen

Die Lungentuberkulose kann einen mehrere Jahre langen milden Verlauf mit erträglicher Be-einträchtigung haben, sie kann sich aber auch in sehr kurzer Zeit zu einem schlechten, mitun-ter lebensbedrohlichen Zustand entwickeln. Im Vordergrund stehen Atemnot, Husten Schwä-chegefühl, allgemeine Schmerzen und Gewichtsabnahme, die bis zur völligen sogenannte Schwindsucht, d. h. völligen Kachexie, führen kann.

Breitet sich eine Kaverne in gefäßreiche Bereiche aus und bricht in das Bronchialsystem ein, so kann es zur massiven Blutung über die Trachea aus dem Mund kommen, zum sogenannten Blutsturz. Dieser tritt in Sekundenschnelle plötzlich ein und führt bei gleichzeitigem Ersticken meistens zum Tod.

Sie kann sich in andere Organe, wie Nieren und Knochen ausbreiten. Sie kann zum Tode führen.

Diagnostik

Das klinische Bild des Patienten weist nicht selten auf eine Lungentuberkulose hin, jedoch tritt sie mitunter für eine längere Anfangszeit Grippe-ähnlich auf. Die wesentliche Primärdiagnos-tik stellen die klinische Untersuchung und das Röntgenbild des Thorax dar, gesichert wird sie durch den Nachweis des Erregers, des *Mycobacterium tuberculosis*.

Röntgensymptomatologie

Die radiologische Manifestation der Lungentuberkulose ist besonders vielgestaltig. Dennoch hat sie vorherrschende röntgenologische Merkmale (Tab. 2.2).

Tab. 2.2: Vorherrschende Merkmale der Lungentuberkulose.

1	Schatten
2	Kavernen
3	Schwielen, Schrumpfungen
4	Verkalkungen
5	Besonderheiten

Schatten

Schatten und mitunter Aufhellungen sind das erste radiologische Substrat. Sie können in allen Lungenfeldern solitär, aber auch konfluierend auftreten, manchmal zusätzlich auf der kontralateralen Seite.

Schatten der Lungentuberkulose sind von sehr unterschiedlicher Größe, überwiegend inhomogen, von unterschiedlicher Dichte, und sie haben einen unglatten Rand (Abb. 2.16–2.31).

Kleine wenig dichte Fleckschatten mit unscharfem Rand (ca. 1–2 cm), die auf eine frische Lungentuberkulose hinweisen können, werden mitunter auch als tuberkulöses Infiltrat oder spezifischer Prozess bezeichnet.

Bei einem überwiegend kleinen, aber unterschiedlich großen, häufig kalkdichten Fleckschatten (ca. 0,5–2 cm) mit scharfem Rand in einer Lunge kann es sich um ein Granulom handeln (Abb. 2.29), das auch als Tuberkulom bezeichnet wird.

Die differentialdiagnostische Abgrenzung der Schatten, z. B. gegen eine Pneumonie oder einen malignen Prozess oder auch gegen einen Pleuraerguss oder eine Atelektase kann sehr schwierig sein. Auch dabei sollte zur Klärung eine CT-Untersuchung durchgeführt werden.

Bei Verdacht auf einen malignen Prozess muss eine CT-Untersuchung durchgeführt werden. Ferner muss berücksichtigt werden, dass die Aktivität oder Inaktivität der Lungentuberkulose nicht aus dem Röntgenbild des Thorax bestimmt werden kann.

Schatten Rundschatten

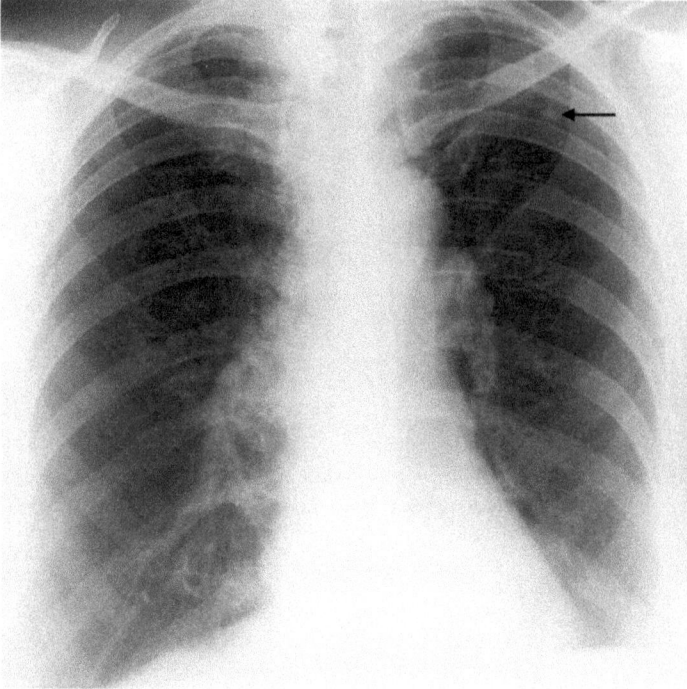

Abb. 2.16: 37-jährige Patientin ohne Besonderheiten. Röntgenbild des Thorax im Rahmen einer sogenannten Personalkontrolle im Gastronomiegewerbe. – **Deskription:** rechtsseitig abgeschnittener Sinus phr. lat., linksseitige Zwerchfellabflachung mit geringer Trübung des linken Unterfeldes, im linken lateralen Oberfeld kleiner wenig dichter Fleckschatten (ca. 1 cm) mit unscharfem Rand. – **Kommentar:** der unscharfe Rand und die geringe Dichte sprechen für einen entzündlichen Prozess, überwiegend spezifisch, dringend Diagnose sichern!
Diagnose: Verdacht auf Lungentuberkulose (später nachgewiesen).

Schatten Streifen-Fleckschatten

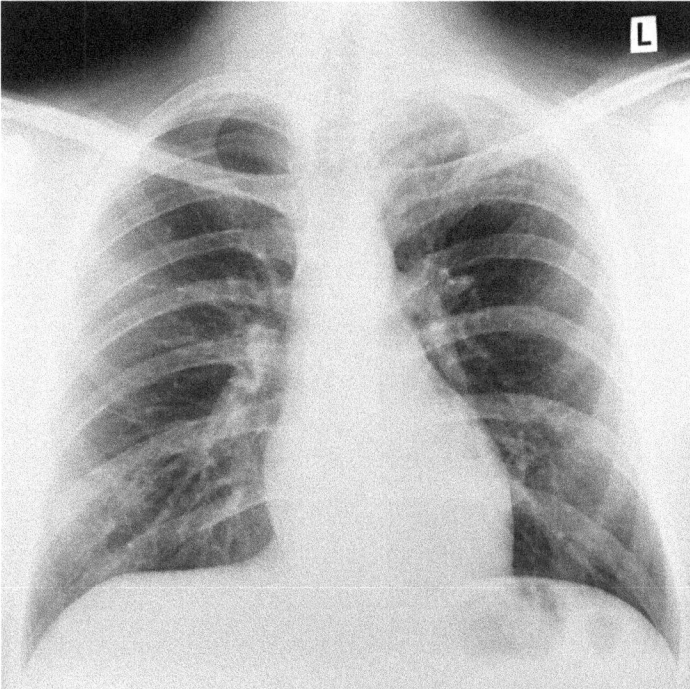

Abb. 2.17: 33-jähriger Patient, berufliche Kontrolluntersuchung, keine Beschwerden. – **Deskription:** im ganzen linken Spitzen-Oberfeld multiple wenig dichte gleichartige Streifen- und Fleckschatten mit unscharfem Rand. – **Kurzkommentar:** die Schattenform ohne zentrale Verdichtung und ohne scharfem Rand spricht für einen entzündlichen Prozess, bei einer Pneumonie wäre eine deutliche Inhomogenität der Schatten und bei einem malignen Prozess dieser Größe eine deutliche Verdichtung etwa in Mitte dieser Schatten zu erwarten, so dass eine Lungentuberkulose wahrscheinlich ist.
Diagnose: hochgradiger Verdacht auf Lungentuberkulose im linken Spitzen-Oberfeld.

Kavernen

Kavernen (Hohlräume) können in entzündlich verändertem Lungengewebe durch zentrale Einschmelzung solitär oder multipel entstehen, mitunter so, dass sich ganze Kavernensysteme bilden (Abb. 2.18–2.19). Sie enthalten primär nekrotisches Gewebe, und wenn sie in das Bronchialsystem einbrechen, tritt Bronchialluft über wodurch Erreger abgehustet werden können. Dies führt zur offenen Lungentuberkulose (appert). Kleine Kavernen können sich bei entsprechender Therapie verschließen, größere dagegen müssen nicht zuletzt als eine mögliche ständige Erregerquelle reseziert werden (Abb. 2.19).

Röntgenologisch erscheinen Kavernen vorwiegend als rundliche Aufhellung in einem konfluie-renden inhomogenen Schatten, häufig mit einem scharfen Innenrand. Sie können eine Größe von ca. 0,5–8 cm haben.

Kavernen beidseits

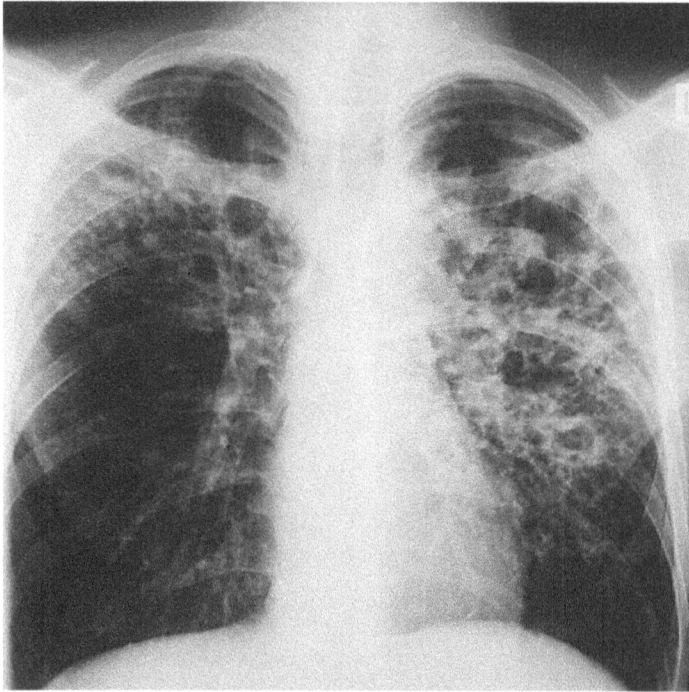

Abb. 2.18: 66-jähriger Patient. Seit ca. 6 Jahren z. T. offene Lungentuberkulose beidseits, schlechter AZ mit Husten und reichlich z. T. eitrigem Auswurf. – **Deskription**: im rechten vorwiegend medialen Mittel-Oberfeld konfluierende unterschiedlich dichte Streifen- und Fleckschatten mit unscharfem Rand, bis zur lateralen Thoraxwand reichend, Kavernen; im ganzen linken Mittelfeld ausgeprägte konfluierende Streifen- und Fleckschatten mit unscharfem Rand, multiple Kavernen (max. ca. 2 cm), Kachexie. – **Kommentar:** keine Alternative.
Diagnose: ausgeprägte kavernöse nicht frische Lungentuberkulose beidseits, Kachexie.

Kavernen rechts a

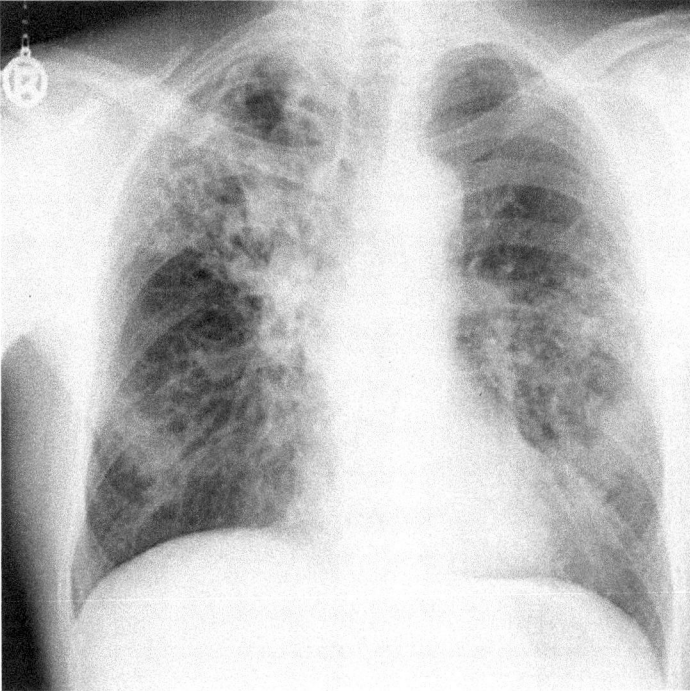

Abb. 2.19a: 56-jähriger Patient, seit ca. 6 Monaten beidseitige Lungentuberkulose. Rasche Verschlechterung des AZ, reichlich Husten. – **Deskription:** im rechten Unterfeld mitteldichter Fleckschatten (ca. 3 cm), im rechten Oberfeld kleine konfluierende Streifenschatten und medial dichter Fleckschatten (ca. 1 cm), insgesamt mit unscharfem Rand; im linken Unterfeld wenig dichte, z. T. homogene Fleckschatten mit z. T. scharfem Rand, im linken Mittelfeld multiple kleine Fleckschatten (ca. 0,5 cm). – **Kurzkommentar:** die z. T. konfluierenden Fleckschatten mit unscharfem Rand in einzelnen Lungenfeldern beidseits sprechen für eine Lungentuberkulose, fraglich mit Kavernen rechts, **CT-Untersuchung angezeigt.**
Diagnose: Lungentuberkulose in einzelnen Lungenfeldern beidseits, rechts mit Kavernenverdacht.

Kavernen rechts b

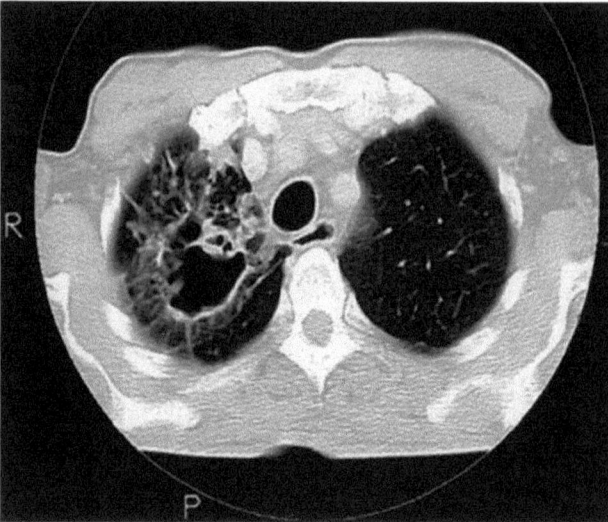

Abb. 2.19b: Patient von Abb. 2.19a: CT-Untersuchung des Thorax mit Röntgen-Kontrastmittel, Schicht kranial der Karina.
Diagnose: auf dieser Höhe in der rechten Lunge ausgedehntes Kavernensystem, die größte Kaverne ca. 8 cm, Destruktion der nur noch kleinen Lungenanteile; links o. B.

Schwielen, Schrumpfungen

Als Schwielen wird irrereversibles Narbengewebe bezeichnet, das meistens die Folge eines entzündlichen Prozesses ist. Werden Schwielen größer, von ca. 1–15 cm, so können sie zu Gewebsschrumpfungen führen.

Schrumpfungen können sich nach mehrjähriger Krankheitsdauer entwickeln und in allen Lungenabschnitten von Distorsionen bis zu Thoraxdeformierungen führen. Dabei treten sie nicht selten im Bereich eines Lungenhilus auf und ziehen paramediastinal nach kranial. Außerdem können sich in den Pleurakuppen, meistens als Residuum einer Lungentuberkulose, schmale Schwielen bilden, die auch verkalken können, sogenannte Pleurakuppenschwielen.

Schwielen und Schrumpfungen erscheinen als Schatten, je nach Ausprägung von wenig dicht bis kalkdicht, z. T. als homogen und inhomogen mit überwiegend unglattem Rand. Jedoch können sie im Schatten selbst dichte Streifenschatten bilden, die wiederum verkalken können (Abb. 2.20).

Schwielen/Schrumpfungen

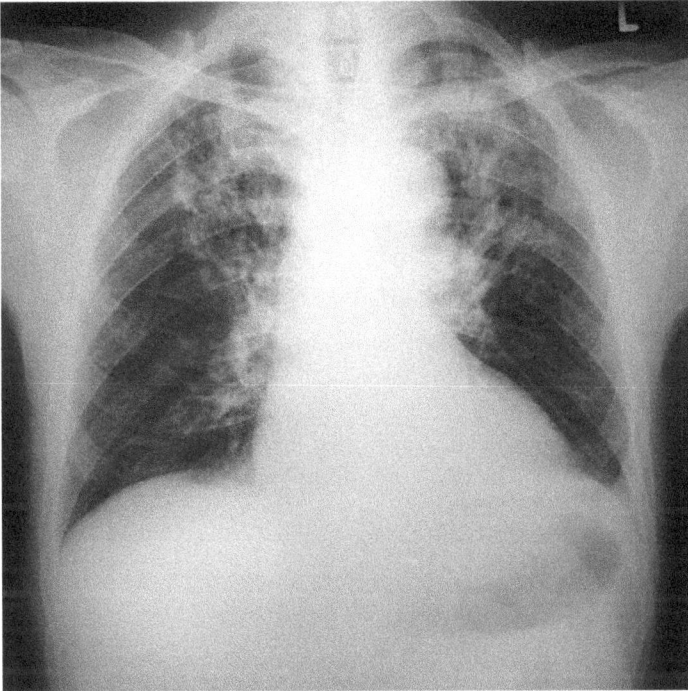

Abb. 2.20: 38-jähriger Patient, seit ca. 2 Jahren erträglichen Husten mit wenig Auswurf, nur geringe Beschwerden. – **Deskription:** im rechten paramediastinalen Oberfeld nach kranial verlaufende überwiegend wenig dichte Streifenschatten; links ebenso, etwas vermehrt. – **Kurzkommentar:** der Verlauf und die Form der Streifenschatten sprechen für postentzündliche Schwielen, die Seitengleichheit am ehesten für eine Lungentuberkulose.
Diagnose: seit ca. 2 Jahren bestehende Lungentuberkulose mit kranialen Schwielen beidseits.

Verkalkungen

Verkalkungen können sich nach mehrjähriger Krankheit insbesondere im Bereich der Pleura und der Pleurakuppen, sogenannte Pleurakuppenschwielen, entwickeln (Abb. 2.21). Eine ausgeprägte Pleurverkalkung wird auch als Pleuritis calcarea bezeichnet (Abb. 2.22).
Verkalkungen fallen als Schatten, meistens sehr dicht, mitunter kalkdicht und überwiegend mit unglattem Rand auf.

Verkalkungen

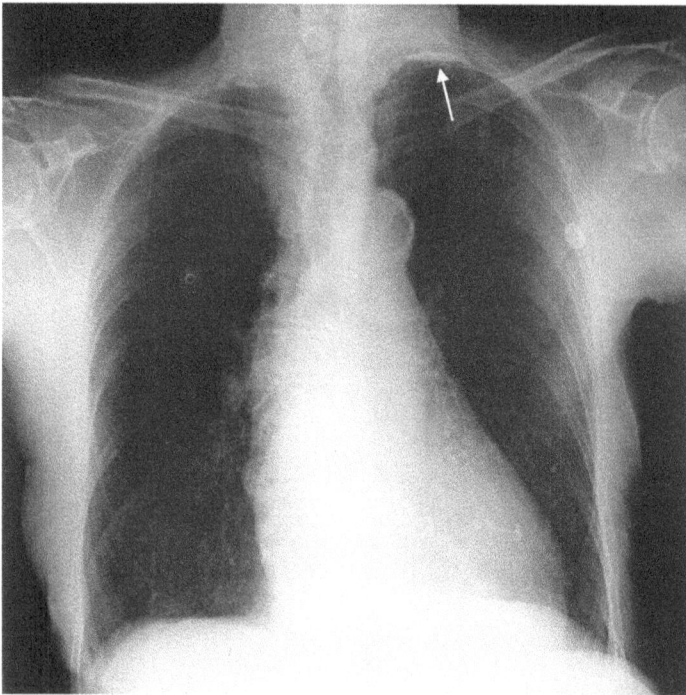

Abb. 2.21: 76-jährige Patientin, keine besondere Anamnese. – **Deskription:** an der linken Pleurakuppe schmaler (ca. 0,5 cm) kalkdichter Streifenschatten (ca. 6 cm) mit unglattem Rand; rechts ebenso, jedoch sehr klein. Als Zusatzbefund Aortenbogenverkalkung. – **Kurzkommentar:** eine Pleurakuppenschwiele kann sich im Laufe mehrere Jahre bilden, auch ohne dass sich der Patient krank fühlt, am häufigsten durch eine blande Lungentuberkulose.
Diagnose: verkalkte Pleurakuppenschwiele beidseits, Aortenbogenverkalkung.

Verkalkungen, Pleuritis calcarea

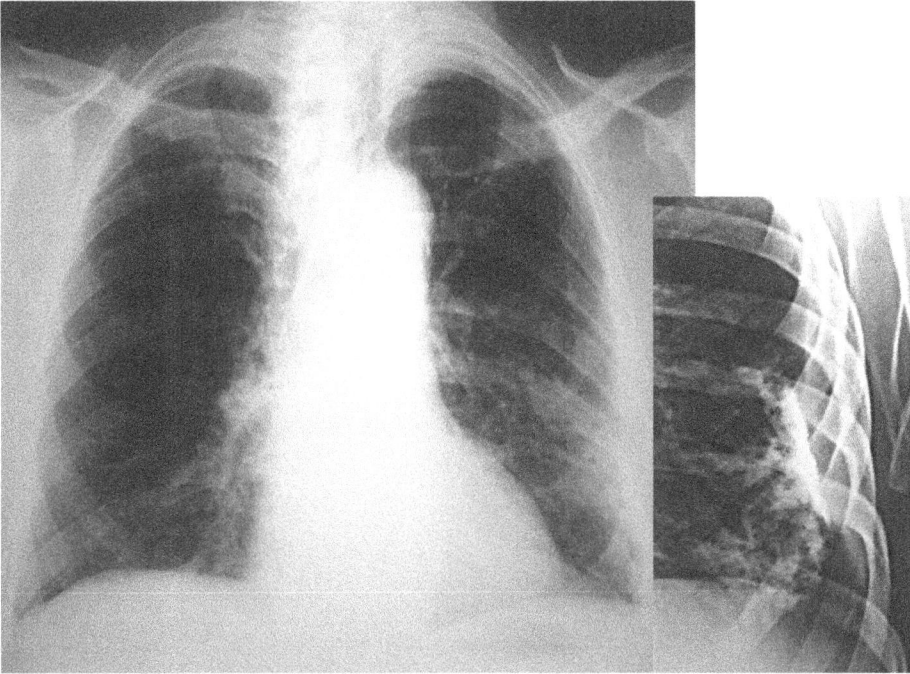

Abb. 2.22: Röntgenbild mit Durchleuchtungszielaufnahme linkes laterales Unterfeld. 55-jähriger Patient, vor 15 Jahren ca. 8 Jahre lang Lungentuberkulose, jetzt hiervon geheilt, jedoch bei körperlicher Belastung ziehende Schmerzen im linken unteren Thoraxbereich mit Beeinträchtigung der Ausatmung. – **Deskription:** Abflachung der linken Zwerchfellhälfte, angrenzend an die Thoraxwand kalkdichter Streifenschatten (ca. 10 cm), der sich mit glattem Rand vom Skelett abhebt und nach medial in kleine kalkdichte Fleckschatten übergeht, in der linken medialen Pleurakuppe kalkdichter Fleckschatten mit unglattem Rand. – **Kurzkommentar:** die Anamnese, die anhaltenden Beschwerden und der kalkdichte Streifenschatten mit unglattem Rand sprechen für eine Pleuritis calcarea, zusätzlich verkalkte Pleurakuppenschwiele links. **Diagnose: Pleuritis calcarea links, verkalkte Pleurakuppenschwiele links bei geheilter Lungentuberkulose.**

Besonderheiten – Komplikationen

Zu Komplikationen zählen insbesondere Pleuraergüsse, Pneumothoraces, Ausbreitung der Erreger in andere Organe, respiratorische Insuffizienz, Sepsis, Lungen- und Thoraxdeformierungen, Lungenblutung und Superinfektion, einschließlich durch HIV-Erreger (Abb. 2.23–2.27).

Komplikationen – extrapulmonale Ausbreitung a

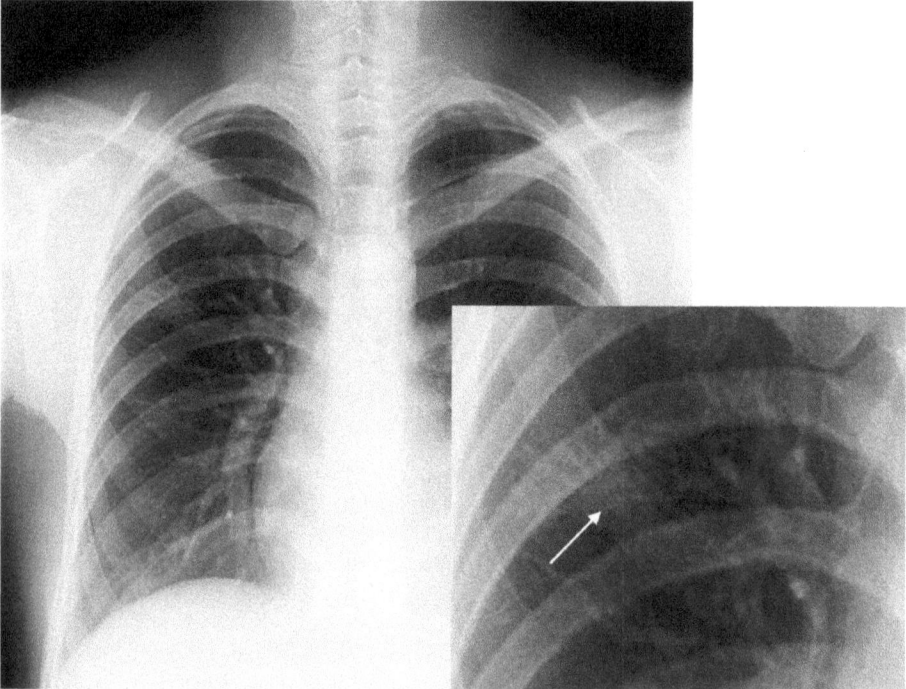

Abb. 2.23a: 21-jähriger Patient, Notaufnahme, mit hochakutem Abdomen ohne weitere Besonderheiten. – **Deskription:** im rechten lateralen Mittel-Oberfeld bei gleichzeitiger Überlagerung von 2 Rippen kaum zu erkennender kleiner wenig dichter Streifenschatten (ca. 1,5 cm) mit unscharfem Rand. S. u.

Komplikationen – extrapulmonale Ausbreitung b

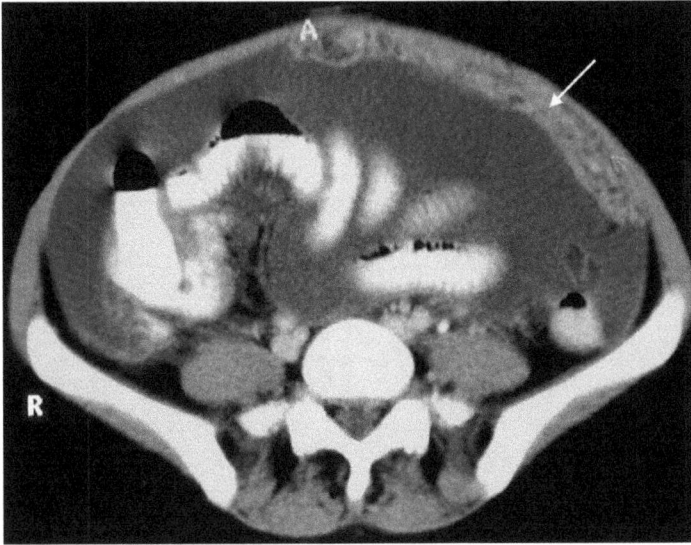

Abb. 2.23b: Computertomogramm des Abdomen mit KM auf Höhe des Nabels. – **Deskription:** massiv vorgewölbtes Abdomen, sehr viel Flüssigkeit, an der linken ventralen Abdominalwand inhomogener kalkdichter Streifenschatten mit unglattem Rand (ca. 30 cm lang, ca. 1,5 cm breit). – **Kurzkommentar:** da der Schmerzmittelpunkt im Abdomen liegt kann die Ursache des Prozesses jener Streifenschatten sein, dessen Ursache wiederum möglicherweise ein entzündlicher Fleckschatten in der rechten Lunge ist. Jedoch kann die zeitliche Differenz zwischen diesem und dem Abdominalprozess nicht geklärt werden.

Diagnose: ausgeprägte, wahrscheinlich seit mehreren Jahren bestehende Abdominaltuberkulose mit Verkalkungen an der linken ventralen Abdominalwand mit reichlich Aszites, V. a. tuberkulöses Infiltrat in der rechten Lunge.

Komplikationen – Superinfektion durch Aspergillus

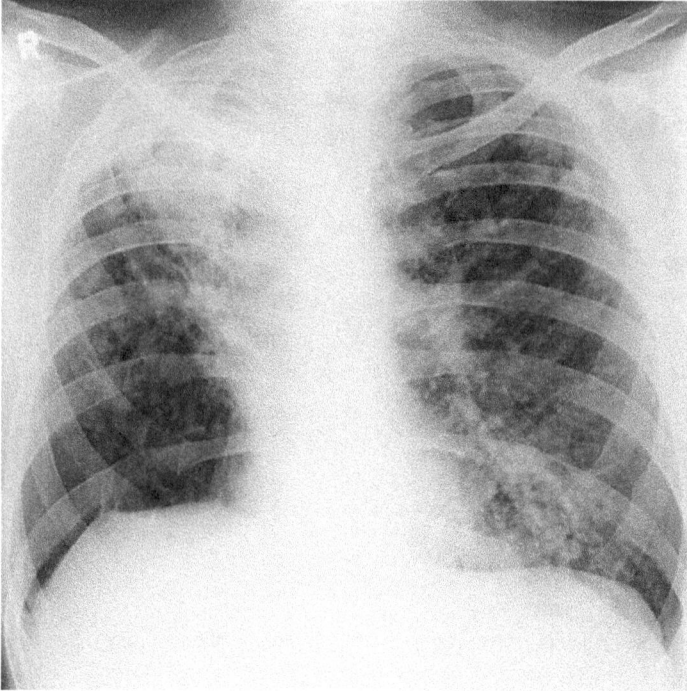

Abb. 2.24: 40-jähriger Patient mit seit ca. 6 Monaten bestehendem Husten. – **Deskription:** an der rechten Zwerchfellhälfte sehr kleine zipfelige Ausziehung nach kranial, im rechten Spitzen-Oberfeld bis an die Thoraxwand reichender z. T. sehr dichter Schatten mit unscharfem Rand, in dem sich nach kaudal ein fast halbmond-förmiger schmaler Aufhellungsstreifen findet, zum rechten Lungenhilus z. T. konfluierende Streifenschatten mit unscharfem Rand, annähernd ebenso links parakardial. – **Kurzkommentar:** die Art der Schatten, auch auf der kontra-lateralen Seite, spricht für eine Lungentuberkulose, der halbmondförmige Aufhellungsstreifen inmitten des dichten Schattens spricht für ein Aspergillom.
Diagnose: Lungentuberkulose beidseits mit V. a. rechtsseitige Aspergillose.

Komplikationen – Infektion auf Grundkrankheit

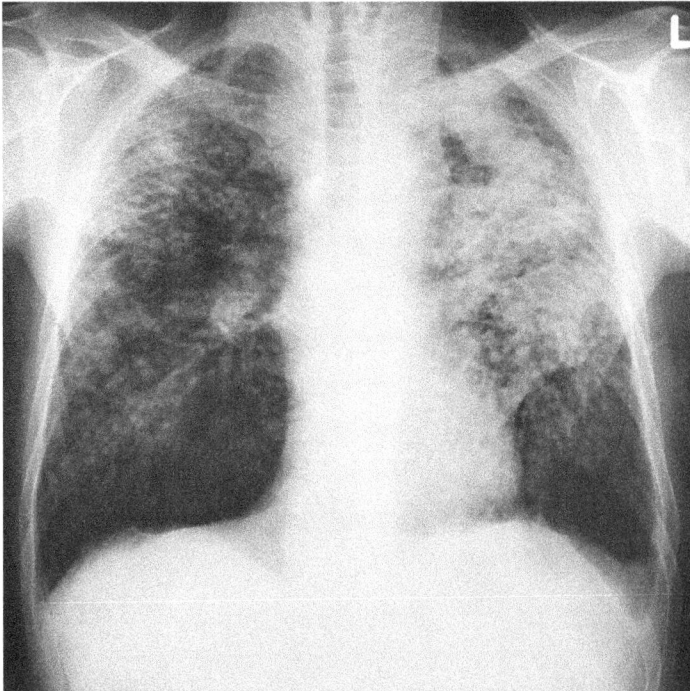

Abb. 2.25: 58-jähriger Patient., seit ca. 8 Jahren Silikose der Lungen, jetzt seit ca. 6 Monaten bestehender zunehmender Husten. – **Deskription:** geringer Zwerchfellhochstand links, in allen Bereichen der Lungen multiple kleine sehr dichte Rundschatten (ca. 0,5 cm) mit unglattem Rand, besonders in den Oberfeldern, im linken Oberfeld konfluierende Fleckschatten mit mindestens einer Aufhellung (ca. 1,5 cm) mit glattem Innenrand, Verlagerung des ganzen Mediastinum nach links. – **Kurzkommentar:** die Art der Rundschatten in allen Bereichen spricht für eine Silikose der Lungen, bei einer Miliar-Tuberkulose wären diese Schatten nicht dicht und hätten einen unscharfen Rand, die konfluierenden Fleckschatten mit mindestens einer Aufhellung sprechen für eine Lungentuberkulose mit Kaverne, wobei auch der glatte Innenrand für eine Kaverne spricht.

Diagnose: Siliko-Tuberkulose insbesondere links bei ausgeprägter Silkose mit mindestens einer Kaverne.

Komplikationen – Seropneumothorax

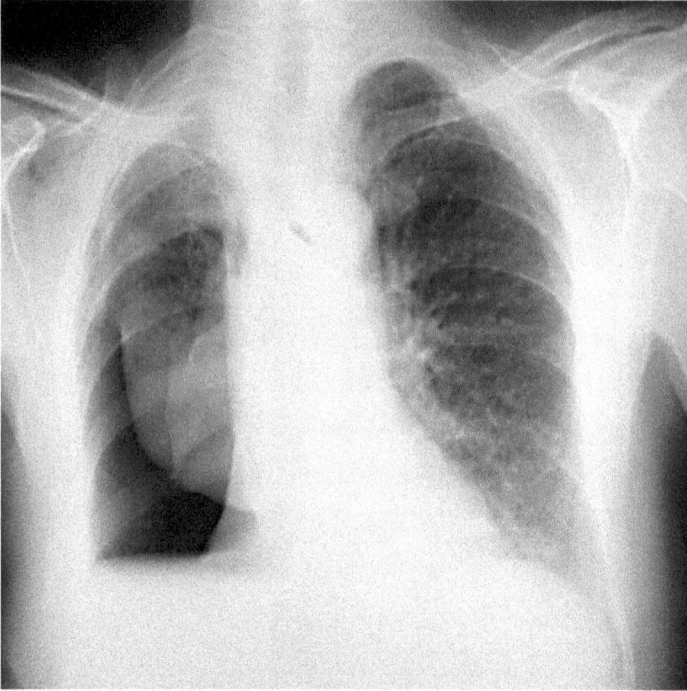

Abb. 2.26: 35-jährige Patientin, aktive Betreiberin eines Rotlicht-Milieu-Etablissements mit seit ca. 1 Woche bestehendem heftigen Husten. – **Deskription:** geringe Seitenasymmetrie des Thorax mit rechts kleinerer Hälfte, rechte Zwerchfellhälfte nach kaudal dicht und homogen verschattet mit horizontal verlaufendem glatten scharfen Rand, kranial hiervon und lateral im Mittel-Unterfeld keine Lungenzeichnung, im medialen Mittel-Unterfeld geteilter dichter homogener Schatten (ca. 8 cm) mit glattem scharfen Rand nach lateral, im rechten Oberfeld kleine Fleck- und Streifenschatten. – **Kurzkommentar:** der Schatten der rechten Zwerchfellhälfte mit horizontal verlaufendem glatten scharfen Rand spricht für einen Pleuraerguss, die darüber fehlende Lungenzeichnung und der medialale Schatten mit glattem scharfen Rand sprechen für einen Pneumothorax, d. h. insgesamt „Seropneumothorax" rechts.

Diagnose: bei geringer Seitenasymmetrie des Thorax mit rechts kleinerer Hälfte ausgedehnter rechtsseitiger Seropneumothorax, fraglich entzündlicher Prozess im rechten Oberfeld, d. h. Lungentuberkulose.

Komplikationen – Bronchusdestruktion, Schrumpfung, Verlagerung

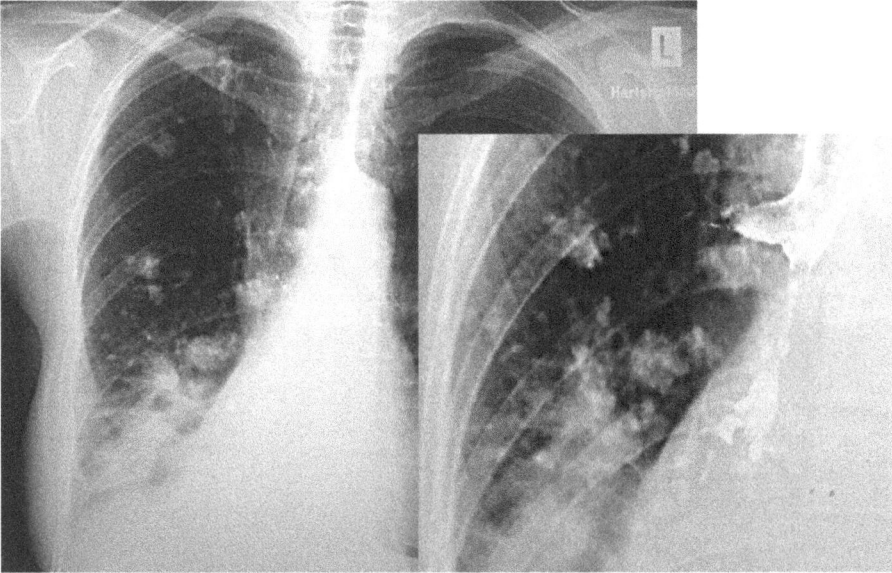

Abb. 2.27: 63-jährige Patientin, Röntgenbild des Thorax mit Bronchographie-Zielaufnahme rechts, seit über 25 Jahren intermittierend offene Lungentuberkulose, chronischer Husten mit Auswurf, ausreichender AZ. – **Deskription:** im rechten verkleinerten Unterfeld multiple, z. T. kalkdichte Fleckschatten (ca. 3 cm) mit z. T. unscharfem Rand, im rechten Mittel-Oberfeld rarefizierte Lungenzeichnung mit vereinzelt kleinen z. T. kalkdichten Fleckschatten (ca. 1–2 cm) mit scharfem Rand, linke Lunge o. B., ausgeprägte Verlagerung des mittleren und kaudalen Mediastinum nach rechts; durch Röntgenkontrastmittel erkennbar fast völliger Verschluss des rechten Oberlappenbronchus, ausgeprägte Stenosierung des Bronchus intermedius mit poststenotischen Erweiterungen mit sehr unglattem Rand, fragmentartige Teile des proximalen Mittel- und Unterlappenbronchus, Verschlüsse, linke Lunge o. B. – **Kurzkommentar:** alle pathologischen Prozesse sprechen für eine langjährige chron. Entzündung, wobei vor allem durch die hier auffallende Einseitigkeit – die linke Lunge ist völlig o. B. – nur eine Lungentuberkulose bestehen dürfte. Ein anderer entzündlicher Prozess dieses Ausmaßes hätte sich sicherlich auch auf die linke Lunge ausgedehnt.
Diagnose: sehr ausgeprägte, z. T. verschließende rechtsseitige Bronchusdestruktion, Schrumpfung des rechten Mittel-Unterfeldes mit verkalkten Schwielen und rarefizierter Lungenzeichnung, ausgeprägte Verziehung des mittleren und kaudalen Mediastinum nach rechts durch Lungentuberkulose, linke Lunge o. B.

Besonderheiten

Eine Besonderheit stellt die Miliartuberkulose dar. Sie kann sich aus einem Primärkomplex an verschiedenen Organen durch hämatogene und lymphogene Aussaat der Erreger entwickeln, insbesondere in den Lungen (Abb. 2.28).
Röntgenologisch finden sich in allen Bereichen beider Lungen – in den Oberfeldern weniger ausgeprägt – multiple sehr kleine Fleckschatten (miliar = hirsekorn-groß), die wenig dicht sind und einen unscharfen Rand haben.

Miliartuberkulose

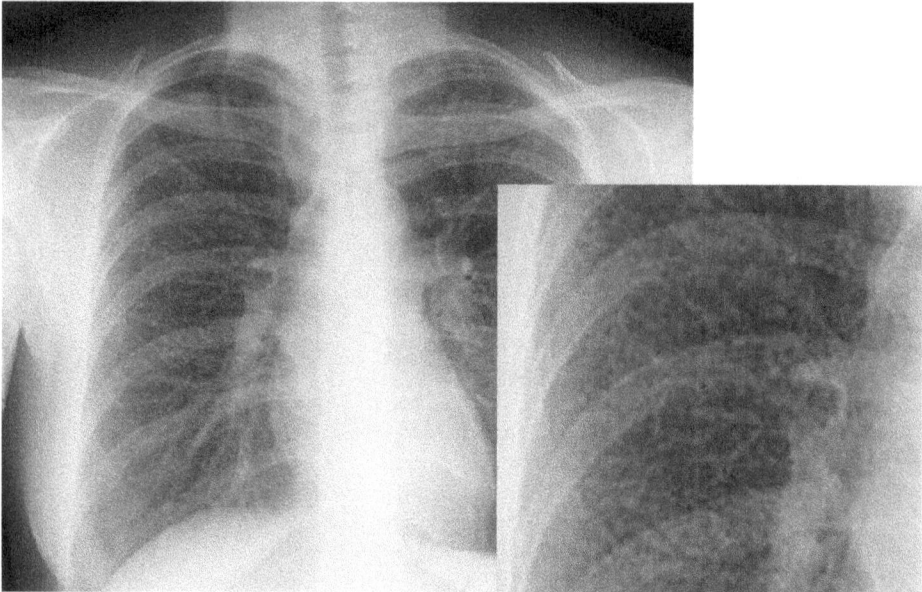

Abb. 2.28: 27-jährige Patientin, ohne Beschwerden, im Rahmen einer sogenannten beruflichen Kontroll-untersuchung. – **Deskription:** in allen Bereichen beider Lungen gleichgroße, sehr kleine (ca. 0,5 cm), sogenannte miliare wenig dichte Fleckschatten mit unscharfem Rand, sonst o. B. – **Kurzkommentar:** die sehr kleinen und wenig dichten gleichgroßen Fleckschatten in allen Bereichen beider Lungen sprechen nur für eine Miliartuberkulose, dagegen wären die auch sehr kleinen gleichgroßen Fleckschatten der Silikose sehr dicht und hätten einen scharfen unglatten Rand.
Diagnose: Miliartuberkulose.

Bei der Primär-Infektion der Lungentuberkulose können mehrheitlich im Lungenhilus-Bereich infizierte Lymphknoten verkalken und korrespondierend hierzu kann auf derselben Lungenseite ein Granulom entstehen, das ebenfalls verkalken kann und so zum Tuberkulom wird (Abb. 2.29).

Primärkomplex, Tuberkulom

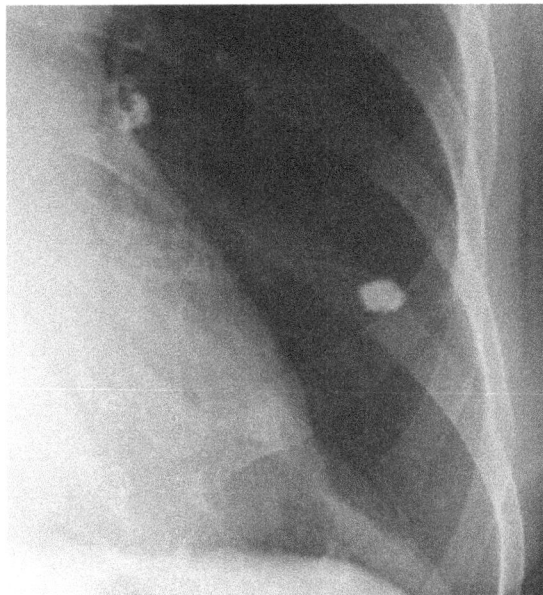

Abb. 2.29: 46-jähriger Patient, Ausschnitt linkes Mittel-Unterfeld, immer gesund gewesen. – **Deskription:** im linken Unterfeld kleiner kalkdichter Fleckschatten mit scharfem Rand (ca. 2 cm), im linken Lungenhilus mehrere kleine kalkdichte Fleckschatten (ca. 0,5–1 cm) mit scharfem Rand. – **Kurzkommentar:** der Fleckschatten im linken Unterfeld spricht im Zusammenhang mit den Fleckschatten im linken Lungenhilus für ein verkalktes Granulom. Keine Alternative.
Diagnose: Primärkomplex und Tuberkulom links.

Konsequenzen

Wird die Lungentuberkulose nicht rechtzeitig diagnostiziert und nicht fachgerecht behandelt, so kann sie sich bis zu nachfolgender Situation entwickeln (Abb. 2.30):

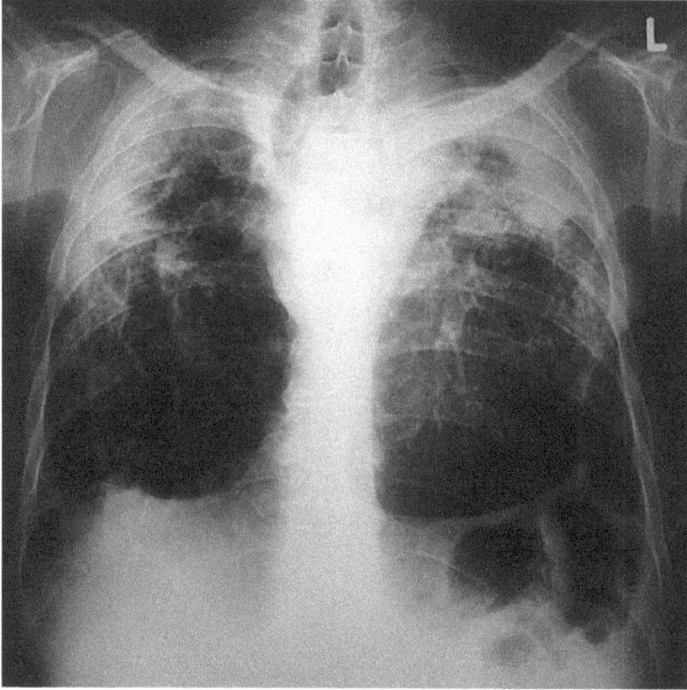

Abb. 2.30: 64-jähriger Patient, seit ca. 20 Jahren ausgeprägte Lungentuberkulose beidseits, intermittierend offen, mehrfach frustrane ambulante und stationäre Therapieversuche. Jetzt ständig hochgradige Atemnot mit anhaltendem Husten und gelegentlich fast trockenem Auswurf, kaum stehfähig, hochgradig kachektisch.

Hier die Deskription von Abb. 2.30 ausführlich nach Deskriptionsbereichen:

Deskriptionsbereich 1 beidseits: Zwerchfellhälfte rechts mit Ausziehungen sehr weit nach kranial hochgerafft, rechter Sinus phr. lat. frei und ohne Lungenzeichnung, Zwerchfellhälfte links mit Ausziehungen sehr weit nach kranial hochgerafft, linker Sinus phr. lat. frei und ohne Lungenzeichnung.

Deskriptionsbereich 2 beidseits: im rechten Mittel-Oberfeld von der lateralen Thoraxwand nach medial und bis in die Lungenspitze ziehender sehr dichter homogener Schatten mit unscharfem unglatten Rand (ca. 4 × 8 cm), im linken Mittel-Oberfeld von der lateralen Thoraxwand nach medial und bis in die Lungenspitze ziehender sehr dichter homogener Schatten mit unscharfem unglatten Rand (ca. 5 × 8 cm), medial davon mehrere mitteldichte inhomogene Fleckschatten mit unscharfem unglatten Rand.

Deskriptionsbereich 3: kaudales Mediastininum ohne Schatten, mittleres und ganzes kraniales Mediastininum ein großer, seitengleicher sehr dichter homogener Schatten mit z. T. scharfem glatten Rand (ca. 12 cm breit), darin Trachea nach rechtsgelagert und von medial imprimiert. Herz und große Gefäße als solche nicht erkennbar.

Deskriptionsbereich 4: allgemeine Osteoporose.

Deskriptionsbereich 5: allseits ausgeprägter Weichteilschwund, Hochraffung von Kolonanteilen direkt unter die hochgeraffte linke Zwerchfellhälfte.

Deskriptionsbereich 6: keine Besonderheiten.

Diagnose: ausgeprägte chronische Lungentuberkulose mit ausgeprägten großen Schwielen allseits, Hochraffung des Zwerchfells allseits, extreme Hochraffung des Herzens in die Sternalregion, Impression der Trachea, ausgeprägte Kachexie – lebensbedrohliche Schwindsucht.

2.4 COPD – Chronisch-obstruktive Lungenerkrankung

COPD ist im weiteren Sinn ein übergeordneter Begriff für ein komplexes Krankheitsgeschehen der Lungen mit Auswirkungen auf verschiedene Organe, z. T. mit schweren Folgen.
Im engeren Sinn versteht man unter einer COPD, *Chronic Obstructive Pulmonary Disease*, eine irreversible chronisch-obstruktive und meistens progrediente Lungenerkrankung, bei der eine chronisch-obstruktive Bronchitis und ein Lungenemphysem im Vordergrund stehen (Abb. 2.31).

COPD – Aveolarsystem

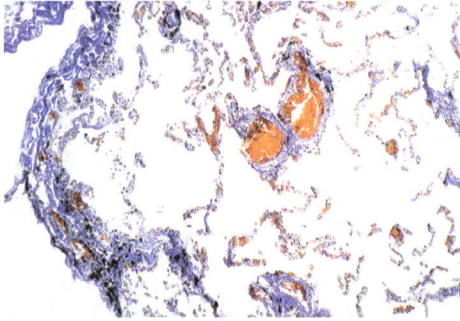

Abb. 2.31: Histologisches Präparat aus dem rechten Unterlappen (53-jähriger Patient): Destruktion des Alveolarsystems.

Die COPD ist eine weltweit verbreitete Lungenerkrankung, von der vermutlich 600 Millionen Menschen betroffen sind. In den Industrienationen tritt sie wesentlich häufiger auf als in den sogenannten Ländern der 3. Welt, auch wenn sie dort ständig zunimmt. In Deutschland werden ca. 4 Millionen Betroffene vermutet. Sie ist die häufigste chronische Lungenerkrankung.

Die COPD führt langfristig zum Tod, wobei sie in Deutschland die fünft-häufigste Todesursache darstellt. Betroffen sind vorwiegend Männer ab dem 40. Lebensjahr. Bei Frauen tritt sie ebenso auf und nimmt ständig zu, während der männliche Anteil nicht mehr wesentlich größer wird.

Die ursächlichen Faktoren (s. u.) führen zu einem Entzündungsprozess an Bronchien und Lungengewebe. Zusätzliche Noxen und Infektionen lösen akute, teils schwere Exazerbationen aus, die zum Fortschreiten der Erkrankung führen.

Die chronisch-obstruktive Bronchitis als einer der wesentlichen Anteile der COPD bezieht die kleinsten Atemwege mit ein. Sie ist gekennzeichnet von einer Atrophie der Schleimhaut mit Schädigung des Flimmerepithels und vermehrter Schleimproduktion. Die Folge ist chronischer produktiver Husten.

Der andere wesentliche Teil ist ein fortschreitendes Lungenemphysem durch langsamen Elastin- und Kollagenabbau – Alveolarsepten gehen unter. Der Alveolarraum erweitert sich zwar, die atmungsaktive Oberfläche wird jedoch reduziert. Hinzu kommt eine Abnahme der Elastizität des Lungenparenchyms, was die Stabilität der kleinsten Atemwege (*small airways*) beeinträchtigt. Der exspiratorische Bronchiolenkollaps erhöht den Druck im Alveolarraum und fördert das Fortschreiten des Lungenemphysems. Die Folge ist eine schwere Belastungsdyspnoe mit Hypoxie.

Früher wurde sie auch als chronische Bronchitis und in der Umgangssprache als „Raucherlunge" bezeichnet.

Ursachen

Ursachen sind insbesondere chronischer Nikotinabusus (vor allem Zigaretten-Rauchen) und das chronische Einatmen von besonderen Stäuben und Luftschadstoffen, wozu auch berufliche Schadstoffexpositionen zählen. Dabei steht Nikotinabusus an erster Stelle, wobei nach unterschiedlichen Erhebungen ca. 30–50 % dieser Klientel an COPD erkranken. Eine seltene Ursache ist der erbliche Mangel an Alpha-1-Anti-Trypsin.

Folgen

Klinisch zeigt die COPD unterschiedliche Erscheinungsbilder. Beschwerdemäßig stehen chronischer Husten mit Auswurf und exspiratorische Atemnot im Vordergrund. Die ständige Zunahme dieser chronischen Beschwerden, insbesondere die exspiratorische Atemnot, führt zur kontinuierlichen Verschlechterung des Allgemeinbefindens, die in eine kachektische Multimorbidität übergehen und letztlich zum Tod führen kann.

Diagnostik

Die Diagnose wird durch internistische Verfahren, insbesondere die Lungenfunktionsuntersuchung gestellt. Dabei kann die Abgrenzung gegen die chronische Bronchitis und ein Lungenemphysem Schwierigkeiten bereiten. Dennoch können radiologische Verfahren Hinweise ergeben, wobei die CT-Untersuchung von Bedeutung ist.

Röntgensymptomatologie

Auf dem Röntgenbild des Thorax können sich allseitiger Zwerchfelltiefstand mit Abflachung, in kaudalen paramediastinalen Bereichen dichte Streifenschatten, ferner verbreiterte Pulmonalgefäße und rarefizierte Gefäßzeichnung finden. Im Computertomogramm fallen zusätzlich verdickte Alveolarsepten auf (Abb. 2.32a–c).

COPD a

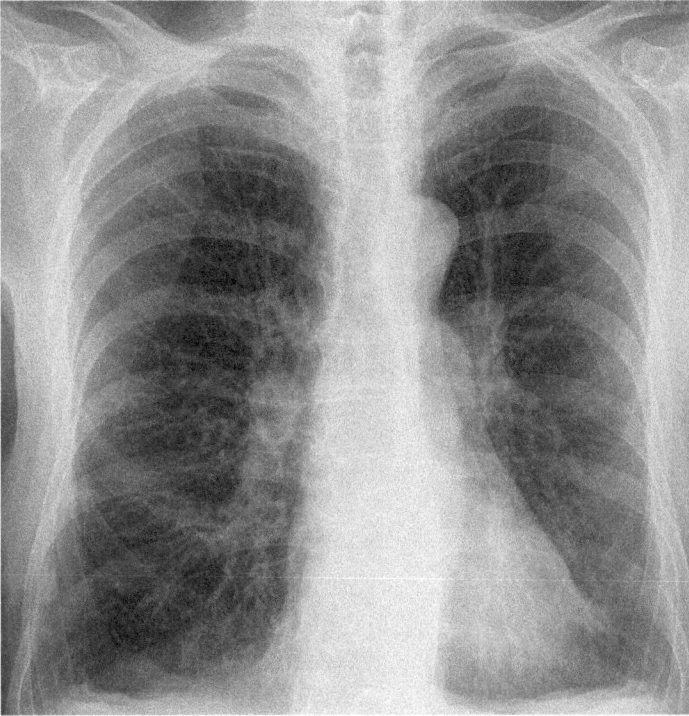

Abb. 2.32a: 64-jähriger Patient, seit 30 Jahren täglich ca. 10 Zigaretten, seit mehr als 10 Jahren bestehende, anfänglich erträgliche und später kontinuierlich zunehmende Atemnot mit Husten, gelegentlich mit schleimigem Auswurf, seit ca. einem Jahr stark reduzierter AZ. – **Deskription:** ausgeprägter Zwerchfelltiefstand mit Abflachung allseits, vermehrte Strahlentransparenz mit rarefizierten Gefäßen allseits, vergrößerte zentrale Pulmonalgefäße, prominenter Aortenbogen, Weichteilschwund allseits. S. u.

COPD b

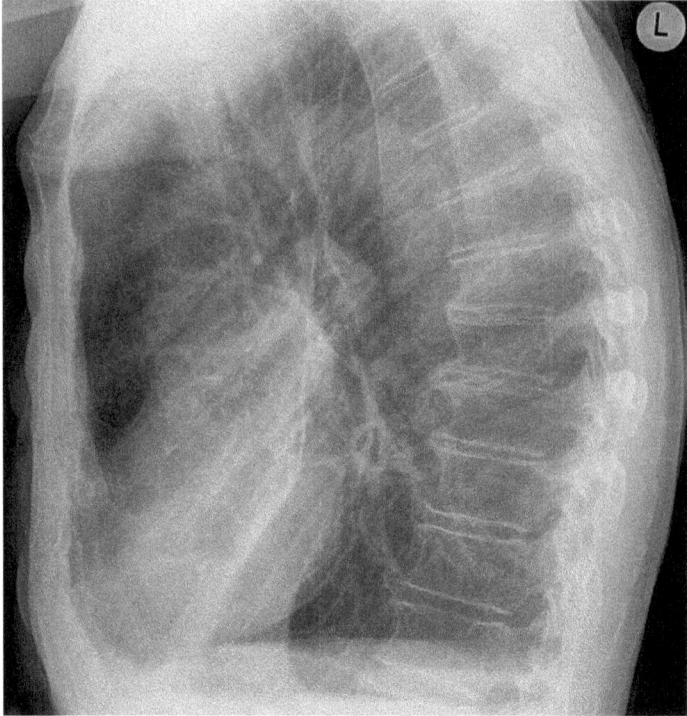

Abb. 2.32b: Patient von Abb. 2.23a: Röntgenbild seitlich: **Deskription:** allseitige Zwerchfellabflachung mit Zwerchfelltiefstand mit unglattem Rand, rarefizierte Lungenzeichnung, streifig verstärkte Lungenzeichnung im Mittelfeld, dichter homogener schmaler Streifenschatten mit z. T. scharfem Rand vom ventralen Zwerchfell zum Lungenhilus, allgemeine Osteoporose, Rundrücken mit z. T. degenerativen Brustwirbelkörperveränderungen. – **Kurzkommentar:** Hinweise für ein entzündliches oder malignes Infiltrat sowie für eine lymphogene Ausbreitung bestehen nicht, so dass die Summe der Deskriptionsmerkmale, vor allem Zwerchfelltiefstand mit Abflachung, einerseits rarefizierte und andererseits streifig verstärkte Lungenzeichnung, für eine COPD spricht.
Diagnose: ausgeprägte COPD.

COPD

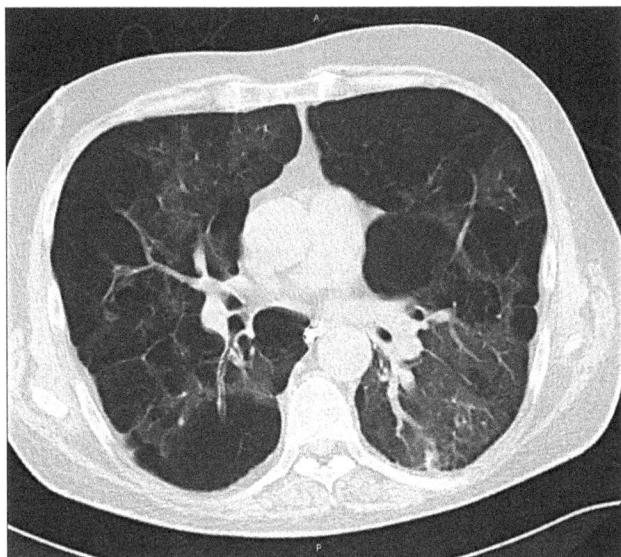

Abb. 2.32c: Computertomogramm.
Diagnose: bullöses Lungenemphysem mit verdickten Septen.

Im jahrelangen Verlauf der Erkrankung entwickeln sich obstruktive Bronchitis und Lungenemphysem autonom fort, so dass der Schleimhautrasen des Bronchialsystems völlig vernichtet
wird und es darüber hinaus zu einer extrem starken Verdickung der Bronchialwand kommt,
die zur Obstruktion führen kann. Auch wenn bei früher über längere Zeit exponierten Patienten die Ursache seit mehreren Jahren nicht mehr gegeben ist, z. B. Unterlassen des Zigaretten-
Rauchens, schreitet die Erkrankung fort (Abb. 2.33).

COPD – Bronchus

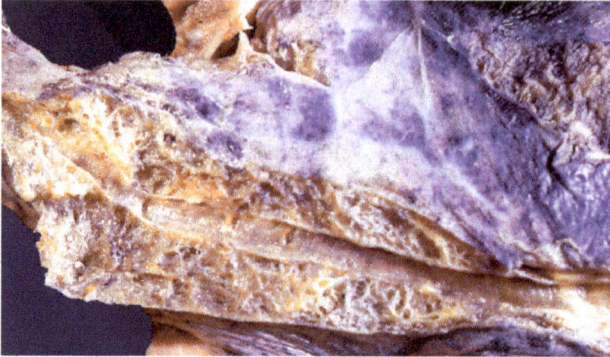

Abb. 2.33: Sektionspräparat (60-jähriger Patient) aus dem Mittellappen (Vergrößerung): Bronchialwand-
verdickung und Schleimhautdestruktion : chronisch-obstruktive Bronchitis.

2.5 Sarkoidose der Lunge

Bei dem Krankheitsbild der Sarkoidose handelt es sich um eine Allgemeinerkrankung, die nicht selten ist und häufig verkannt oder erst im fortgeschrittenen Stadium diagnostiziert wird. Reaktionsort ist das retikulohistiozytäre System, d. h., die Erkrankung kann an vielen Organen manifest werden, wobei die Lungen aber auch das Mediastinum bevorzugt sind. Sie wird sowohl zu entzündlichen Thoraxerkrankungen als auch zu interstitiellen Lungenerkrankungen gezählt.

Histologisch ist die Erkrankung durch das Entstehen von nicht verkäsenden Epitheloidzellgranulomen gekennzeichnet (Abb. 2.34)

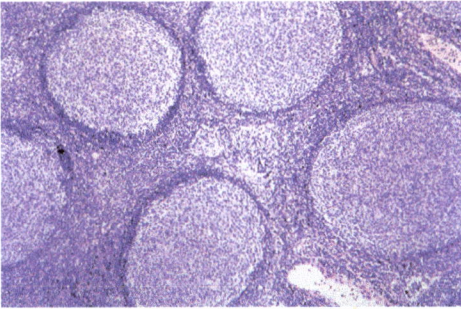

Abb. 2.34: Lymphknoten (HE-Färbung 25-fache Vergrößerung) multiple, gleichförmig angeordnete. annähernd gleichgroße Epitheloidzellgranulome ohne zentrale Verkäsung. Sarkoidose.

Einteilung

Der Verlauf der Erkrankung kann akut und dabei überraschend sprunghaft oder als schleichender Prozess chronisch sein. Dabei wird der aktuelle Zustand der Erkrankung nach Symptomen, Labor- und Funktionsbefunden sowie Röntgen-Typen beschrieben. Außerdem sollte man die akute Sarkoidose (deutliche Symptome wie z. B. beim Löfgren-Syndrom) von der chronischen Sarkoidose unterscheiden. So erfolgt die aktuelle Einteilung in Röntgen-Typen wie Sarkoidose vom Typ I, II, III, und IV, während man die frühere röntgenologische Stadieneinteilung (I, II, III, IV) verlassen hat.

Dabei fällt Typ I durch die meistens beidseits vergrößerten Lungenhili auf. Der Typ II ist durch noch möglicherweise weniger vergrößerte Lungenhili und kleine Fleckschatten (ca. 0,5 cm) in beiden Mittelfeldern gekennzeichnet. Im Typ III, in dem sich die vergrößerten Lungenhili überwiegend zurückgebildet haben, herrschen schmale Streifenschatten mit scharfem Rand in beiden Lungen, mitunter im lateralen Bereich mehr, vor. Diese können auch als Ausziehungen am Zwerchfell auffallen. Im weiteren Verlauf (Typ IV) können diese Streifenschatten, die Schwielen, an Ausdehnung so zunehmen, dass es zu ausgedehnten Schwielenbildungen und gleichzeitig bullösen Partien und Pneumothoraces sowie manchmal zu Deformierungen der Lungen kommt.

Ursachen

Gesicherte Ursachen der Erkrankung gibt es nicht. Möglicherweise sind es immunologische Prozesse, durch die sie entsteht. Aber auch das sind nur Vermutungen. Wegen der Epitheloidzellgranulome wurde sie früher als Sonderform einer Tuberkulose vermutet, wobei für die Tuberkulose aber die Verkäsung der Epitheloidzellgranulome beweisend ist. Betroffen ist vor allem die Altersgruppe von 25–35 Jahren.

Folgen

Beim Typ I bestehen mehrheitlich keine Beschwerden. In diesem Stadium kann es auch zu einer spontanen Heilung mit Rückbildung der vergrößerten Lungenhili kommen. Der Typ II ist durch häufig noch erträgliche allgemeine Schwäche und gelegentliche Dyspnoe gekennzeichnet. Beim Fortschreiten der Erkrankung stehen beim Typ III vor allem Schwäche, pulmonale und kardiale Insuffizienz und Leistungsabfall mit Gewichtsabnahme im Vordergrund. Kommt es zu einer Fibrosierung, bei der auch bullöse Partien und Pneumothoraces entstehen können, so entsteht das Bild eines Schwerkranken. Die Erkrankung kann zum Tode führen.

Diagnostik

Beim Typ I finden sich klinisch mehrheitlich keine Besonderheiten. Dieses Stadium wird meistens bei Untersuchungen anderer Erkrankungen oder bei beruflich bedingten Untersuchungen diagnostiziert. Dagegen können beim Typ II bereits geringe Mattigkeit mit Belastungsdyspnoe auftreten, so dass die Röntgenuntersuchung der Thoraxorgane erfolgt. Darüber hinaus ergeben sich häufig erste pathologische Werte der Lungenfunktion. Beim Typ III kann je nach Ausmaß der Erkrankung, insbesondere bei einer entstandenen Lungenfibrose (Typ IV), kachektische Patienten mit pulmonaler und kardialer Insuffizienz bis hin zum praemoribunden Zustand zeigen.

Röntgensymptomatologie

Beim Typ I der Sarkoidose fallen die vergrößerten und wenig dichten Lungenhili mit überwiegend scharfem Rand, der mitunter polizyklisch gestaltet ist, auf. In der Regel sind sie ausreichend gut abgrenzbar (Abb. 2.35). Beim Typ II bilden sich die vergrößerten Lungenhili so zurück, so dass man noch einen Hinweis auf die Erkrankung haben kann (Abb. 2.36). Beim Typ III können insbesondere in den Mittelfeldern vereinzelt kleine, wenig dichte Fleckschatten (ca. 0,3 cm) mit unscharfem Rand auftreten. Dabei sind bis dahin die pathologischen Veränderungen überwiegend seitengleich (Abb. 2.37).

Der Typ IV ist durch unterschiedlich ausgebildete und anfänglich in den Unterfeldern entstehende dichte Streifenschatten mit scharfem Rand, d. h. Schwielen, gekennzeichnet. Diese nehmen in der Regel im Verlauf so zu, dass sie in allen Bereichen zu Verziehungen der Lungen und zu großen thoraxrandständigen breiten Streifenschatten führen können. Diese Situation lässt bullöse Partien und auch Pneumothoraces entstehen (Abb. 2.38). Die verschiedenen röntgenologischen Typen lassen sich nicht immer sicher gegeneinander abgrenzen, oft gibt es Zwischenstadien.

Sarkoidose der Lunge vom Röntgen-Typ I

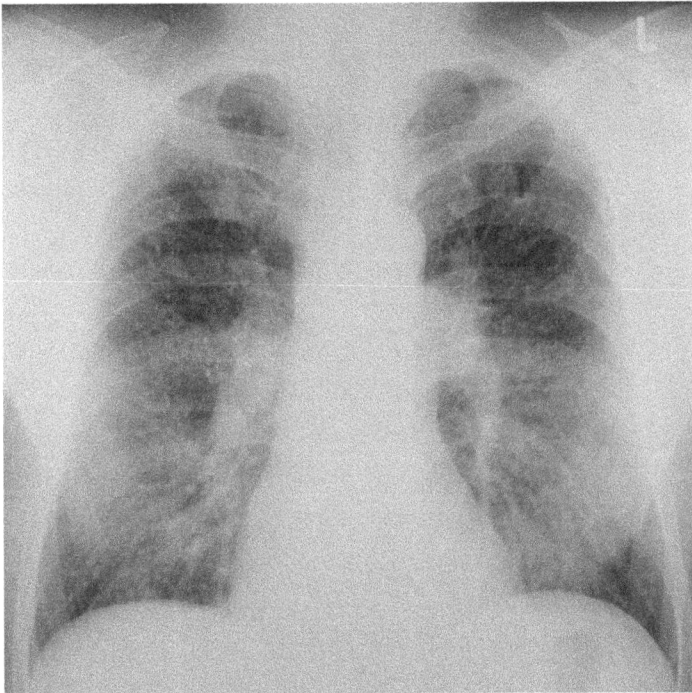

Abb. 2.35: 27-jähriger Mann, Berufliche Einstellungsuntersuchung. – **Deskription:** beidseits gleichartig vergrößerte und z. T. inhomogen verdichtete Lungenhili mit überwiegend scharfem glatten Rand. – **Kurzkommentar:** die annähernde Seitengleichheit und Vergrößerung der z. T. inhomogen verdichteten Lungenhili, bei denen noch Gefäßanteile hindurch schimmern, sprechen nur für eine Sarkoidose. Bei einem malignen Prozess würden diese Veränderungen mehrheitlich nicht bestehen.
Diagnose: Sarkoidose der Lunge vom Röntgen-Typ I.

Sarkoidose der Lunge vom Röntgen-Typ II

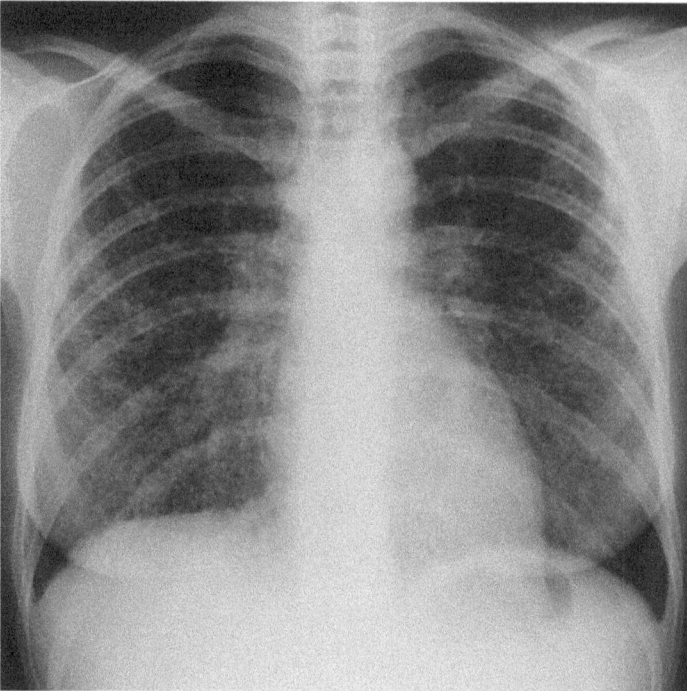

Abb. 2.36: 35-jährige Patientin. Seit ca. 1/2 Jahr geringe Belastungsdyspnoe. – **Deskription:** vorwiegend in beiden Mittelfeldern kleine mitteldichte Fleckschatten (ca. 0,5 cm) mit unscharfem Rand, gering vergrößerte Lungenhili, links mehr als rechts, z. T. mit scharfem Rand. – **Kurzkommentar:** die kleinen Fleckschatten und deren seitengleiche Ausbreitung in den Mittelfeldern und die noch vergrößerten Lungenhili sprechen für eine Sarkoidose vom Röntgen-Typ II. Bei einer Miliartuberkulose bestünden die Fleckschatten in allen Bereichen, ebenso bei einer Silikose, bei der die Fleckschatten wesentlich dichter wären und einen scharfen Rand hätten.

Diagnose: Sarkoidose der Lunge, wahrscheinlich vom Röntgen-Typ II.

Sarkoidose der Lunge vom Röntgen-Typ III

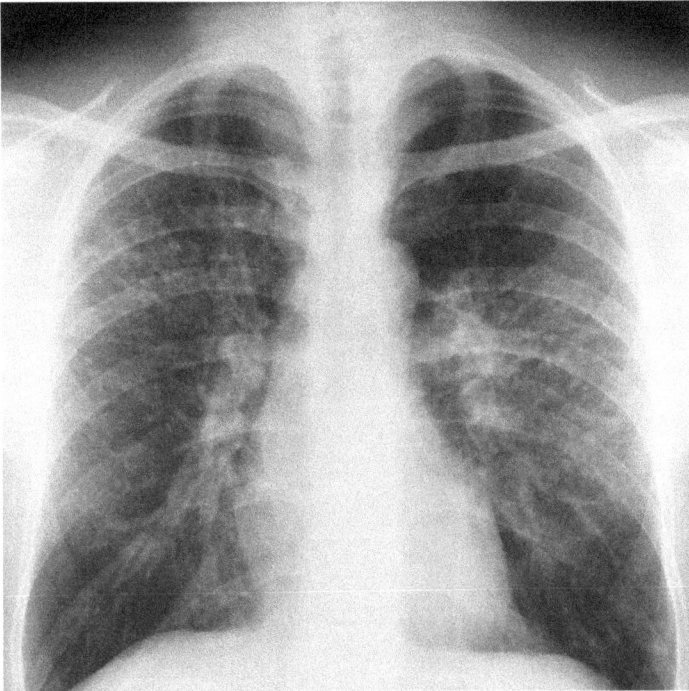

Abb. 2.37: 41-jährige Patientin. Seit drei Jahren Sarkoidose der Lunge bekannt und zwischenzeitlich behandelt. Jetzt geringe Verschlechterung des Allgemeinbefindens. – **Deskription:** in beiden Lungen, bevorzugt in den Mittelfeldern, kleine, mitteldichte Fleckschatten (ca. 0,5 cm) mit unscharfem Rand, vergrößerte und verdichtete Lungenhili mit z. T. polyzyklischem Rand. – **Kurzkommentar:** die Seitengleichheit der Fleckschatten mit unscharfem Rand gerade in den Mittelfeldern und die vergrößerten, z. T. polyzyklischen Lungenhili sprechen neben der Anamnese für eine Sarkoidose der Lunge.
Diagnose: Sarkoidose der Lunge vom Röntgen-Typ II-III.

Sarkoidose der Lunge vom Röntgen-Typ IV

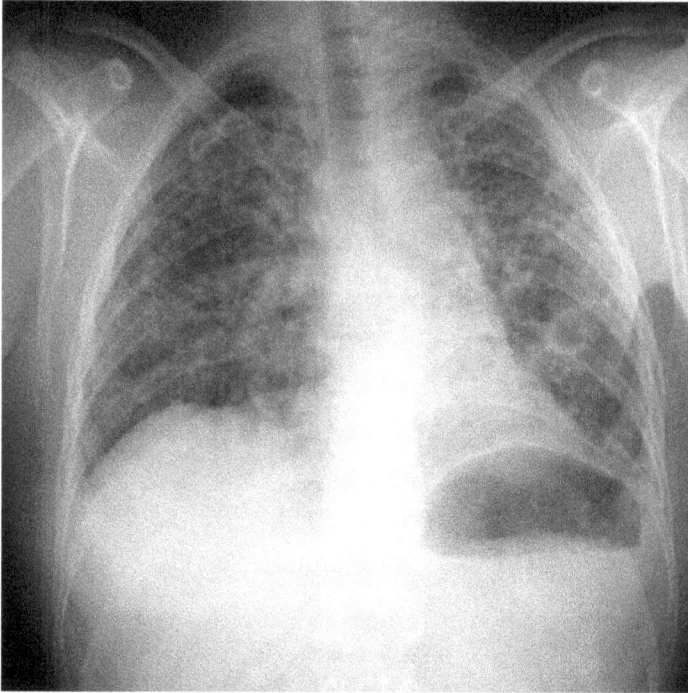

Abb. 2.38: 68-jähriger Patient. Seit mehr als 10 Jahren Sarkoidose bekannt und zwischenzeitlich behandelt. Jetzt ausgeprägte Ruhedyspnoe, allgemeine Schwäche und Gewichtsabnahme. – **Deskription:** beidseitiger Zwerchfellhochstand, in beiden Lungen schmale Streifenschatten (ca. 0,5 cm) mit scharfem Rand, links z. T. ringförmig angeordnet, in beiden Spitzenfeldern keine Lungenzeichnung, fraglich vergrößerter linker Lungenhilus links, allgemeiner Weichteilschwund. – **Kurzkommentar:** der Zwerchfellhochstand, die Streifenschatten, insbesondere die ringförmige Anordnung und die fehlende Lungenzeichnung in den Spitzenfeldern sprechen für eine Lungenfibrose mit Spitzenpneumothoraces, die z. T. ringförmige Anordnung spricht für entstehende Bullae.

Diagnose: Lungenfibrose mit Spitzenpneumothoraces, fraglich entstehende Bullae, Kachexie. Bei der Anamnese dürfte es sich um eine Sarkoidose der Lunge vom Röntgen-Typ IV handeln.

3 Maligne Thoraxerkrankungen

3.1 Einleitung

Von den malignen Thoraxerkrankungen werden hier die Erkrankungen der Lungen und Pleura behandelt, denn sie haben an allen malignen Thoraxerkrankungen den größten Anteil. Maligne Erkrankungen anderer Thoraxorgane werden bei den entsprechenden anderen Deskriptionsbereichen erläutert.

Bei den malignen Erkrankungen von Lungen und Pleura stehen die Bronchialkarzinome an erster Stelle. Sie haben eine der größten Todesraten. Ihnen kommt nicht nur im Hinblick auf den Betroffenen, sondern auch im Hinblick auf die Auswirkungen für die gesamte Volkswirtschaft eine herausgehobene Bedeutung zu.

3.2 Bronchialkarzinome

Bronchialkarzinome sind äußerst maligne Lungentumoren (Abb. 3.1). Sie haben ihren Ursprung in den Oberflächenepithelien der Bronchial- oder Bronchiolenwand oder es handelt sich um neuroendokrine Tumoren. Mitunter wird auch die Bezeichnung Lungenkarzinom verwendet.

Das Bronchialkarzinom ist weltweit der häufigste maligne Tumor und die häufigste Tumor-Todesursache bei Männern und die dritthäufigste bei Frauen. In den Industrienationen stagniert der Zuwachs bei Männern, bei Frauen steigt er jedoch an. Die sogenannten Schwellenländer verzeichnen besonders hohe Zuwachsraten. Der Altersgipfel liegt in Europa zwischen dem 60. und 70. Lebensjahr.

Die Prognose ist insgesamt schlecht, und die zusammengefasste Fünf-Jahres-Überlebensrate aller Stadien beträgt ca. 5–10 %.

Einteilung

Das Bronchialkarzinom wird entsprechend seinem histologischen Ursprung (Histologische Klassifikation n. WHO) in verschiedene Typen und entsprechend seinen anatomischen Ausbreitungsformen (TNM-Klassifikation n. WHO) eingeteilt. Dabei werden beide Klassifikationen ständig aktualisiert, was auch zu einer umfangreichen Differenzierung führt.

Der histologischen Diagnose kommt übergeordnete Bedeutung zu. Aus dem röntgenologischen Erscheinungsbild eines Bronchialkarzinom kann sie nicht abgeleitet werden.

Sowohl die Histologische Klassifikation als auch die TNM-Klassifikation sind insbesondere für die Therapie von großer Bedeutung.

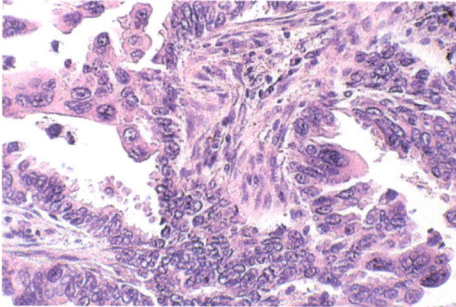

Abb. 3.1: Histologisches Präparat rechter Oberlappen (47-jähriger Patient): ausgedehntes Bronchialkarzinom. Histologisch Plattenepithelkarzinom.

Bei den verschiedenen Ausbreitungsformen des Bronchialkarzinom überwiegen infiltratives und expansives Wachstum vorwiegend einseitig in der Lunge. Es kann aber auch in das Bronchialsystem, den Ösophagus, das Skelettsystem und in den Pleuraspalt einbrechen.

Ursachen

Ursache des Bronchialkarzinoms ist das Einatmen insbesondere von Inhalationskarzinogenen, vor allem von Zigarettenrauch, Asbestfasern, Quarzstäuben und von besonderen Abgasen, außerdem die Exposition radioaktiver Strahlung, wie von Uran und Wismut. Darüber hinaus kann das Bronchialkarzinom auf dem Boden von Narben oder durch genetische Disposition entstehen.

Trotz verschiedener histologischer Typisierung und Ausbreitungsformen besteht als Gemeinsamkeit fast immer eine vorausgehende, meistens mehrjährige Mindestexposition (Zeit und Noxenmenge). Dabei kann das Malignom auch mitunter erst mehrere Jahre nach Ende der Exposition klinisch manifest werden.

Folgen

Die häufigsten ersten Symptome sind rezidivierende Hustenepisoden, nicht selten mit blutigtingiertem Sputum. Bei rasch progredientem Verlauf können Appetitminderung, Gewichtsabnahme, Leistungsabfall und Thoraxschmerzen zunehmend auftreten, und der weitere Verlauf führt meistens zu lebensbedrohlicher Atemnot und Kachexie.

Breitet sich das Bronchialkarzinom in gefäßreiche Bereiche aus und bricht es in das Bronchialsystem ein, so kommt es nicht selten zur massiven Blutung über die Trachea aus dem Mund, zum sogenannten Blutsturz. Dieser tritt in Sekundenschnelle plötzlich ein und führt durch Ersticken zum Tod.

Das Bronchialkarzinom kann von einer Pneumonie überdeckt werden, so dass sich beide Erkrankungsformen nicht voneinander abgrenzen lassen. Durch ein Bronchialkarzinom können Pneumothorax, Pleuraerguss und Seropneumothorax entstehen.

Das Bronchialkarzinom zeigt eine große Neigung zu unterschiedlicher Metastasierung, vor allem in Leber, Lymphsystem, Nebennieren, Skelettsystem und Gehirn.

Röntgensymptomatologie

Ein Bronchialkarzinom kann sich röntgenologisch in völlig unterschiedlichen Formen, Größen und Lokalisationen manifestieren (Abb. 3.2–3.8). Das Bronchialkarzinom kann in so ungewöhnlich vielen, z. T. widersprüchlichen und oft nicht erkennbaren Röntgenbildern des Thorax erscheinen, wie in dieser Vielfalt kaum andere Erkrankungen.

Es ist durch einen Schatten gekennzeichnet, der überwiegend homogen und z. T. sehr dicht ist, wobei mitunter auch die Dichte auf den malignen Prozess hinweist. Der Rand kann überwiegend scharf sein. Bei Nekrotisierung entsteht häufig eine zentrale Aufhellung, die sogenannte Lungen-Tumornekrose (Abb. 3.9–3.10).

Ebenso wie sich das klinische Erscheinungsbild des Bronchialkarzinoms sehr unterschiedlich darzustellen vermag, so kann auch die Röntgensymptomatologie während der Erkrankung wechseln.

Obwohl das Röntgenbild des Thorax Grundlage der Diagnostik ist, muss bei Verdacht auf ein Bronchialkarzinom auch eine CT-Untersuchung des Thorax durchgeführt werden.

Bronchialkarzinom linkes Mittelfeld

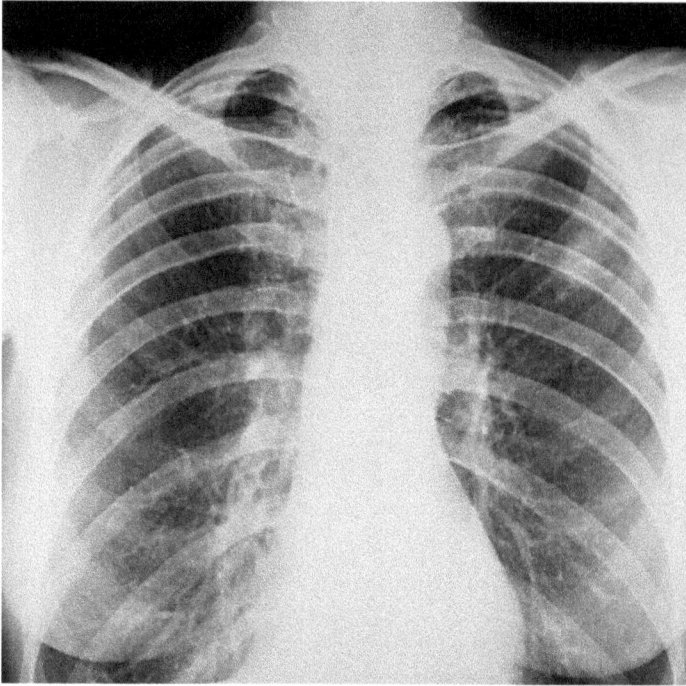

Abb. 3.2: 49-jährige Patientin. Vor 14 Tagen einmalig Hustenattacke mit blutigem Auswurf. – **Deskription:** im linken lateralen Mittelfeld bei teilweiser Rippenüberlagerung wenig dichter Schatten ($\varnothing$ ca. 1,5 cm) mit unscharfem Rand. – **Kurzkommentar:** fast nur durch das systematische Lesen des Röntgenbildes fällt dieser Schatten auf, zumal die geringe Dichte und die Rippenüberlagerung das Erkennen erschweren. Bei Berücksichtigung der Anamnese und dem Lebensalter muss primär an ein Malignom, zuerst an ein Bronchialkarzinom gedacht werden. Bei einer Lungenmetastase dieser Größe würde man eher eine größere Dichte und einen schärferen Rand erwarten.
Diagnose: V. a. Bronchialkarzinom im linken Mittelfeld.

Bronchialkarzinom linkes Oberfeld a

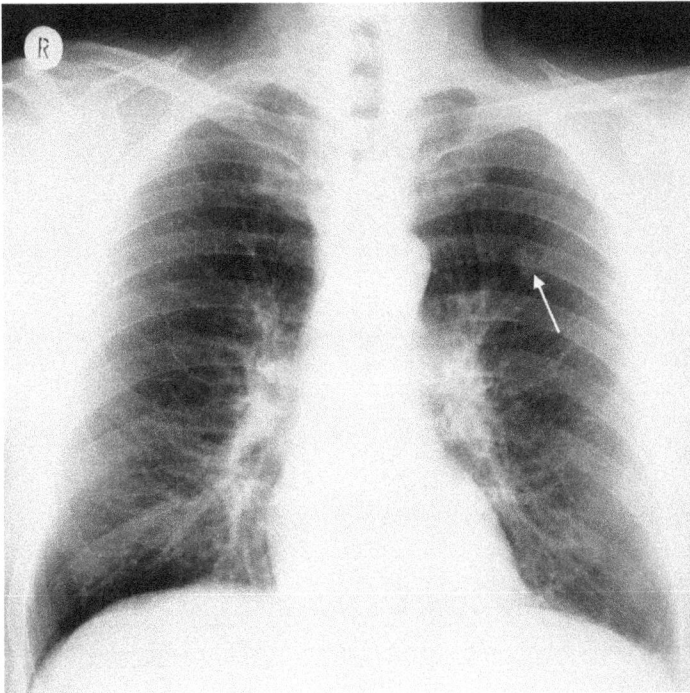

Abb. 3.3a: 28-jähriger Mann ohne klinische Besonderheiten. Röntgenbild des Thorax im Rahmen einer sogenannten Personalkontrolle im Gastronomiegewerbe. – **Deskription:** linker Sinus phr. lat. geringgradig verschattet, im linken Oberfeld kleiner wenig dichter inhomogener Rundschatten mit scharfem Rand (∅ ca. 1 cm). – **Kommentar:** der scharfe Rand kann für ein Bronchialkarzinom sprechen, bei einer Lungenmetastase bestünde wahrscheinlich eine größere Dichte, bei einem tuberkulösen Infiltrat wäre der Rand wahrscheinlich unscharf, evtl. kann man auch berücksichtigen, dass keine Erkrankung (z. B. kein primäres Malignom) bekannt ist.
Diagnose: V. a. kleines Bronchialkarzinom im linken Oberfeld (∅ ca. 1 cm). CT-Untersuchung dringend.

Bronchialkarzinom linkes Oberfeld b

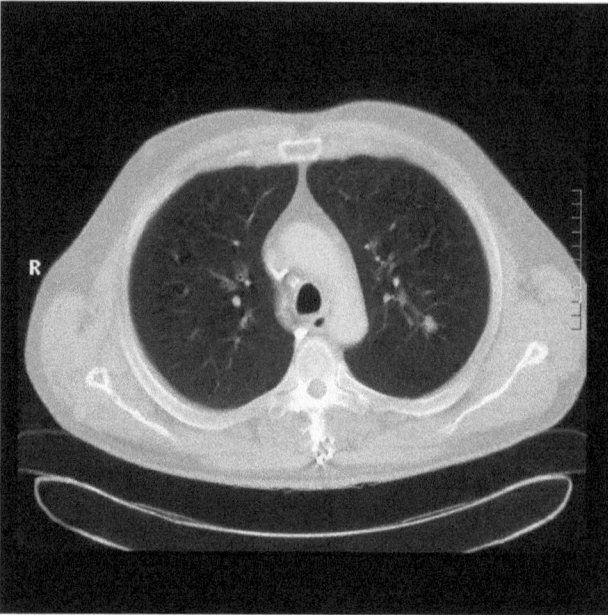

Abb. 3.3b: Patient von Abb. 5.31a: Computertomogramm auf Höhe des 5. BWK mit Röntgen-KM iv: **Deskription:** hyperdense Einlagerung (∅ 1 cm) in der linken Lunge gering dorsal. – **Kurzkommentar:** wie oben.

Diagnose: V. a. kleines Bronchialkarzinom (∅ 1 cm) linke Lunge auf Höhe des 5. BWK, gering dorsal.

Bronchialkarzinom linker Lungenhilus a

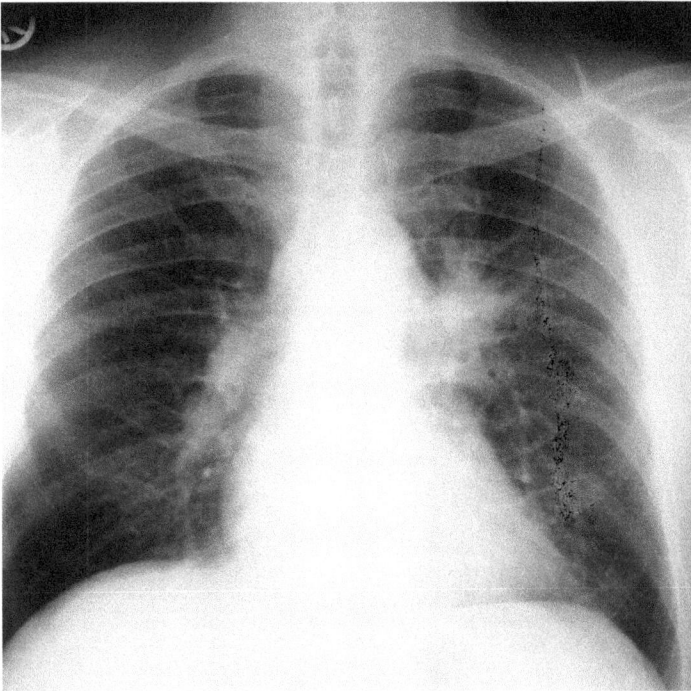

Abb. 3.4a: 48-jähriger Patient: seit zwei Monaten starker Husten, manchmal mit wenig sanguinolentem Auswurf, Gelegenheitsraucher (Zigaretten), reduzierter AZ. – **Deskription:** der linke Lungenhilus ist vergrößert, sehr und überwiegend homogen verdichtet mit unglattem Rand und streifigen Ausziehungen, rechter Lungenhilus homogen verdichtet. – **Kurzkommentar:** Vergrößerung und überwiegend inhomogene Verdichtung des linken Lungenhilus sowie der unglatte Rand sprechen für ein Bronchialkarzinom, bei einer Vergrößerung des Lungenhilus z. B. durch Sarkoidose würden wahrscheinlich die Lungenhilusgefäße durchschimmern, die homogene Verdichtung des rechten Lungenhilus spricht für eine mögliche Lungenmetastase.
Diagnose: hochgradiger V. a. Bronchialkarzinom des linken Lungenhilus, sogenanntes zentrales Bronchialkarzinom, möglicherweise mit Lungenmetastase kontralateral. CT-Untersuchung und Bronchoskopie dringend.

Bronchialkarzinom linker Lungenhilus b

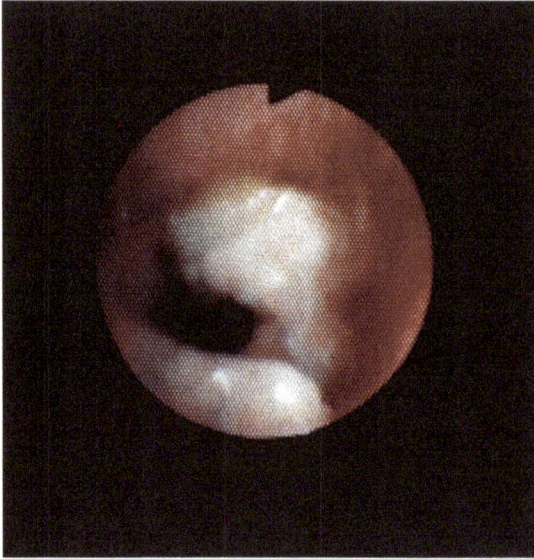

Abb. 3.4b: Patient von Abb. 3.4a: Bronchoskopie des linken Hauptbronchus: Endoluminal wachsendes Bronchialkarzinom, das den linken Oberlappenbronchus einengt. – **Kurzkommentar:** keine Alternative. **Diagnose:** s. o.

Bronchialkarzinom mit sogenannter Begleitpneumonie

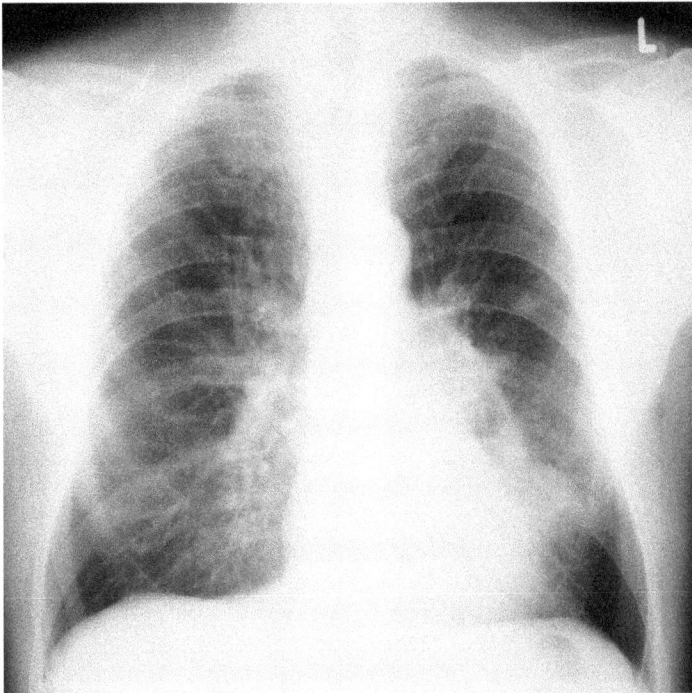

Abb. 3.5: 62-jähriger Patient: seit ca. einer Woche subfebrile Temperaturen und stechende Schmerzen in der Herzgegend, Gelegenheitsraucher (Zigaretten). – **Deskription:** der linke kaudale Lungenhiluspol ist homogen verdichtet mit streifigen Ausziehungen parakardial nach kaudal in Verbindung mit einem am kaudalen Herzschatten gelegenen z. T. inhomogenen dichten Schatten mit unglattem Rand (∅ ca. 4 cm). – **Kurzkommentar:** der verdichtete linke kaudale Lungenhiluspol spricht für ein Bronchialkarzinom, der kaudal gelegene Schatten für eine sogenannte Begleitpneumonie, auch die erhöhten Temperaturen. Man darf durch den kaudalen Schatten die Verdichtung des Lungenhiluspoles nicht übersehen!
Diagnsose: V. a. Bronchialkarzinom des linken Lungenhilus mit sogenannter Begleitpneumonie. CT-Untersuchung und Bronchoskopie dringend.

Bronchialkarzinom und Rippenfraktur a

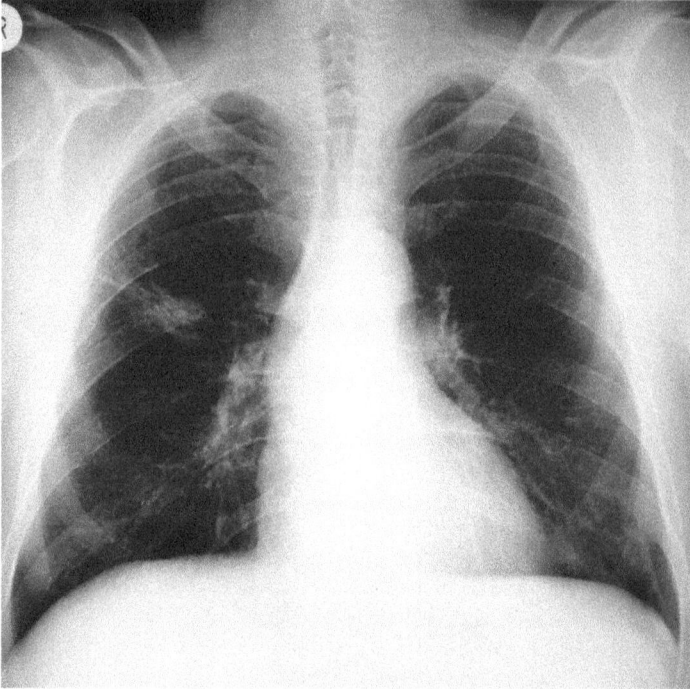

Abb. 3.6a: Patient. 57-jähriger Patient. Vor 6 Wochen nach Verkehrsunfall rechts lateral Rippenfraktur. Seit 2 Wochen starker Husten mit etwas Auswurf. Nichtraucher. – **Deskription:** im rechten Mittelfeld dichter inhomogener Fleckschatten (⌀ ca. 3 cm) mit scharfem und z. T. unglattem Rand und wenig dichten streifigen Ausziehungen zur lateralen Thoraxwand. Rechts lateral nicht nennenswert dislozierte Fraktur der 5. und 6. Rippe, fraglich alt. – **Kurzkommentar:** wegen der unmittelbaren Nähe der streifigen Ausziehungen zu der Frakturstelle und dem Zeitabstand könnte es sich um eine posttraumatische Schwiele handeln. Da nicht sicher, CT-Untersuchung dringend. S. Abb. 3.6b.

Bronchialkarzinom und Rippenfraktur b

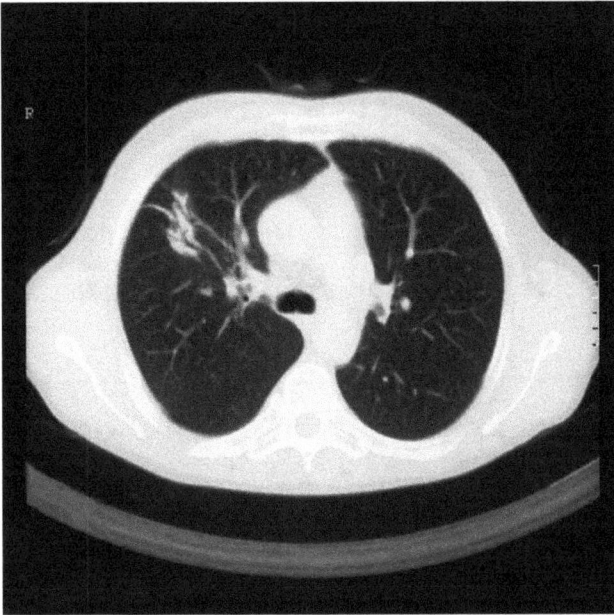

Abb. 3.6b: Patient von Abb. 3.6a: Computertomogramm des Thorax auf Höhe des 6. BWK mit Rönt-gen-KM iv. – **Deskription:** in der echten Lunge ca. 2 cm von der lateralen Thoraxwand entfernt stark hyperdense homogene Fremdeinlagerung (∅ ca. 3 cm) mit scharfem, glattem Rand, die sich um ein Gefäß lagert, jedoch nicht um den das Gefäß begleiteden Bronchialast und als kleiner schmaler Streifenschatten zur lateralen Thoraxwand zieht. **Kurzkommentar:** die Dichte und der Rand dieser Fremdeinlagerung sprechen für ein Bronchialkarzinom, wobei an der Thoraxwand eine kleine Schwiele bestehen könnte. Durch die um einen Bronchialast wachsende Fremdeinlagerung hat sich die sonst zu erwatende nachfol-gende Atelektase nicht gebildet.
Diagnose: V. a. Bronchialkarzinom der rechten Lunge (Mittelfeld), V. a. kleine Schwiele nach Fraktur der 5. und 6 Rippe rechts lateral.

Bronchialkarzinom und Atelektase

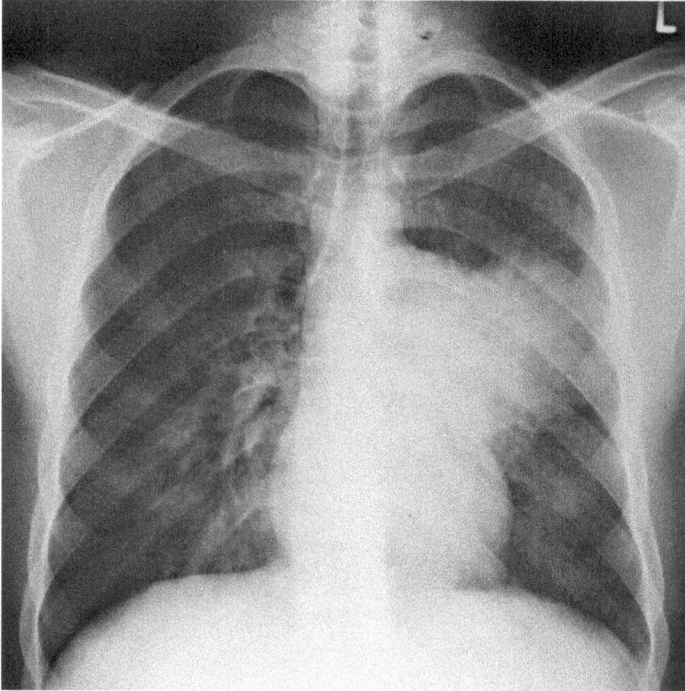

Abb. 3.7: 18-jähriger Patient. Seit dem 14. Lebensjahr täglich ca. 6–8 Zigaretten. Seit ca. zwei Wochen zunehmend Angina pectoris-ähnliche Schmerzen. – **Deskription:** Vergrößerung und ausgeprägte inhomogene Verdichtung des linken Lungenhilus (ca. 4 cm), der in einen annähernd bis zur lateralen Thoraxwand reichenden an Dichte deutlich abnehmenden Schatten mit unscharfem Rand übergeht und den linken oberen Herzrand überdeckt. – **Kurzkommentar:** die überaus große Dichte, Homogenität und Vergrößerung des linken Lungenhilus sprechen für ein Lungenhiluskarzinom links, der an Dichte abnehmende Schatten spricht für eine anschließende Atelektase – keine Alternative.
Diagnose: Bronchialkarzinom des linken Lungenhilus mit anschließender Atelektase.

Bronchialkarzinom und Mittellappensyndrom

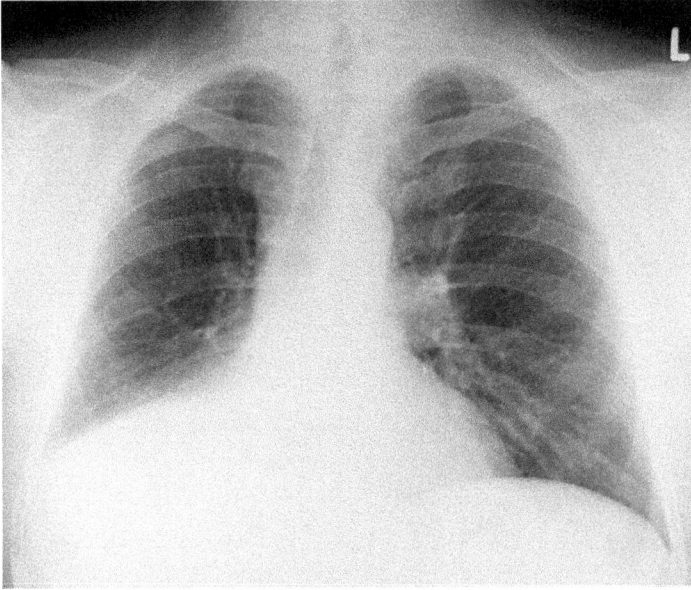

Abb. 3.8: 44-jähriger Patient. Seit ca. einer Woche intermittierend geringe Atemnot. – **Deskription:** rechtsseitige zum Lungenhilus ansteigende dichte homogene Verschattung mit scharfem glatten Rand des ganzen Unterfeldes einsschließlich rechter Zwerchfellhälfte, Verlagerung des kaudalen Mediastinum nach rechts. – **Kurzkommentar:** Lage, Form, Dichte und Homogenität der Verschattung sowie die Verlagerung des kaudalen Mediastinum nach rechts sprechen für ein sogenanntes Mittellappensyndrom, d. h. für eine Atelektase, deren Ursache auch ein maligner Prozess sein kann.
Diagnose: Mittellappensyndrom (muss immer ein Malignom ausgeschlossen werden), V. a. Bronial-karzinom. Bronchoskopie und CT-Untersuchung dringend.

Bronchialkarzinom Lungentumornekrose linkes Oberfeld

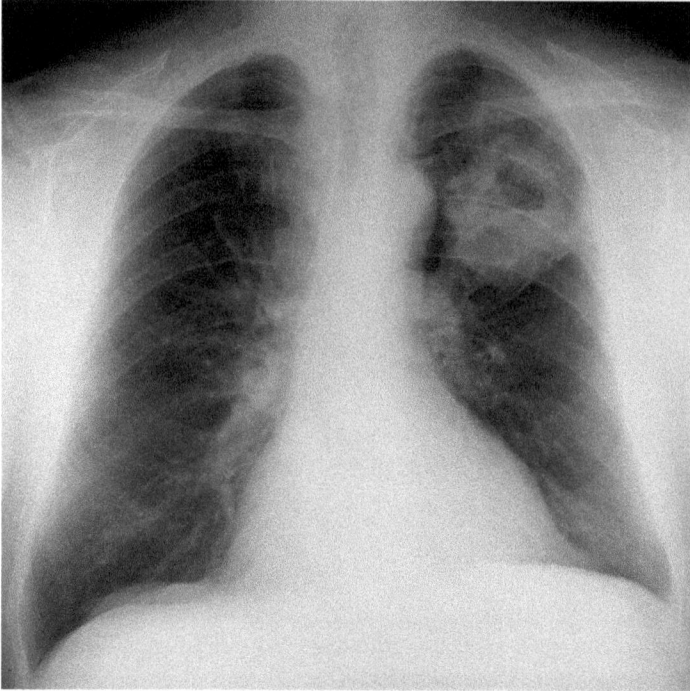

Abb. 3.9: 72-jähriger Patient. Seit fünf Monaten in der linken Lunge bekanntes Bronchialkarzinom, jegliche Therapie abgelehnt. - **Deskription:** geringer Zwerchfellhochstand links, im linken Oberfeld großer überwiegend mitteldichter homogener Schatten ($\varnothing$ a. 7 cm) mit scharfem unglatten Rand und etwas peripher gelegener ovoider Aufhellung ($\varnothing$ ca. 3 cm) mit scharfem glatten Innenrand. – **Kurzkommentar:** die Größe, der scharfe glatte Rand (gute Abgrenzbarkeit) und die Aufhellung sprechen für ein Bronchialkarzinom. Allenfalls könnten die mittlere Dichte bei diesem Schatten und die Aufhellung für eine Lungenmetastase mit zentraler Einschmelzung sprechen, jedoch ist eine Lungenmetastase dieser Größe als solitärer Lungenprozess ungewöhnlich. Bei einem traumatischen Prozess würde man reaktive Veränderungen in der Umgebung erwarten.

Diagnose: großes Bronchialkarzinom im linken Oberfeld mit zentraler Nekrose.

Bronchialkarzinom Lungentumornekrose rechtes Unterfeld

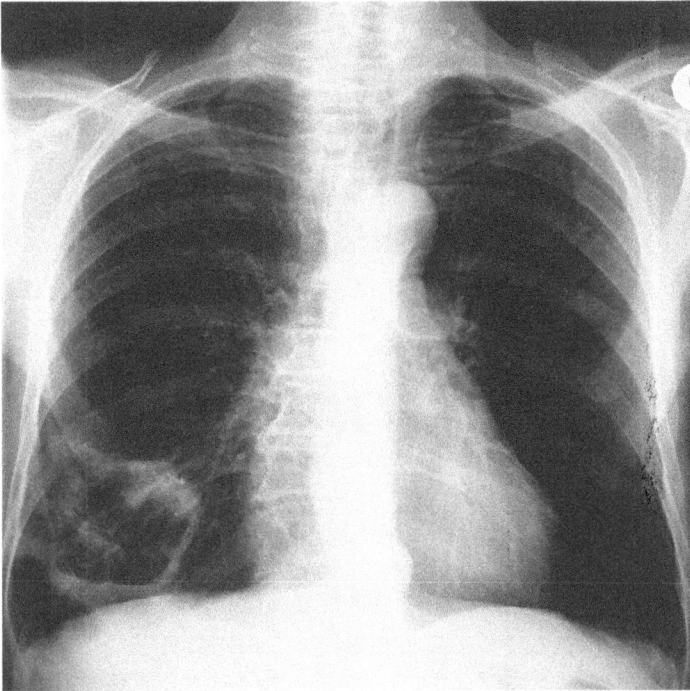

Abb. 3.10: 64-jähriger Patient. Seit ca. fünf Wochen zunehmend Mattigkeit, Gewichtsabnahme und Husten, bisher kein Arztbesuch. – **Deskription**: geringe Abflachung der rechten Zwerchfellhälfte, unzureichend entfalteter rechter Sinus phr. lat., im rechten lateralen Unterfeld großer ringförmiger Schatten (∅ ca. 10 cm) mit z. T. scharfem glatten Rand, peripher mit unscharfem Rand mit streifigen Ausziehungen zur lateralen Thoraxwand, mit großer völliger Aufhellung (ca. 9 cm) mit z. T. scharfem glatten, z. T. unscharfem Innenrand sowie einer dichten streifigen Ausziehung in die Aufhellung und einem kleinem Streifenschatten mit unscharfem Rand, allgemeiner Weichteilschwund. – **Kurzkommentar:** der z. T. unscharfe äußere Rand und Innenrand sowie die streifigen Schatten im Innern könnten für einen entzündlichen Prozess sprechen, jedoch würde man dabei entzündliche oder schwielenartige Umgebungsreaktionen erwarten.

Diagnose: großes Bronchialkarzinom (∅ ca. 10 cm) im rechten Unterfeld mit zentraler Nekrose, Kachexie.

Bronchialkarzinom Sektionspräparat

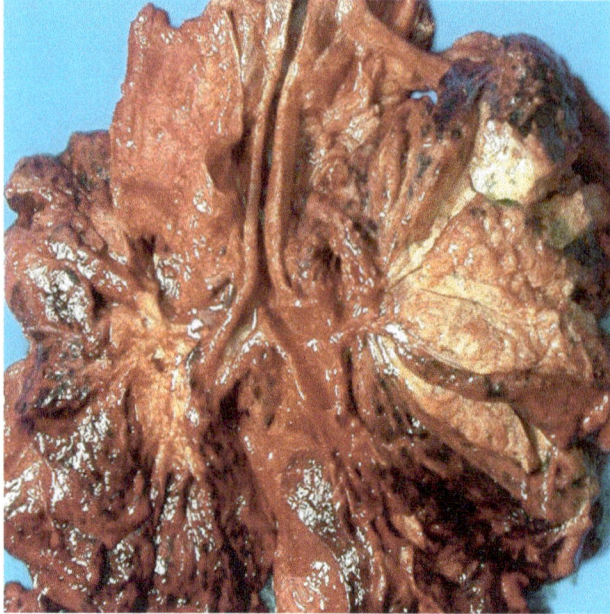

Abb. 3.11: Sektionspräparat rechter Oberlappen (46-jähriger Patient): ausgedehntes Bronchialkarzinom, histologisch Plattenepithelkarzinom.

3.3 Lungen- und Knochenmetastasen

Lungenmetastasen können solitär und multipel in allen Bereichen einer oder beider Lungen entstehen (Abb. 3.12–3.13). Ursache können ganz verschiedene maligne Prozesses sehr unterschiedlicher Regionen sein. Dabei können sie auch ausgehend von einem malignen Lungenprozess der entsprechenden Seite sowie kontralateral auftreten. Röntgenologisch erscheinen sie als Schatten von ca. 0,5–8 cm. Die Schatten sind meistens dicht, homogen oder inhomogen und haben einen scharfen glatten oder unscharfen Rand.

Lungenmetastasen – ubiquitär

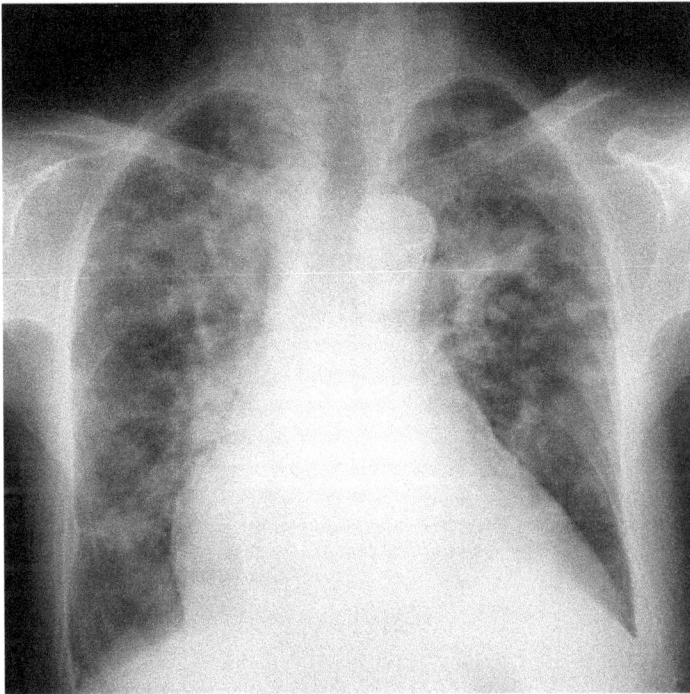

Abb. 3.12: 83-jährige Patientin. Vor 12 Jahren Ablatio mammae mit axillärer Lymphknotenexstirpation beidseits. Jetzt Dyspnoe. – **Deskription:** in beiden Lungen multiple mitteldichte. inhomogene Fleckschatten (∅ ca. 1,5 cm) mit unscharfem unglatten Rand, Verbreiterung des Herzens (17 : 23 cm), Zustand nach Ablatio mammae bds. – **Kurzkommentar:** diese Schatten sprechen hinsichtlich der Anamnese für Lungenmetastasen. Bei einem entzündlichen Prozess würde man keine so annähernd gleichmäßige Verteilung erwarten.
Diagnose: multiple Lungenmetastasen (∅ ca. 1,5 cm) in beiden Lungen, Verbreiterung des Herzens (17:23 cm), Zustand nach Ablatio mammae mit Lymphknotenexstirpation beidseits.

Lungenmetastasen bei Bronchialkarzinom a

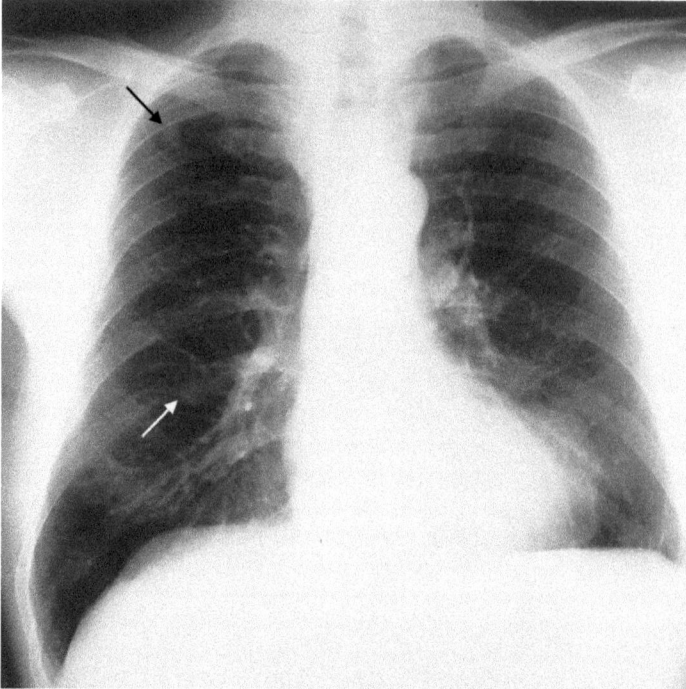

Abb. 3.13a: 55-jähriger Patient. Vor einem Jahr reseziertes Kolonkarzinom. Jetzt Nachsorgeuntersuchung. – **Deskription:** Abflachung linke Zwerchfellhälfte mit Verschattung des linken Sinus phr. lat., im rechten Mittel- und Oberfeld jeweils kleiner wenig dichter homogener Rundschatten (∅ ca. 1 cm) mit scharfem glatten Rand, in Projektion auf ein rechtes Lungenhilusgefäß dichter homogener Rundschatten (∅ ca. 1 cm), linker Herzrand in einen wenig dichten Schatten mit unscharfem Rand übergehend. – **Kurzkommentar:** die zwei gleichen Rundschatten mit scharfem glatten Rand sprechen für Lungenmetastasen, der Rundschatten im rechten Lungenhilus möglicherweise auch, der linke Zwerchfellhochstand sowie der Schatten am linken Herzrand sprechen auch wegen der geringen Dichte für einen entzündlichen Prozess, dementsprechend auch die Zwerchfellabflachung links. Zur Klärung insbesondere des rechten Lungenhilusschattens CT-Untersuchung und Bronchoskopie dringend.

Lungenmetastasen bei Bronchialkarzinom b

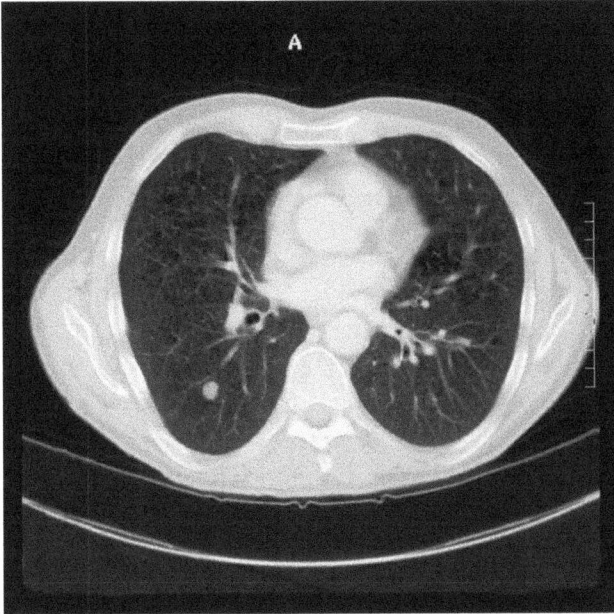

Abb. 3.13b: Patient von Abb. 3.13a: Computertomogramm des Thorax auf Höhe BWK 6 mit Röntgen-KM iv. – **Deskription:** in der rechten Lunge dorsal einer jener Rundschatten wie oben, der dichte homogene Schatten im rechten Lungenhilus liegt neben dem Bronchus intermedius und erscheint größer und nicht mehr als Rundschatten. – **Kurzkommentar:** Dichte und Größe des Schattens im rechten Lungenhilus sprechen für ein Bronchialkarzinom, auch wenn der Rand glatt ist.

Diagnose: hochgradiger V. a. sogenanntes zentrales Bronchialkarzinom rechts, in der rechten Lunge zwei Lungenmetastasen (∅ jeweils ca. 1 cm), V. a. parakardialen entzündlichen Prozess links. CT-Untersuchung und Bronchoskopie dringend.

Knochenmetastasen

Metastasen von Bronchialkarzinomen oder anderen thorakalen malignen Prozessen können auch im Skelett entstehen (Abb. 3.14–3.15a, 3.15b).

Knochenmetastasen

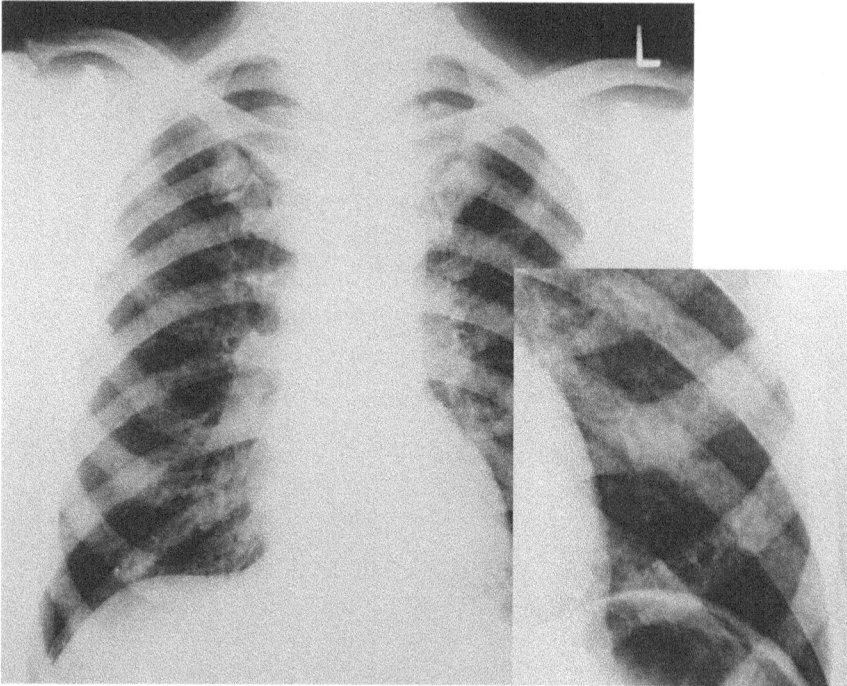

Abb. 3.14: 56-jähriger Patient. Prostatakarzinom. – **Deskription:** in allen Skelettbereichen multiple kleine feinfleckige Aufhellungen (∅ ca. 0,3 cm) und sehr kleine sehr dichte Fleckschatten (∅ ca. 0,1 cm). – **Kurzkommentar:** die Aufhellungen und Fleckschatten sprechen für Knochenmetastasen, und zwar sowohl osteolytische als auch osteoplastische. Primärtumor können generell verschiedene Malignome sein, u. a. Prostatakarzinom, Mammakarzinom und möglich auch Plasmozytom.
Diagnose: multiple sogenannte gemischtförmige Knochenmetastasen in allen Skelettbereichen, da Primärtumor bekannt: von einem Prostatakarzinom.

Rippenosteolyse a

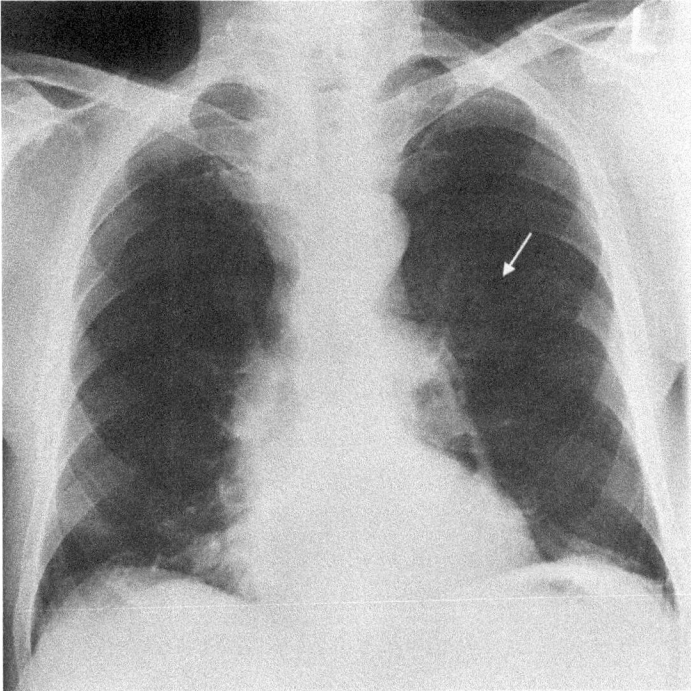

Abb. 3.15a: 73-jähriger Patient. Keine Vorerkrankungen, keine Exposition. Jetzt seit ca. zwei Wochen bei plötzlichen Thoraxbewegungen in der linken mittleren Thoraxhälfte mehr seitlich kurzer, stechender Schmerz. – **Deskription:** im linken Sinus phr. und angrenzenden Unterfeld kleine Streifenschatten mit z. T. scharfem Rand, geringe seitengleiche mitteldichte homogene Verbreiterung des kranialen Mediastinum, dorsaler Anteil der 6. linken Rippe nicht erkennbar, mit unscharfem Rand zur restlichen Rippe. – **Kurzkommentar:** bei der Veränderung der Rippe mit dem unscharfen Ende des anderen Rippenteiles handelt es sich sehr wahrscheinlich um eine Osteolyse, deswegen sollten sofort das Röntgenbild seitlich und weitere Untersuchungen durchgeführt werden.
Diagnose: s. u.

Rippenosteolyse b

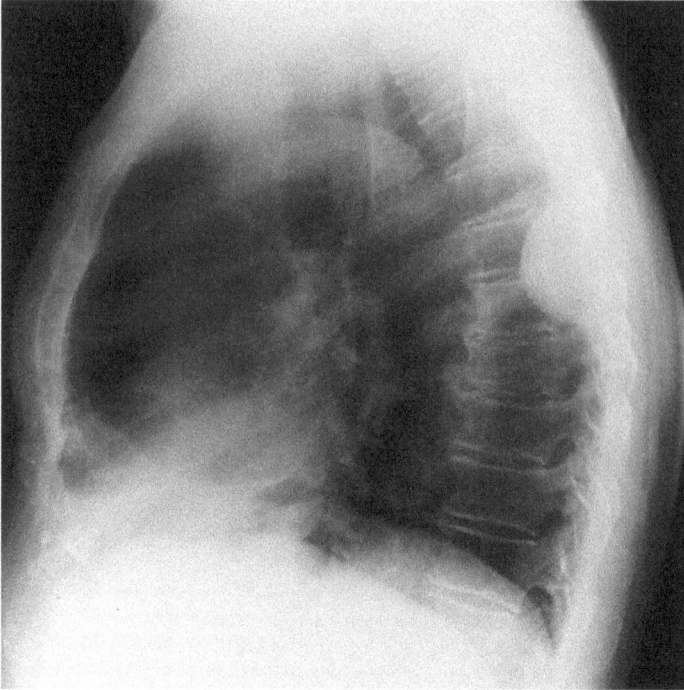

Abb. 3.15b: Patient von Abb. 3.15a, seitlich: – **Deskription:** im ventralen Sinus phr. kleine mitteldichte Streifenschatten, in Projektion auf die mittlere Brust-WS (ca. 7. BWK) von der dorsalen Thoraxregion sich nach ventral halbmondförmig vorwölbender sehr dichter homogener Schatten (ca. 4 cm breit, 6 cm hoch) mit scharfem glatten Rand ohne Nachbarschaftsreaktion, keine Verbindung zur Rippenosteolyse. – **Kurzkommentar:** die Dichte und Homogenität des Schattens sprechen für einen malignen Prozess, bei einer Einblutung wäre sicherlich die kaudale Region des Schattens dichter als die kraniale, außerdem keine Anamnese dafür, der scharfe glatte Rand ohne Nachbarschaftsreaktion spricht für einen primär von der Pleura parietalis ausgehenden Prozess, wobei die kaudalen Streifenschatten für einen kleinen zum Prozess passenden Pleuraerguss sprechen könnten.

Diagnose: V. a. malignen Prozess in der dorsalen BWS-Region (4 × 6 cm), Osteolyse der linken 6. Rippe, fraglicher kleiner ventraler Pleuraerguss, V. a. Struma. – Möglicherweise handelt es sich um ein metastasierendes Pleuramesotheliom. Patient hat vorzeitig die Klinik verlassen.

3.4 Besondere Entstehungs- und Lokalisationsformen

Lymphangiosis carcinomatosa

Bei der Lymphangiosis cacinomatosa breiten sich kleinste Metastasen eines Karzinoms, häufig eines Magenkarzinoms oder Bronchialkarzinoms, kontinuierlich in den Lymphgefäßen beider Lungen aus (Abb. 3.16). Die hierdurch verursachten und häufig im Vordergrund stehenden zunehmenden allgemeinen Thoraxschmerzen können den Primärtumor verdecken.

Lymphangiosis carcinomatosa

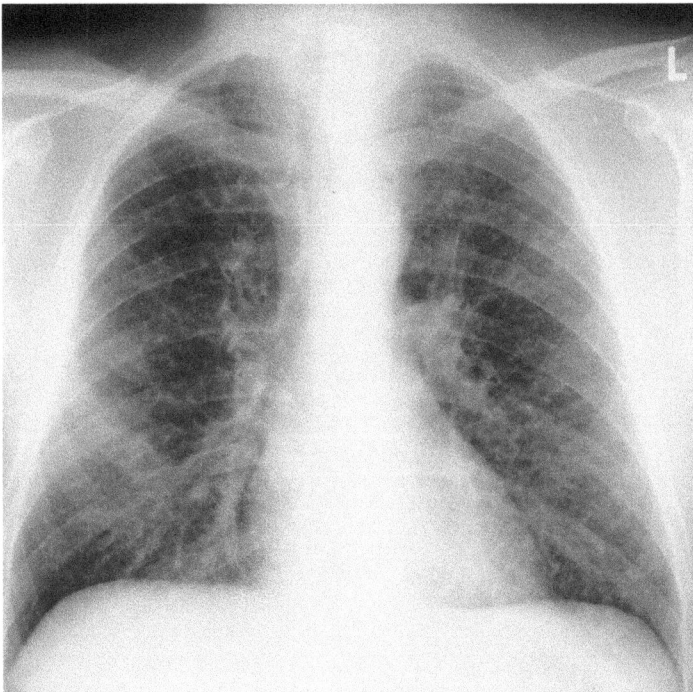

Abb. 3.16: 43-jähriger Patient. Vor drei Monaten Gastrektomie wegen Magenkarzinom. Jetzt ausgeprägte Dyspnoe, allgemeine Reduktion. – **Deskription:** in beiden Lungen, besonders in den Mittelfeldern, retikulär und feinfleckig verstärkte Lungenzeichnung, vereinzelt schmale Streifenschatten ($\varnothing$ ca. 0,1 cm, ca. 1 cm lang) mit scharfem, unglattem Rand. – **Kurzkommentar:** die Schatten in beiden Lungen weisen auf eine inhalative Noxe oder einen systemischen Prozess hin, wobei für erstere kein Anhalt besteht. Der scharfe und unglatte Rand spricht gegen einen entzündlichen Prozess und weist auf interstitielle Lungenanteile hin. Letztlich klärt die Anamnese die Ursache.
Diagnose: Lymphangiosis carcinomatosa.

Malignes Pleuramesotheliom

Das maligne Pleuramesotheliom, ein hochmaligner Tumor, geht vom Mesothel der Pleura aus und kann sich an allen Stellen der Pleura, z.T. mantelförmig, entwickeln (s.a. Abb. 3.15, Abb. 3.17). Überwiegende Ursache ist das Einatmen von Asbestfasern und Glasfaserstäuben, wobei eine 20–40-jährige Latenzzeit vorausgeht. Es neigt zur Ausbildung eines Pleuraergusses und zur Metastasenbildung. Der Patient empfindet anfänglich umschriebene Thoraxschmerzen, Dyspnoe und Husten. Es ist eine meldepflichtige Berufskrankheit.

Malignes Pleuramesotheliom

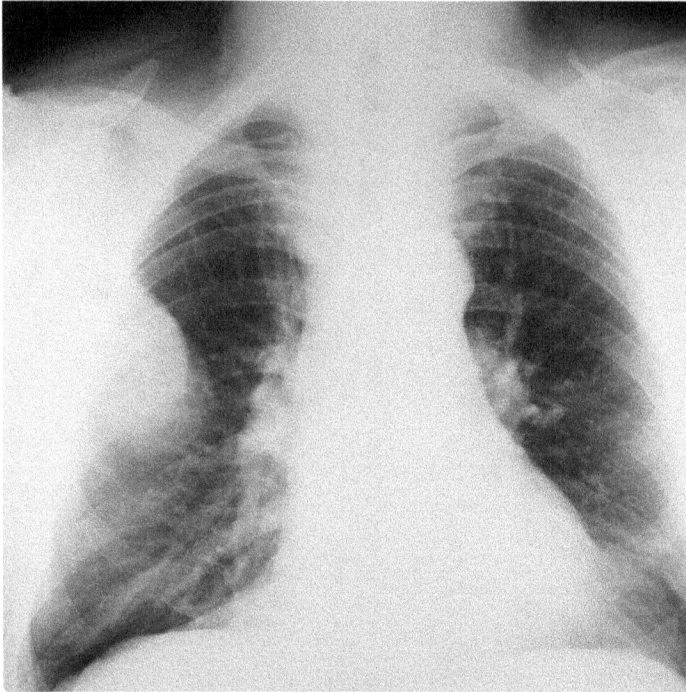

Abb. 3.17: 64-jähriger Patient. Seit ca. zwei Monaten zunehmend rechtslateral Thoraxschmerzen. Nichtraucher. – **Deskription:** im rechten lateralen Mittelfeld an der Thoraxwand gelegener sehr dichter homogener Schatten (∅ ca. 5 cm) kranial mit scharfem, glattem Rand, kaudal mit unscharfem Rand. – **Kurzkommentar:** der kranial scharfe Rand spricht für eine Raumforderung. Bei einem Pleuraerguss oder einer Einblutung wäre im Stehen der kaudale Rand scharf. Die Lage an der lateralen Pleura kann hinweisend auf ein Pleuramesotheliom sein, jedoch kann ein solcher Tumor auch an der ventralen oder dorsalen Pleura liegen.
Diagnose: V. a. rechtsseitiges Pleuramesotheliom (∅ ca. 5 cm).

Pancoasttumor

Der Pancoasttumor, von dem amerikanischen Röntgenologen Pancoast beschrieben, ist ein Bronchialkarzinom, das in der Lungenspitze entsteht (Abb. 3.18). Es infiltriert in die umgebenden Weichteile und Skelettanteile wie Rippen und destruiert diese. Deswegen wird es auch als Ausbrecherkrebs bezeichnet. Seine Prognose ist sehr schlecht. Der Patient empfindet anfänglich Schulterschmerzen, die in eine Parese des Armes übergehen können.

Pancoasttumor

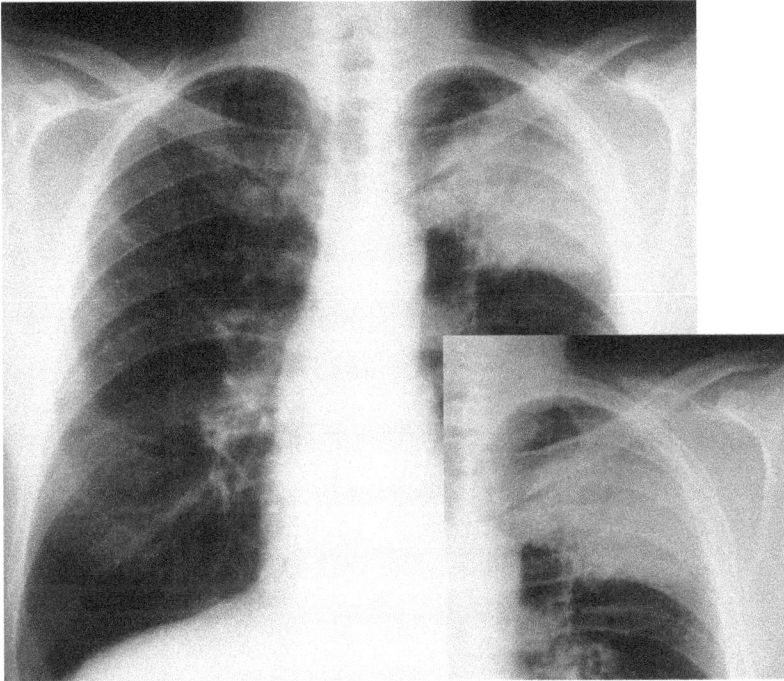

Abb. 3.18: 66-jähriger Patient. Seit ca. sechs Monaten zunehmend ziehende Schmerzen in der linken Schulter, jetzt schmerzhafte Bewegungseinschränkung. – **Deskription:** im linken Oberfeld von der lateralen Thoraxwand bis zum Mediastinum reichender großer, dichter homogener Schatten ($\varnothing$ ca. 8 cm) mit scharfem, glattem Rand, im Schatten ventrale Anteile der linken 2. und 3. Rippe nicht erkennbar. – **Kurzkommentar:** die Lage des Schattens, die fehlenden Rippenanteile und der scharfe Rand sprechen für einen Pancoasttumor.
Diagnose: linksseitiger Pancoasttumor ($\varnothing$ ca. 8 cm) mit Osteolyse der linken 2. und 3. Rippe.

Narbenkarzinom

Das Narbenkarzinom ist ein seltener maligner Tumor, der bei instabilen Narbenverhältnissen entsteht (Abb. 3.19). Bei lange Zeit bestehenden Wunden oder Irritationen bildet das Narbengewebe Metaplasieformen. Ursächlich zählen neben nicht heilenden Wunden hierzu u. a. chronische Ulcera, Fisteln, Fremdkörper und chronische Lungenkavernen.

Narbenkarzinom

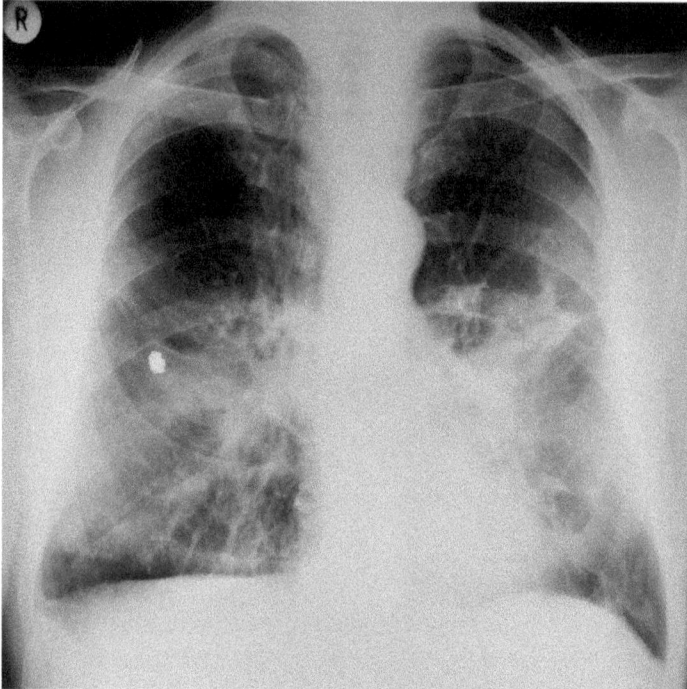

Abb. 3.19: 71-jähriger Patient. Im Wehrdienst Lungendurchschuss von der linken Seite. Keine adäquate Versorgung, allmähliche konservative Wundheilung. Jetzt allgemeine Thoraxschmerzen links. – **Deskription:** im linken Mittel-Unterfeld vom Herzrand zur lateralen Thoraxwand reichender z. T. dichter homogener, z. T. wenig dichter inhomogener Schatten mit überwiegend unscharfem Rand, rechte Zwerchfellhälfte abgeflacht, im rechten Mittel-Unterfeld vom Lungenhilus zur lateralen Thoraxwand reichender wenig dichter inhomogener Schatten mit unscharfem Rand, Verlagerung des Herzens nach links, im rechten Mittelfeld kleiner metalldichter Rundschatten ($\varnothing$ ca. 1 cm) mit scharfem glatten Rand, ebenso in den rechts-lateralen Weichteilen. – **Kurzkommentar:** die Dichte des linksparakardialen Schattens und die Verlagerung des Herzens in diese Richtung sprechen für eine Narbe, die erst jetzt aufgetretenen Schmerzen und die Anamnese können für ein Narbenkarzinom sprechen.
Diagnose: hochgradiger V. a. linksseitiges Narbenkarzinom, Granatsplitter im rechten Mittelfeld ($\varnothing$ ca. 1 cm) und in den rechts-lateralen Weichteilen. CT-Untersuchung und Bronchoskopie dringend.

Mediastinaltumor

Als Mediastinaltumor wird ein vorwiegend röntgenologisches Erscheinungsbild verschiedener Tumore oder raumfordernder Organe im Bereich des Mediastinum bezeichnet. Insbesondere handelt es sich um Lymphome (Abb. 3.20), aber auch Bronchialkarzinome können dieses Bild verursachen. Mitunter wird auch eine aberrierende Struma oder eine Gefäßanomalie hierzu gezählt.

Mediastinaltumor

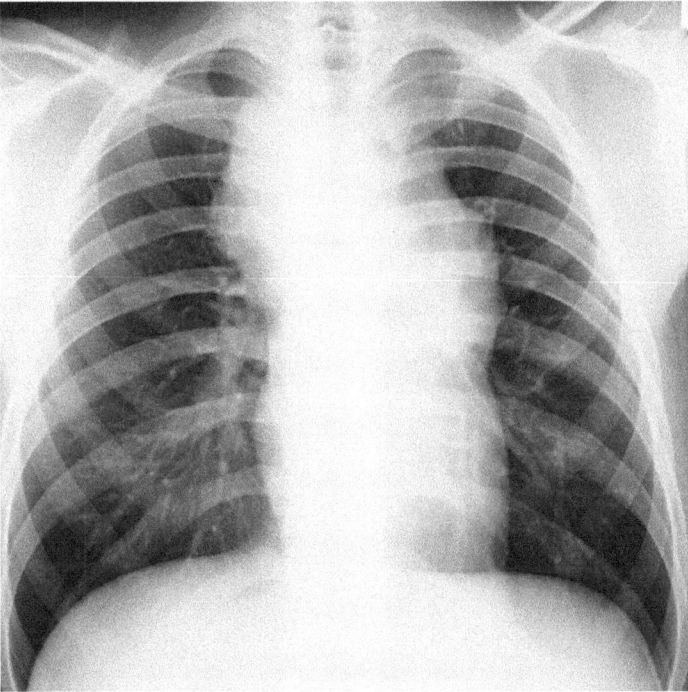

Abb. 3.20: 19-jähriger Patient, seit drei Wochen zunehmend Mattigkeit. - **Deskription:** große dichte homogene Verschattung des mittleren und kranialen Mediastinum (∅ ca. 14 cm) mit scharfem glatten Rand, links polyzyklisch die Aorta überdeckend. – **Kurzkommentar:** bei den vielen ursächlichen Möglichkeiten kann auf Grund des Lebensalters, der Dichte und dem Rand der Verschattung ein Lymphom vermutet werden.
Diagnose: V. a. mediastinales Lymphom (∅ ca. 14 cm). CT-Untersuchung dringend.

4 Herz und große Gefäße

4.1 Einleitung

Herz und große Gefäße nehmen auf dem Röntgenbild des Thorax eine bevorzugte Stellung ein. So werden auf dem Röntgenbild des Thorax dv insbesondere Position, Größe, Form und Rand sowie Dichte des Herzschattens beschrieben. Dabei kann die Herzgröße nach oben genannter Regel ermittelt werden. Unabhängig hiervon werden Lage und Durchmesser der großen Gefäße bestimmt, d. h. soweit möglich von Aorta ascendens, Aortenbogen, Aorta descendens, ferner von Truncus pulmonalis und seinen beidseitigen Aufzweigungen sowie je nach Situation von der V. acygos und der V. cava superior. Der Durchmesser der rechten Pulmonalarterie kann mitunter an der Stelle des Communis-Astes gemessen werden kann.

Bei Patientenposition in Rückenlage verschieben sich naturgemäß die einzelnen Abschnitte, so dass das Herz größer als im Stehen erscheint. Bei besonderen pathologischen Situationen wie oberer Einflussstauung kann die V. cava superior erkennbar sein. Selten kann auch die V. acygos rechts neben der kranialen Wirbelsäule erkennbar werden, z. B. wenn sie direkt über den rechten Hauptbronchus verläuft.

Bei Patientenposition im Sitzen oder in Seitenlage verändern sich ebenso Lage und Form von Herz und großen Gefäßen, so dass man häufig nur allgemeine Informationen erhält. Abgesehen davon kann die beabsichtige Seitenlage zur Differenzierung eines Schattens bei der Frage, ob es sich um einen Pleuraerguss oder um einen anderen fixierten Schatten handelt, beitragen.

Die weiterführenden nicht-invasiven und invasiven diagnostischen Verfahren sind die Elektrokardiographie, die Echokardiographie und die Angiographie sowie die kardiologische Computertomographie und Magnetresonanz-Tomographie. Diese bleiben der Kardiologie vorbehalten, ebenso die Vitien-Diagnostik. Dennoch stellt das Röntgenbild des Thorax bei Erkrankungen oder Besonderheiten von Herz und großen Gefäßen, z. B. bei Herzinsuffizienz, die Basisdiagnostik dar, bei der mitunter entscheidende Hinweise oder Befunde erhoben werden können.

Röntgensymptomatologie

Das Herz und die großen Gefäße erscheinen auf dem Röntgenbild des Thorax als dichter homogener Schatten mit scharfem glatten Rand. Nur die V. cava superior und die V. acygos erscheinen als weniger dichte Schatten im Vergleich zur Aorta. Dabei sind die o. g. Deskriptionsmerkmale wie Position, Größe, Form und Rand sowie Dichte von Bedeutung, mitunter von hinweisend-diagnostischer Bedeutung.

4.2 Normaler Herzschatten

Der Rand des normalen Herzschattens und der großen Gefäße wird dv im Stehen von rechts
(vom Patienten aus gesehen) beginnend beschrieben: rechter Vorhof, Aorta ascendens, Aortenbogen, Aorta descendens, Truncus pulmonalis, linkes Herzohr, linker Ventrikel (Abb. 4.1).

Herzbögen

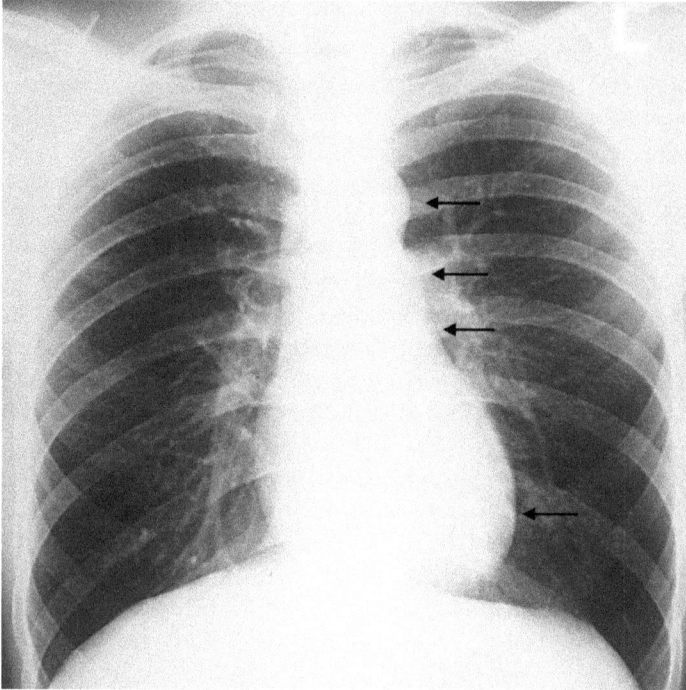

Abb. 4.1: Die Herzbögen: 1 = Aortenbogen, 2 = Truncus pulmonalis, 3 = linkes Herzohr, 4 = linker Ventrikel.

4.3 Große Gefäße

Überragt der Aortenbogen mit seinem oberen Rand die Pars sternalis der linken Klavikula, so spricht man von einer Aortenelongation. Mitunter kann dies auf eine arterielle Hypertonie hinweisen (Abb. 4.2).

Aortenelongation

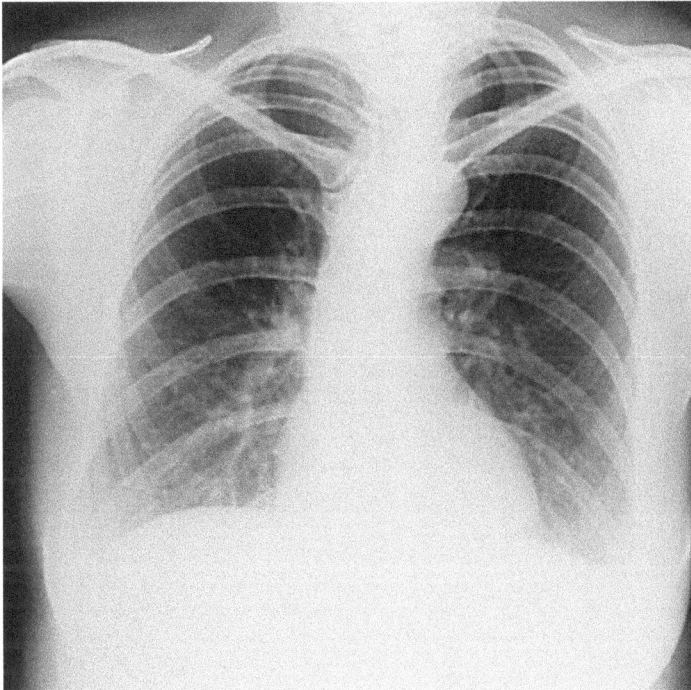

Abb. 4.2: 39-jährige Patientin mit intermittierender Blutdruckerhöhung (max. 180/60 mm Hg). – **Deskription:** der obere Rand des Aortenbogens ragt in die Pars sternalis der linken Klavikula.
Diagnose: elongierte Aorta.

Bei der Aorta kann durch verschiedene pathologische Prozesse und Traumen abrupt und allmählich eine unterschiedliche Erweiterung eintreten, ein Aortenaneurysma. Es kann sich in allen Abschnitten sowie mit allen Wandschichten oder nur einzelnen manifestieren. Es kann auch zum Tode führen. – Bei der Aorta thoracalis ist der Bereich Aortenbogen und weiterführender Abschnitt am häufigsten betroffen (Abb. 4.3a, b).

Aortenaneurysma der Aorta thoracalis a

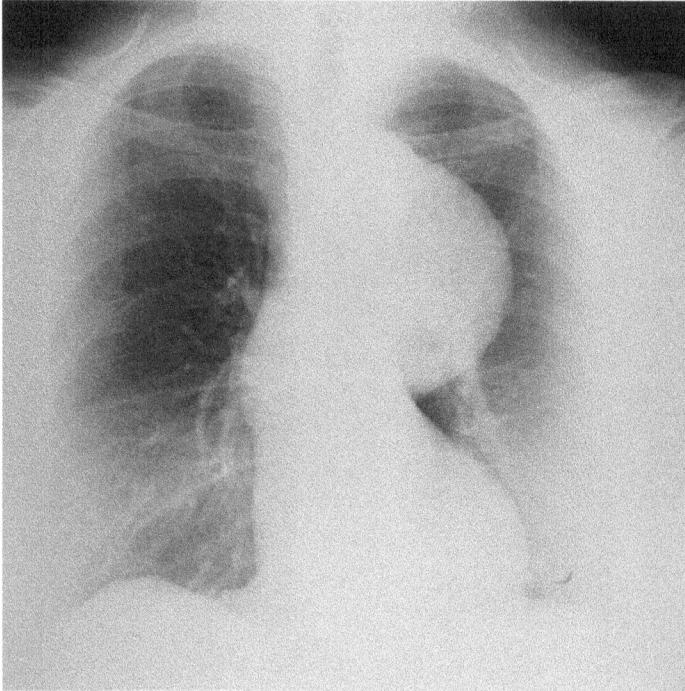

Abb. 4.3a: 76-jähriger Patient mit ausgeprägter Arteriosklerose. Seit ca. einem Jahr zunehmend stechende Schmerzen retrosternal. – **Deskription:** Verbreiterung des Herzen (18: 32 cm), Elongation des Gefäßbandes mit an den Aortenbogen angrenzendem großen dichten homogenen Schatten mit scharfem glatten Rand, der nach kaudal und lateral großbogig auslädt (ca. 19 cm quer). – S. u.

Aortenaneurysma der Aota thoracalis b

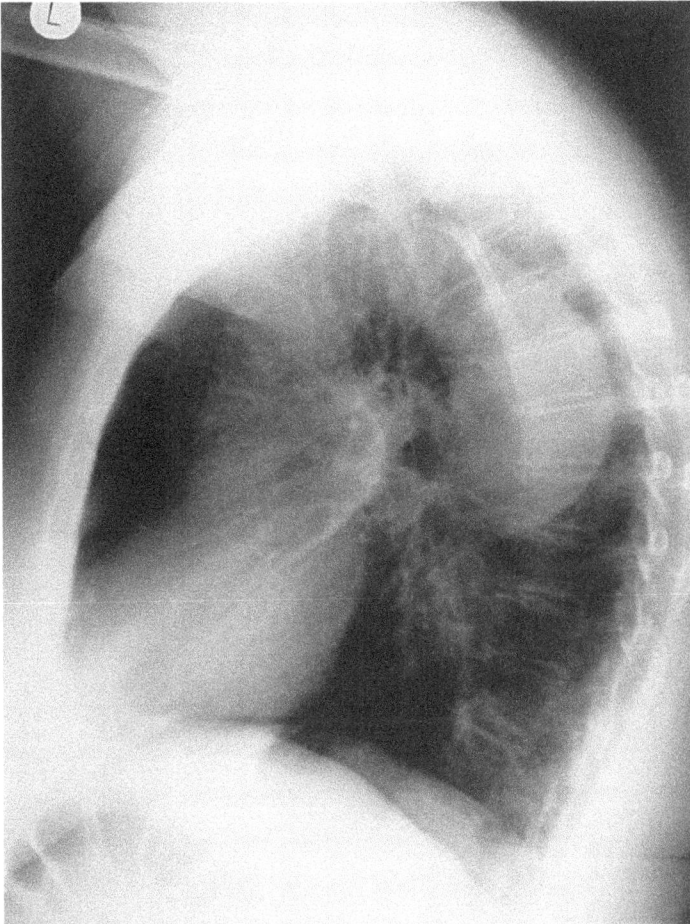

Abb. 4.3b: Patient von Abb. 4.3a: **Deskription:** vom Aortenbogen nach kaudal und dorsal über die BWS hinaus ragender großer, dichter homogener Schatten mit scharfem glatten Rand (max. Breite ca. 9 cm, Höhe ca. 18 cm). – **Kurzkommentar:** Lage, Form, Dichte und Homogenität sowie Rand des Schattens sprechen für ein thorakales Aortenaneurysma, wobei in diesem Fall keine Aussage über die Wandbeteiligung gemacht werden kann. Bei einer traumatischen Ursache könnte der Rand unscharf und unglatt sein. Ebenso würde sich ein nicht-aortaler Prozess wahrscheinlich mit anderer Form, Dichte und Rand von der Aorta abheben.
Diagnose: großes Aortenaneurysma vom Aortenbogen nach dorsal und kaudal ausladend (maximale Breite ca. 9 cm, Höhe ca. 18 cm). – Häufig Lebensgefahr!

Die pulmonal-arterielle Hypertonie (Abb. 4.4a–c) ist vor allem durch konstante Erhöhung des pulmonal-arteriellen Mitteldruckes gekennzeichnet, wobei beim Patienten zunehmend Belastungsdyspnoe und Mattigkeit vorherrschen. Auslösend ist vor allem eine Intimaproliferation der kleinen Lungenarterien, die durch verschiedene Ursachen, auch Einnahme besonderer Medikamente, bedingt ist. Die Erkrankung ist nicht häufig, kann aber zum Tode führen.

Pulmonal-arterielle Hypertonie a

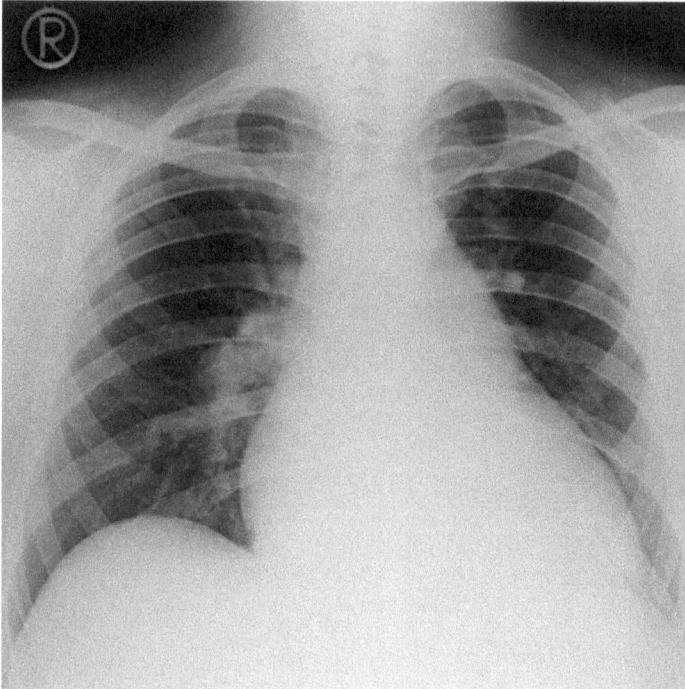

Abb. 4.4a: 32-jähriger Patient. Seit ca. zwei Jahren wegen Übergewichtes kontinuierliche Einnahme eines Antiadipositum. Jetzt zunehmend Atemnot bei körperlicher Belastung und Mattigkeit. – **Deskription:** geringer Zwerchfellhochstand rechts, rarefizierte Gefäßzeichnung in der Peripherie, vergrößerte Hilus-Pulmonalgefäße, nicht abgrenzbarer Aortenbogen, Verbreiterung des Herzens (23 : 35 cm), Prominenz des Pulmonalbogens, Verbreiterung des 4. Herzbogens. S. u.

Pulmonal-arterielle Hypertonie b

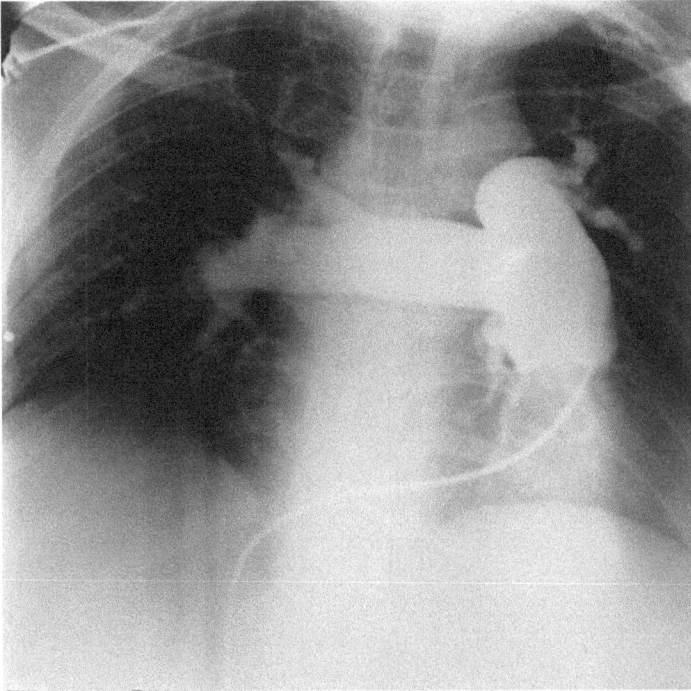

Abb. 4.4b: Patient von Abb. 4.4a: Pulmonalisangiographie (über die rechte Leistenregion eingeführter Pulmonaliskatheter bis zum Truncus pulmonalis erkennbar): **Deskription:** mit Röntgen-KM dargestellter Truncus pulmonalis (ca. 6 cm breit), rechter A. pulmonalis (ca. 5 cm breit) mit kurzer abrupt endender verbreiteter Oberlappenarterie (ca. 3 cm lang), mit kurzer abrupt endender Intermediusarterie (ca. 5 cm breit), mit kurzer abrupt endender linken Pulmonalarterie (ca. 4 cm lang, ca. 4 cm breit). – **Kurzkommentar:** alle Befunde sprechen für eine pulmonal-arterielle Hypertonie. S. u.

Pulmonal-arterielle Hypertonie c

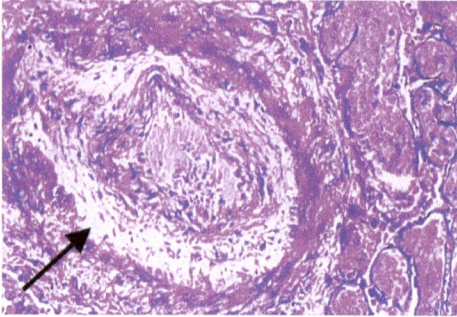

Abb. 4.4c: Patient von Abb. 4.4a: histologisches Präparat: Hilusnahes Gefäß mit Intimaproliferation, daneben angiomatoide Erweiterung kleinerer Gefäße
Diagnose: insgesamt pulmonal-arterielle Hypertonie.

4.4 Herz

Das Herz kann auf dem Röntgenbild des Thorax verbreitert erscheinen, wobei hier Vitien ausgeschlossen sind. So können Herzverbreiterungen durch pathologische Prozesse vor allem des Myokards, der Herzwand oder des Gefäßsystems entstehen. Wenn das Herz verbreitert ist und eine elongierte Aorta besteht, so kann dies auf eine arterielle Hypertonie hinweisen (Abb. 4.5). Diese Herzverbreiterung wird mitunter auch Cor hypertonicum genannt.

Herzverbreiterung – Cor hypertonicum

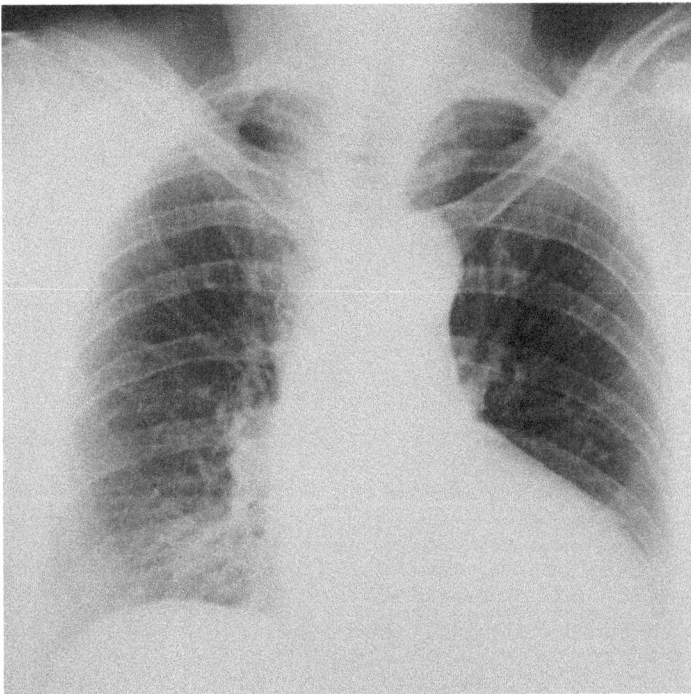

Abb. 4.5: 63-jähriger Patient mit Hypertonie. – **Deskription:** Verbreiterung des Herzens (22 : 40 cm), eleongierte Aorta.
Diagnose: sogenanntes Cor hypertonicum.

Perikarderguss

Unter einem Perikarderguss versteht man eine Flüssigkeitsansammlung zwischen viszeralem und parietalem Blatt des Perikard von unterschiedlicher Menge, die serös, exsudativ, entzündlich, blutig oder maligne sein kann (Abb. 4.6). Häufige Ursachen sind Perikarditis, chronische Glomerulonephritis, Neoplasmen und Kollagenosen.

Monströser Perikarderguss

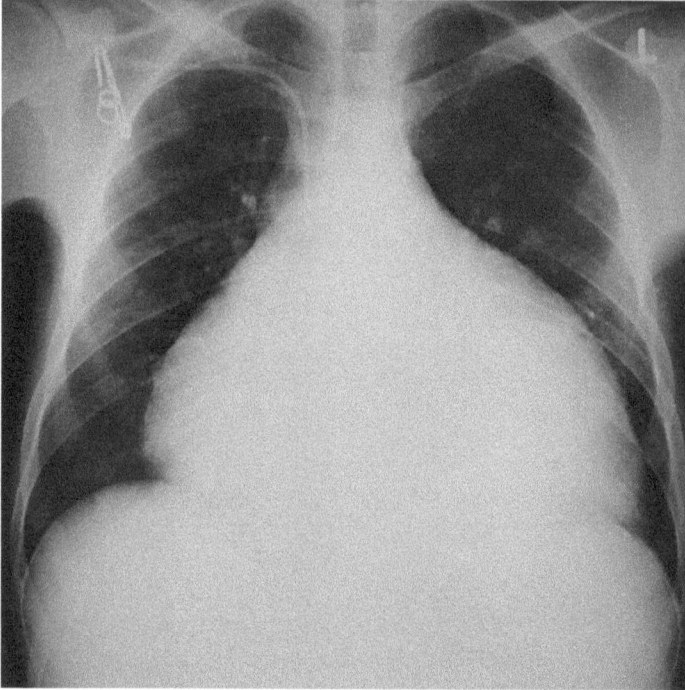

Abb. 4.6: 31-jähriger Patient. Seit ca. drei Jahren zunehmend chronische Glomerulonephritis. Jetzt ausgeprägte allgemeine Mattigkeit. – **Deskription:** ausgeprägte beidseitige Verbreiterung des Herzens (ca. 25 cm : 35 cm), so dass der Aotenbogen nicht erkennbar ist. Über die rechte V. subclavia zugeführter Sheldonkatheter. – **Kurzkommentar:** die beiseitige Herzverbreiterung, bei der die Herzränder kaudal nach medial verlaufen und die normale Lungenzeichnung sprechen nur für einen Perikarderguss. Mancherorts wird die Konfiguration des Herzens bei einem solchen Perikarderguss auch nach einer Weinflaschenform als Bocksbeutelherz bezeichnet.
Diagnose: ausgeprägter Perikarderguss.

Kardiomyopathie

Bei der Kardiomyopathie handelt es sich um eine Erkrankung des Myokards mit kardialer Dysfunktion, insbesondere mit Herzinsuffizienz. Es besteht bei bestimmten Formen eine Herzhypertrophie oder Herzdilatation (Abb. 4.7a, b). Bei einer Vielzahl von Kardiomypathien sind nur von einigen die jedoch sehr unterschiedlichen Ursachen bekannt. Dabei herrschen die dilatative und die hypertrophe Myokardiopathie vor, wobei röntgenologisch die dilataive Form am meisten auffällt.

Dilatative Kardiomyopathie a

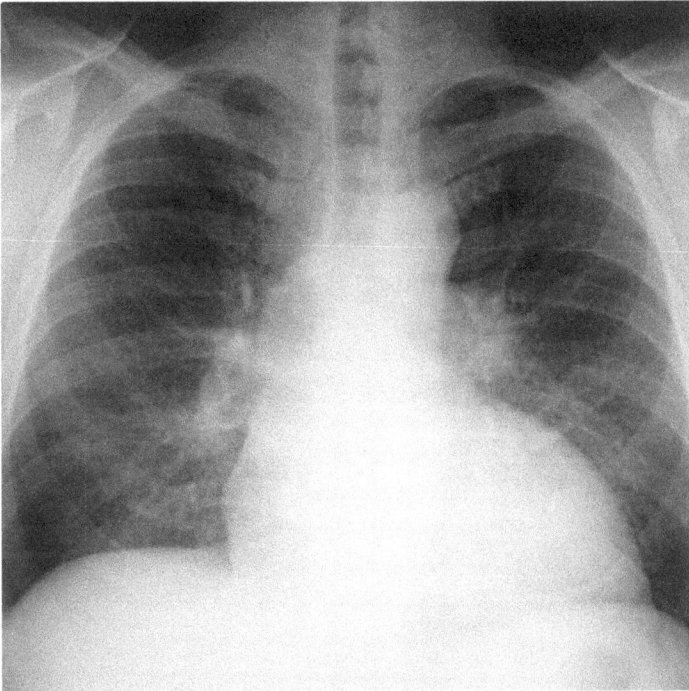

Abb. 4.7a: 46-jähriger Patient. Seit ca. sechs Monaten schleichend zunehmend allgemeine Mattigkeit und jetzt Belastungsdyspnoe. – **Deskription:** Verbreiterung des Herzens (24 cm : 40 cm), gering vergrößerte und verdichtete inhomogene Lungenhili, fast elongiertes Gefäßband. - **Kurzkommentar:** die starke Herzverbreiterung und die gering vergrößerten Lungenhili könnten bei Berücksichtigung der Anamnese für eine dilatative Kardiomyopathie sprechen. Gegen eine ausschließlich arterielle Hypertonie sprechen die Lungenhili und das nur fast elongierte Gefäßband. S. u.
Diagnose: Herzverbreiterung durch dilatative Kardiomyopathie.

Dilatative Kardiomyopathie b – nach Therapie

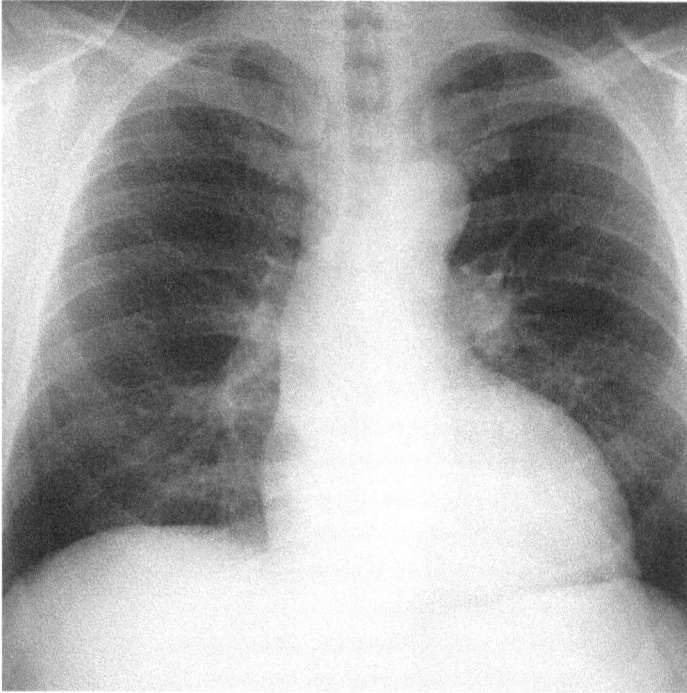

Abb. 4.7b: Patient von Abb. 4.7a: nach ca. achtwöchiger medikamentöser Therapie Größenabnahme des Herzens (19 cm : 40 cm) und Rückbildung der Lungenhili.
Diagnose: jetzt annähernd normal großes Herz und normal große Lungenhili, der Verlauf kann für eine dilatative Kardiomyopathie sprechen.

Herzwandaneurysma

Ein Herzwandaneurysma ist eine umschriebene Ausbuchtung eines Herzwandbereiches infolge Nekrose- oder Narbenbildung häufig nach Myokardinfarkt, und zwar dann, wenn die Herzwand dem Ventrikelinnendruck nachgibt (Abb. 4.8–4.10). Es ist zumeist ein akutes Geschehen, das zur Herzwandruptur und akut zum Exitus letalis führen kann.

V. a. Herzwandaneurysma

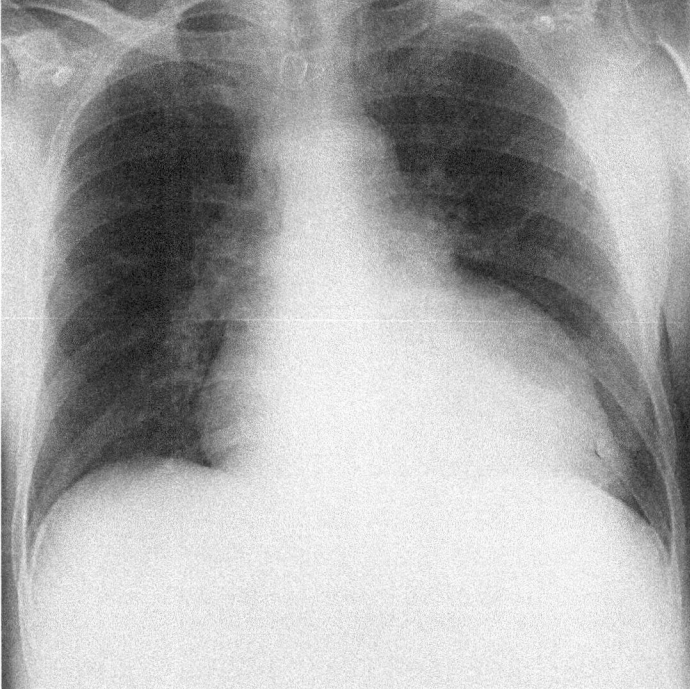

Abb. 4.8: 63-jähriger Patient, Rückenlage. Seit ca. acht Jahren KHK, Z. n. koronarer Bypasversorgung. Jetzt heftigste stenokardische Beschwerden. – **Deskription**: beidseits, vorwiegend links verbreitertes Herz, ausgeprägte Vorwölbung des ganzen linken Herzrandes mit scharfem glatten Rand, in diesem Bereich ein abgrenzbarer Bezirk (ca. 4 cm), der wenig dicht und homogen ist, Aortensklerose, Sternalklammern. – **Kurzkommentar:** der wenig dichte Bezirk im Herzschatten am linken Herzrand mit Vorwölbung nach lateral kann einer Ausdünnung der Herzmuskulatur entsprechen, die Aortensklerose und die Sternalklammern können für eine KHK sprechen.
Diagnose: V. a. Herzwandaneurysma, KHK, koronare Bypass-Versorgung. Lebensgefahr!

Herzwandaneurysma mit letalem Ausgang

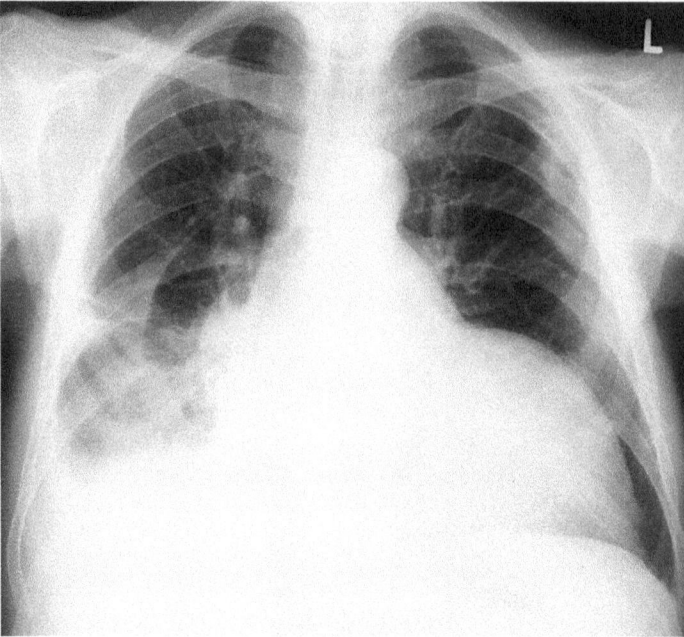

Abb. 4.9: 68-jähriger Patient, Rückenlage. Seit ca. 15 Jahren KHK und arterielle Hypertonie. Jetzt akute stärkste stenokardische Beschwerden. – **Deskription:** Rechts lateral ansteigende homogene dichte Verschattung des Unter- und Mittelfeldes mit nach medial z. T. scharfem glatten Rand, medial hiervon inhomogene mitteldichte Verschattung, Verbreiterung des Herzens (21 cm : 31 cm) mit großer Vorwölbung am ganzen linken Herzrand (ca. 9 cm lang), links lateral alte Rippenserienfraktur. – **Kurzkommentar:** die Vorwölbung mit scharfem glatten Rand am ganzen linken Herzrand kann bei den Beschwerden für ein Herzwandaneurysma sprechen, rechtsseitiger Pleuraerguss, links alte Rippenserienfraktur.
Diagnose: hochgradiger V. a. Herzwandaneurysma, rechtsseitiger Pleuraerguss, links alte Rippenserienfraktur. Lebensgefahr!

Herzwandaneurysma – Makroskopisches Bild

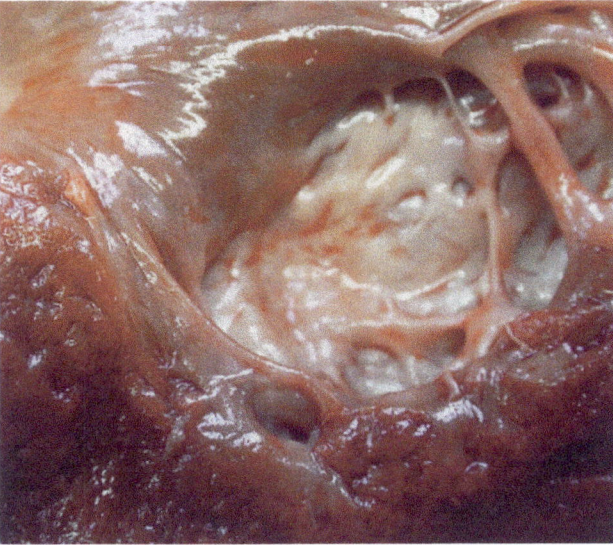

Abb. 4.10: Sektionspräparat Herz (46-jähriger Patient, KHK, arterielle Hypertonie, Myokardinarkt) – Makroskopisches Bild: Aneurysma der linken Vorderwand, alte grauweiße Narbe bei Z. n. Vorderwandinfarkt.
Diagnose: Herzwandaneurysma der linken Vorderwand, Z. n. Vorderwandinfarkt.

4.5 Verkalkungen

Verkalkungen können in verschiedenen Herzbereichen entstehen wie im Perikard oder an den Herzklappen oder an Koronargefäßen. Perikardverkalkungen sind umschriebene Kalkeinlagerungen im Perikard, mitunter auch im Myokard, die plaqueartig oder schalenartig angeordnet sein können (Abb. 4.12 und 4.13). Meistens sind sie Folge einer konstriktiven Perikarditis. In größerer Ausdehnung erinnern sie an eine Panzerung, weswegen man dann auch vom Panzerherz spricht.

Perikardverkalkung

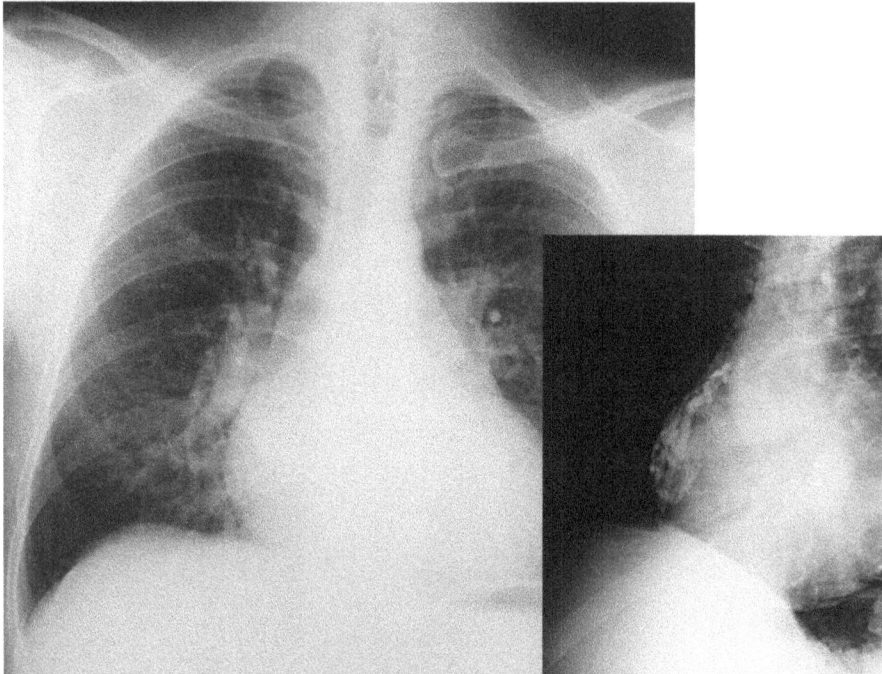

Abb. 4.11: 61-jähriger Patient. Vor zehn Jahren an ausgeprägter Perikarditis erkrankt. Jetzt unklare Thoraxschmerzen. – **Deskription:** Verbreiterung des Herzens (22 cm : 39 cm), im Herzschatten keine entsprechenden Besonderheiten. Bei Durchleuchtung und Zielaufnahme seitlich am ventralen Herzrand plaqueartige Verkalkungen. – **Kurzkommentar:** keine Alternative.
Diagnose: Perikardverkalkungen ventral, fraglich in Nähe des rechten Ventrikels.

Perikardverkalkung – Sogenanntes Panzerherz a

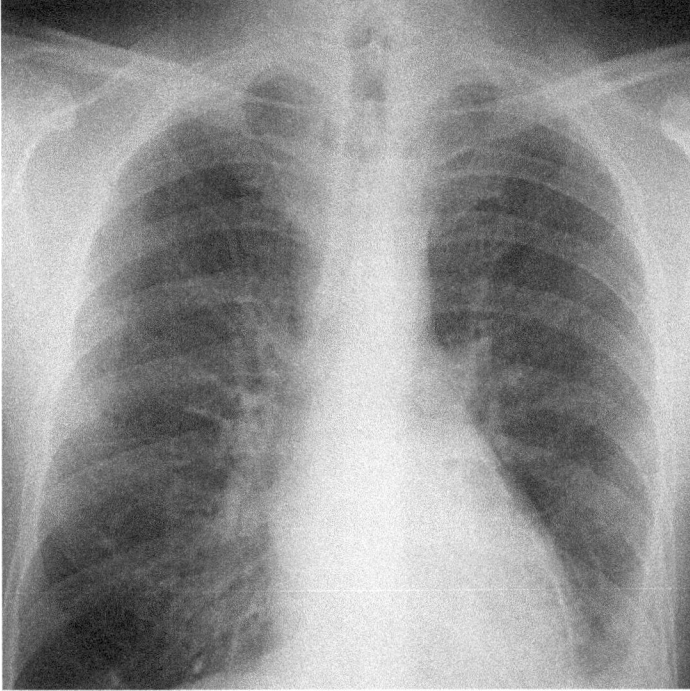

Abb. 4.12a: 72-jährige Patientin. Jetzt wegen abdominaler Beschwerden untersucht. – **Deskription:** rechte Zwerchfellhälfte mit Sinus phr. lat. abgeschnitten, vom linken Sinus phr. lat. lateral bis zum Mittelfeld ansteigender mitteldichter homogener Schatten (ca. 2 cm breit) mit scharfem, glattem Rand, im Herzschatten am linken Rand schmaler kalkdichter inhomogener Streifenschatten (ca. 0,1 cm breit) mit scharfem unglatten Rand. – **Kurzkommentar:** Lage, Form und Dichte des Streifenschattens sprechen nur für eine Perikardverkalkung, möglicherweise mit Pleuritis (Schwiele) links. S. u.

Perikardverkalkung – Sogenanntes Panzerherz b

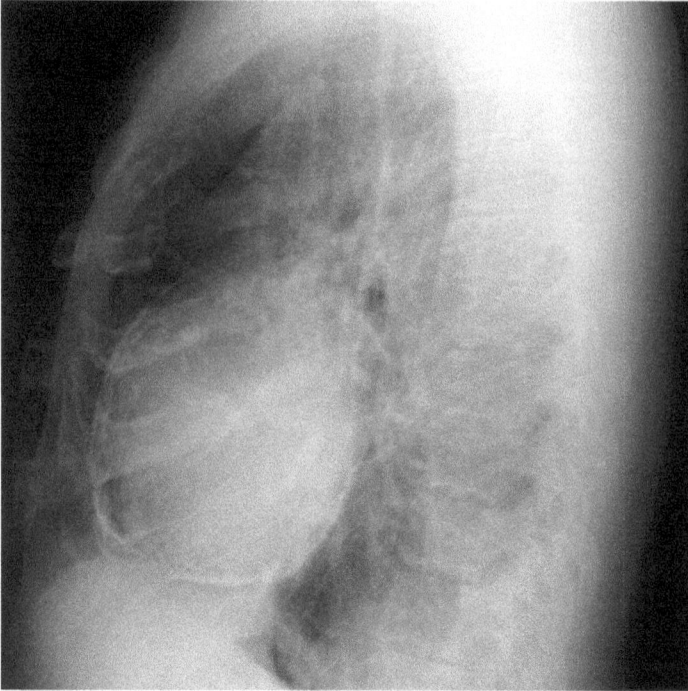

Abb. 4.12b: Patient von Abb. 4.12a: **Deskription:** den Herzschatten nicht gänzlich umschließender schmaler kalkdichter inhomogener Streifenschatten (ca. 0,1 cm) mit scharfem unglatten Rand, wobei der Streifenschatten die kaudale Vorderwand, den Herzunterrand und die kaudale Hinterwand – nicht den kranialen Bereich! – umschließt, fraglicher wenig dichter homogener Schatten mit unscharfem Rand in Projektion auf den dorsalen Sinus phr. – **Kurzkommentar:** bei einer Koronararterienverkalkung würde man den Streifenschatten zuerst im kranialen Herzbereich vermuten, fraglich dorsale Lage der Schwiele, s. o.
Diagnose: ausgeprägte Perikardverkalkung, sogenanntes Panzerherz, fragliche Pleuraschwiele im linken Sin. phr. lat.

Koronararterienverkalkung

Unter Koronararterienverkalkung versteht man eine Verkalkung einer oder mehrerer Koronararterien (Abb. 4.13). Sie kann als eine sehr kurze oder lange Strecke an einem oder an mehreren Gefäßabschnitten, mitunter an einem ganzen Koronarast, entstehen. Dabei kann sie das Gefäßlumen stenosieren oder verschließen. Häufigste Ursache ist die Arteriosklerose bei KHK. Im ausgeprägten Stadium kann sie schwere stenokardische Beschwerden, einen Myokard oder letalen Ausgang verursachen.

Koronararterienverkalkung

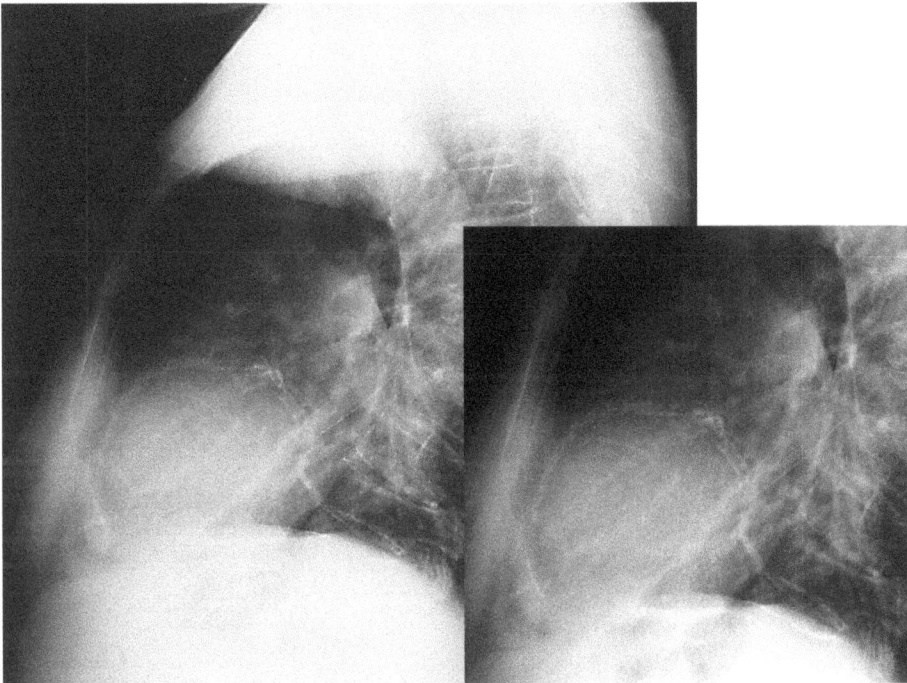

Abb. 4.13: 64-jährige Patientin. Seit zwölf Jahren KHK. – **Deskription:** im annähernd ganzen Herzrandbereich ventral und dorsal – auch kranial! – ausgenommen an der Herzbasis zwei parallel verlaufende sehr schmale kalkdichte Streifenschatten mit scharfem unglatten Rand. – **Kurzkommentar:** Lage, Form und Verlauf der Streifenschatten, insbesondere auch am kranialen Herzrand, sprechen für eine Koronararterienverkalkung.
Diagnose: ausgeprägte Koronararterienverkalkung. Lebensgefahr!

4.6 Fremdmaterialien

Passager oder bleibend bewusst eingeführte Fremdmaterialien zu diagnostischen oder thera-
peutischen Zwecken können bei der Applikation oder später Besonderheiten wie Funktionsstörungen hervorrufen. Auch beim Legen oder Tragen von permanenten oder passageren Herz-
schrittmachern (Abb. 4.14–4.15a, b) oder Defibrillatoren, deren hochdifferenzierte Modelle
auf die sehr unterschiedlichen und vielfältigen Funktionsstörungen des Herzens abgestimmt
sind, können Besonderheiten entstehen.

Herzschrittmacher – Elektrodenbruch

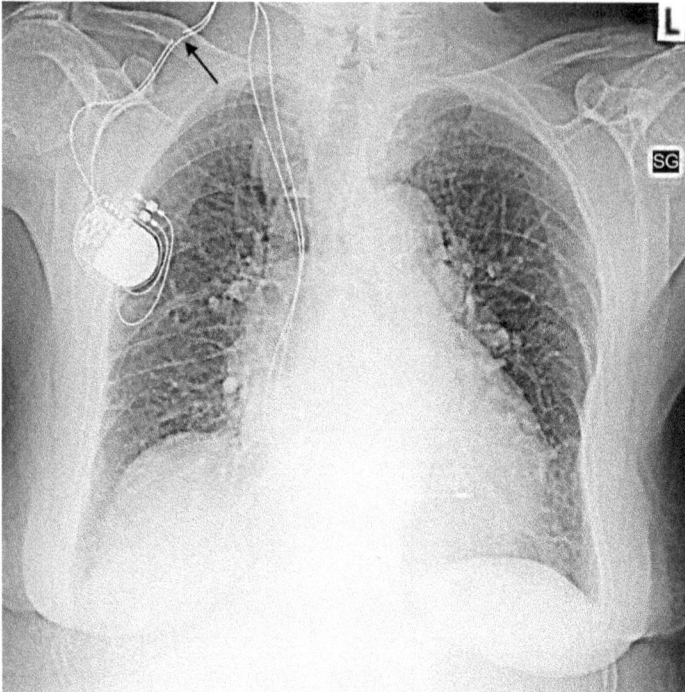

Abb. 4.14: 88-jährige Patientin, Rückenlage. Seit ca. zehn Jahren Herzschrittmacher-Trägerin. Jetzt plötzlich Schwindelgefühl und Puls um 30 S/min. – **Deskription:** Zwerchfellhochstand rechts, Verbreiterung
des Herzens (ca. 22 cm : 38 cm), Aortensklerose, streifig verstärkte Lungenzeichnung, über die rechte V.
jugularis ext. zugeführte Elektroden eines bipolaren permanenten Herzschrittmachers, von deren eine
Elektrode genau über der rechten Klavikula auf ca. 1,5 cm gebrochen ist. – **Kurzkommentar:** der Bruch
einer Elektrode an besonders belasteter Stelle spricht für die Ursache des Pulsfrequenzabfalles, keine Alternative.
Diagnose: Bruch einer Elektrode eines bipolaren Herzschrittmachers über der rechten Klavikula.

Herzschrittmacher – fragliche Dislokation der Elektrodenspitze a

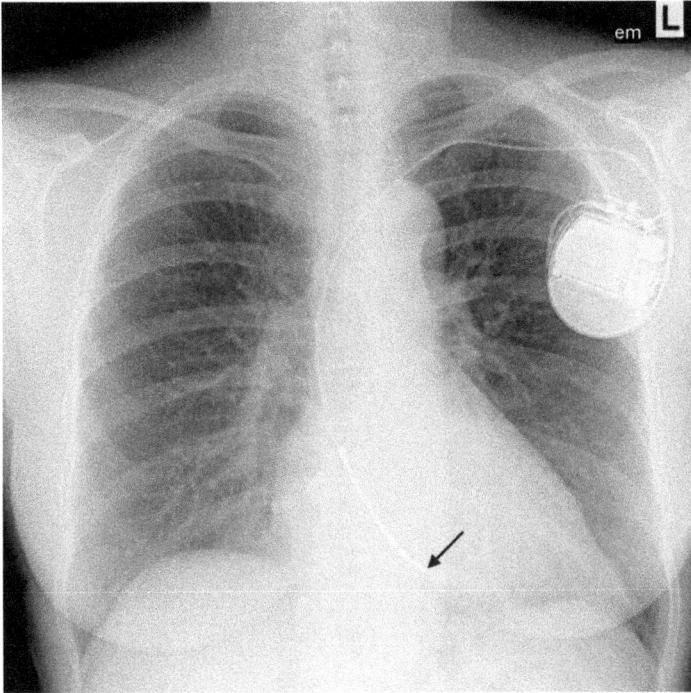

Abb. 4.15a: 57-jährige Patientin. Brugada-Syndrom. Seit fünf Jahren Trägerin eines über die linke A. sub-clavia zugeführten Elektrode eines permanenten Herzschrittmachers. Jetzt bei Kontrolluntersuchung auf-fällige Sensing- und Pacingwerte. – **Deskription**: Zwerchfellhochstand rechts, Verbreiterung des Herzens (20 cm : 38 cm), über die linke V. subclavia zugeführte Elektrode eines permanenten Herzschrittmachers, dessen Elektrodenspitze sich nicht sicher lokalisieren lässt. – **Kurzkommentar:** bei der Grundkrankheit der Patientin gibt es eine Vielzahl von Ursachen für diese Veränderungen, jedoch kann auch die nicht si-cher erkennbare Lage der Elektrodenspitze ursächlich sein.
Diagnose: s. u.

Herzschrittmacher – fragliche Dislokation der Elektrodenspitze b

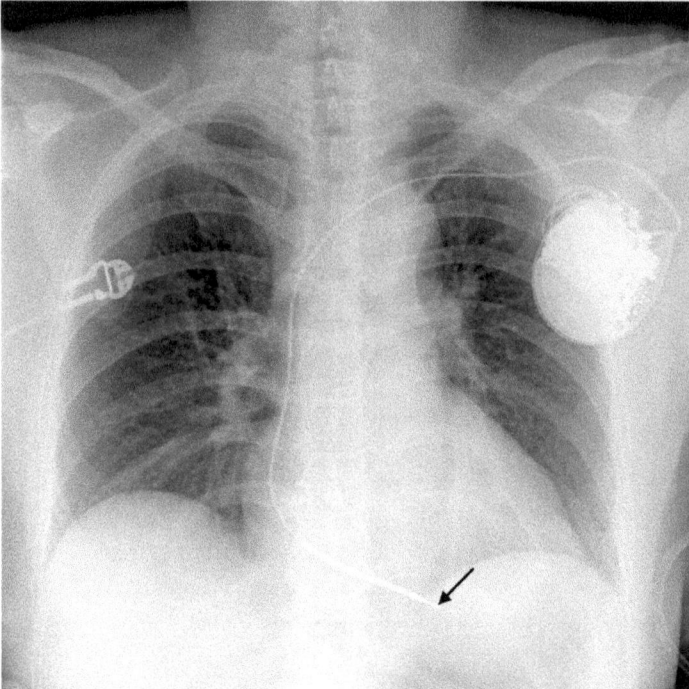

Abb. 4.15b: Patientin von Abb. 4.15a: Röntgenaufnahme des Thorax 2,5 Jahre zuvor. Wegen der Unsicherheit der Lage der Elektrodenspitze wurde das oben genannte aktuelle Röntgenbild des Thorax (Abb. 4.15a) mit früherem (s. o.) verglichen, das jetzt die Dislokation der Elektrodenspitze erkennen ließ.
Diagnose: zwischenzeitliche Dislokation der Elektrodenspitze des Herzschrittmachers.

5 Herzinsuffizienz, Lungenstauung, Lungenödem

5.1 Einleitung

Herzinsuffizienz, Lungenstauung und Lungenödem sind Diagnosen, deren eingehende Sicherung und insbesondere die Klärung der Ursachen der Kardiologie obliegen. Dennoch stellt das Röntgenbild des Thorax bei Herzinsuffizienz Teil der Basisdiagnostik dar, bei der mitunter entscheidende Hinweise oder Befunde erhoben werden können. Insbesondere bekommt sie besondere Bedeutung, wenn es sich um die Abgrenzung der Zeichen einer Herzinsuffizienz gegen andere pulmonale Prozesse, wie Pneumonien oder maligne Prozesse handeln kann.

5.2 Herzinsuffizienz

Herzinsuffizienz ist die Unfähigkeit des Herzens, das vom Organismus benötigte Herzzeitvolumen zu fördern.

Sie ist ein klinisches Syndrom, das man in Rechtsherz-, Linksherz- und Globalinsuffizienz unterteilt, ferner in dekompensierte Herzinsuffizienz und in kompensierte Herzinsuffizienz. Als kongestive Herzinsuffizienz bezeichnet man eine Herzinsuffizienz mit Stauungszeichen. Dabei kann das Herz vergrößert sein, und es können ein- oder beidseits Pleuraergüsse bestehen, die mitunter bis über die Thoraxmitte ansteigen. Bei längerem Bestehen können sich Kerley-B-Linien in den lateralen Unterfeldern finden (s. Lungenstauung – chronische).

Wesentliche kardiale Ursachen sind Kontraktionsschwäche der Herzmuskulatur wie u. a. bei KHK, Volumen- und Druckbelastung, Herzrhythmusstörungen sowie Füllungsbehinderung. Der Schweregrad einer Herzinsuffizienz kann anhand der NYHA-Stadien quantifiziert werden (NYHA, *New York Heart Association*).

Die Herzinsuffizienz ist ein häufiges Syndrom, d. h. die ihr zugrunde liegenden Erkrankungen sind häufig und nehmen mit zunehmender Alterung der Bevölkerung zu. Die Herzinsuffizienz kann bei Progredienz zu akuter und chronischer Lungenstauung führen, die wiederum in ein Lungenödem übergehen kann.

Die eingehende Diagnostik der Herzinsuffizienz wird von einem Kardiologen durchgeführt, wobei die Anamnese und der klinische Untersuchungsbefund die Basis sind. Entscheidend für die Objektivierung der Diagnose sind die Echokardiographie und gegebenenfalls die Herzkatheteruntersuchung. Das MRT kann wichtige Zusatzinformationen erbringen.

Röntgensymptomatologie

Bei der Deskription des Röntgenbildes des Thorax bei Herzinsuffizienz ist es zweckmäßig, die am häufigsten betroffenen Deskriptionsbereiche und gegebenenfalls Besonderheiten in systematischer Reihenfolge zu lesen (Tab. 5.1). Unabhängig hiervon müssen entsprechend den Deskriptionsbereichen alle 6 Deskriptionsbereiche bis einschließlich des 6. Deskriptionsbereiches gelesen werden.

Tab. 5.1: Röntgenologisch wichtige Deskriptionsbereiche und Besonderheiten.

1	Herz
2	große Gefäße
3	Lungenhilus
4	Lungenzeichnung
Besonderheiten	
5	Pleuraergüsse
6	Kerley-B-Linien
7	Fremdmaterialien

Bei der Deskription eines Röntgenbildes des Thorax bei V. a. Herzinsuffizienz muss zuerst berücksichtigt werden, ob das Röntgenbild unter Normalbedingungen im Stehen oder in Rückenlage angefertigt worden ist. Denn bei Rückenlage erscheint das Herz meistens größer als im Stehen.

Das Herz kann bei Herzinsuffizienz verbreitert sein. Unabhängig, ob eine vermutete Verbreiterung besteht oder nicht, sollte die Herzgröße stets so wie oben ermittelt werden.

Die großen Gefäße zeigen in der Regel keine Hinweise auf Herzinsuffizienz, es sei denn, dass ein Vitium cordis besteht.

Der Lungenhilus ist beidseits meistens verbreitert, gering inhomogen verdichtet und hat streifige Ausziehungen, die in die Lungenzeichnung übergehen. Häufig kann man im Lungenhilus die Gefäße hindurch schimmern sehen.

Als Lungenzeichnung (LZ) bezeichnt man die vom Lungenhilus ausgehenden Streifenschatten. Sie müssen bis zum knöchernen Thorax erkennbar sein. Diese Streifenschatten, d. h. Lungenarterien und Lungenvenen, nehmen physiologisch zur Peripherie hin an Breite und Dichte ab. Mitunter kann man in Lungenhilus-Nähe auch Anteile des Bronchialsystems erkennen. Bei Herzinsuffizienz sind, je nach Ausmaß der Erkrankung, die Streifenschatten verbreitert und verdichtet. Dabei können sie einen scharfen oder unscharfen Rand haben.

Ein scharfer Rand der Gefäßwand der verbreiterten Lungenvenen entsteht durch permanente Druckerhöhung und Volumenvermehrung, z. B. bei chronischer Lungenstauung wie bei Linksherzinsuffizienz. Orthograd getroffen erkennt man sie als Rundschatten mit scharfem Rand, besonders in Lungenhilus-Nähe. Besteht dagegen in den Pulmonalvenen eine akute Erhöhung des hydrostatischen Druckes und eine Volumenvermehrung, so sind diese Streifenschatten nicht nur verbreitert, sondern haben zusätzlich einen unscharfen Rand wie bei akuter Lungenstauung. Bei Herzinsuffizienz fallen die verbreiterten Streifenschatten insbesondere perihilär sowie in den parakardialen Unter- und Mittelfeldern auf, wo sie bis zum Zwerchfell reichen können.

Pleuraergüsse, die kardial bedingt sind, können bei manchen Formen der Herzinsuffizienz auftreten, und zwar einseitig, häufiger rechts oder auch beidseits, z. B. als sogenannte Pleurawinkelergüsse. Seltener entstehen ausgedehnte Pleuraergüsse, die sich gegen das Zwerchfell nicht abgrenzen lassen und mitunter an der lateralen Thoraxwand nach kranial ansteigen und sich dabei in einen Interlobärspalt ausbreiten.

Bei Rückenlage können sich diese Pleuraergüsse, sofern keine Pleuraverwachsungen bestehen, bis ins Oberfeld ausbreiten, wodurch eine Trübung oder Verschattung der Lunge entstehen kann. Im reinen Fall der Herzinsuffizienz handelt es sich bei diesem Pleuraerguss um seröse Flüssigkeit. Besteht gleichzeitig eine andere Erkrankung, so kann ein Pleuraerguss sehr unterschiedlichen Inhalt haben, z. B. entzündliche oder tumoröse oder sanguinolente Flüssigkeit. Woraus der Inhalt besteht, lässt sich röntgenologisch nicht feststellen.

Kerly-B-Linien sind schmale (ca. 0,1 cm) und ca. 2 cm lange, meistens horizontal verlaufende Streifenschatten in den Unterfeldern an der lateralen Thoraxwand. Es sind Lymphspalten, in denen sich bei längere Zeit (z. B. 3 Monate) bestehender Erkrankung Lymphe staut. Sie können sich nach Normalisierung der kardialen Situation wieder gänzlich zurückbilden (s. u.).

Sieht man auf diesem Röntgenbild Fremdmaterialien, so müssen diese korrekt beschrieben werden. So muss z. B. bei einem Herzschrittmacher dessen Implantation sowie sein ganzer Elektrodenverlauf bis zur mutmaßlichen Lage der Elektrodenspitze exakt beschrieben werden.

Insgesamt kann die Herzinsuffizienz sehr verschiedene Erscheinungsformen haben (Abb. 5.1–5.5), dennoch können die genannten pathologischen Veränderungen, die nicht immer alle gleichzeitig bestehen müssen, signifikante Hinweise auf dieses Syndrom geben. Dabei sollte man stets nach der Ursache suchen, die nicht selten in einer anderen, oft nicht erkannten Erkrankung liegt.

Diese verschiedenen Erscheinungsformen können zu Unklarheiten führen, so dass sich die Herzinsuffizienz z. B. gegen eine chronische Lungenstauung oder jene gegen eine Herzinsuffizienz nicht immer abgrenzen lässt. Vor allem gleichzeitig bestehende andere Erkrankungen, wie z. B. eine Pneumonie oder ein maligner Prozesses, können diagnostische Schwierigkeiten bereiten, so dass die Computertomographie durchgeführt werden sollte. Aber stets sollte eine klare Diagnose angestrebt werden.

Herzinsuffizienz

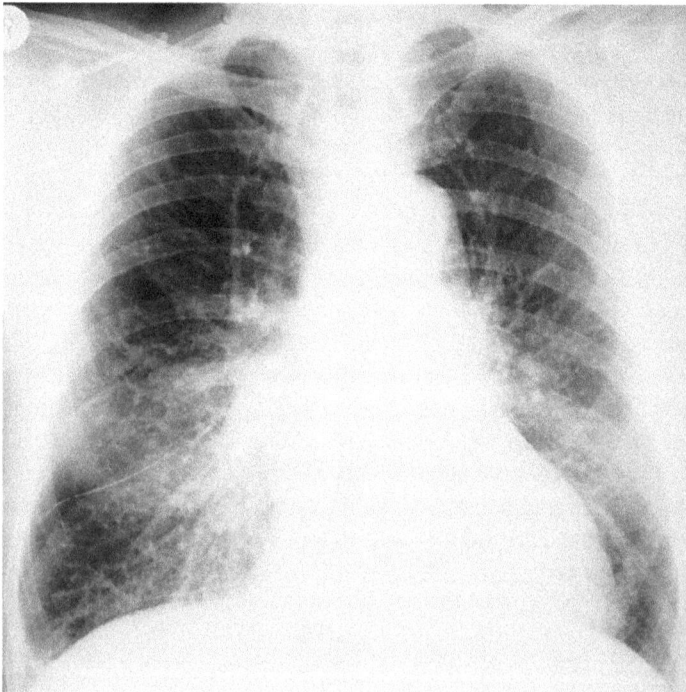

Abb. 5.1: 48-jähriger Patient, KHK. Jetzt akute Dyspnoe und Schwächegefühl. – **Deskription:** geringe Verschattung des rechten Sinus phr., beidseits perihilär und in den Lungenhili verbreiterte Gefäßschatten, sehr geringe Verdichtung des rechten Interlobärspaltes, normal großes Herz. – **Kurzkommentar:** hinweisend für eine Herzinsuffizienz können die verbreiterten Gefäßschatten vorwiegend perihilär und der kleine Pleurawinkelerguss rechts sein, die normale Herzgröße spricht für ein eher akutes Geschehen.
Diagnose: akut dekompensierte Herzinsuffizienz, rechts kleiner Pleurawinkelerguss, normal großes Herz.

Herzinsuffizienz mit Pleuraergüssen

Vorwiegend bei Rechtsherzinsuffizienz können transsudathaltige Pleuraergüsse entstehen, die anfänglich als kleiner Pleurawinkelerguss imponieren, sich später jedoch auch vorwiegend im lateralen Thoraxbereich im Interlobium als große Verschattung ausbreiten, oder z. B. als schmaler Streifenschatten im Interlobärspalt zwischen Ober- und Mittellappen.

Ausgeprägte Herzinsuffizienz mit Pleuraergüssen a

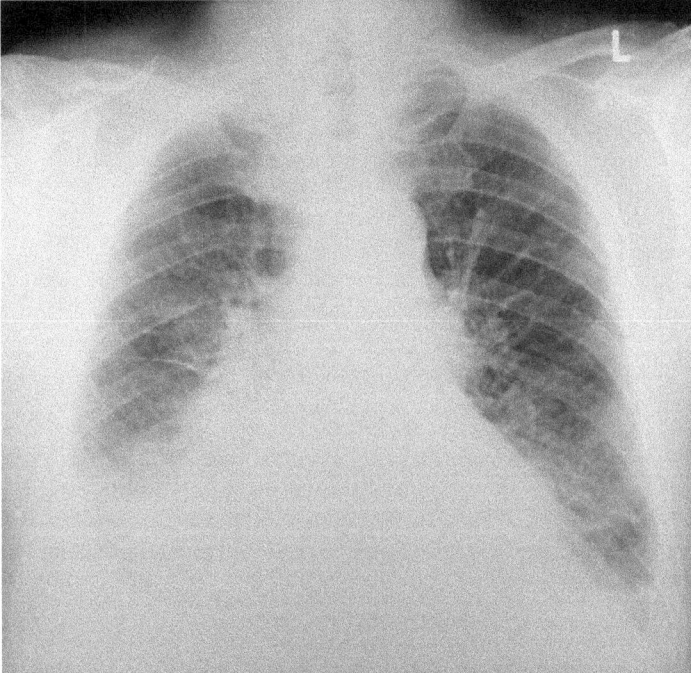

Abb.: 5.2a: 79-jähriger Patient. Seit ca. drei Wochen zunehmend Atemnot und Belastungsdyspnoe, Inappetenz. – **Deskription:** dichte homogene Verschattung des rechten Sin. phr., wobei die Verschattung das Unterfeld verdeckt und z. T. lateral bis zum Interlobärspalt ansteigt, geringe Verschattung des linken Sin. phr. jeweils mit unscharfem Rand, streifig verstärkte Lungenzeichnung mit besonders breiten Streifenschatten, beidseits vergrößerter und verdichteter Lungenhilus, verbreitertes Herz (19 cm : 33 cm). – **Kurzkommentar:** die breiten Streifenschatten der Lungengefäße, die vergrößerten Lungenhili und das verbreiterte Herz sprechen für eine ausgeprägte Herzinsuffizienz, wobei die dichte homogene Verschattung rechts und die geringe links für Pleuraergüsse sprechen.
Diagnose: ausgeprägte Herzinsuffizienz mit Pleuraergüssen.

Ausgeprägte Herzinsuffizienz mit Pleuraergüssen b

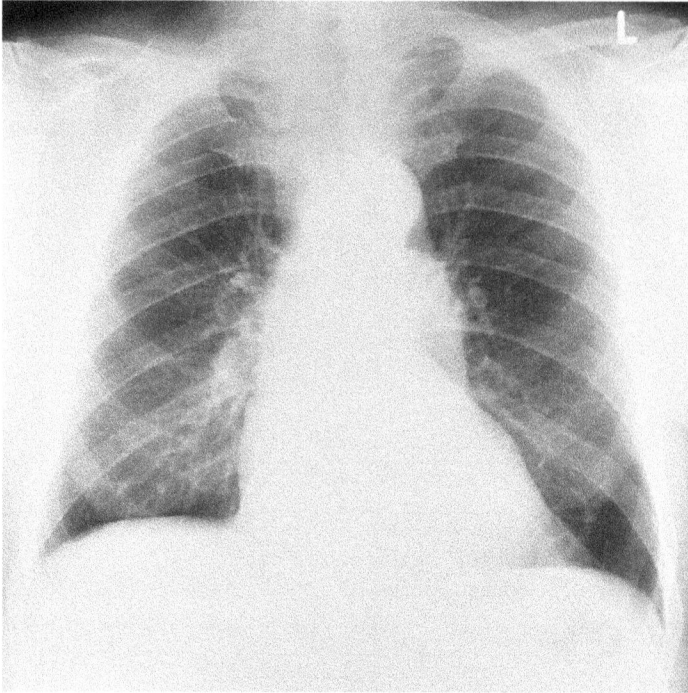

Abb. 5.2b: Patient von Abb. 5.2a: Fünf Tage nach medikamentöser Therapie. – **Deskription:** regelrechte Zwerchfellsituation beidseits, geringe streifig verstärkte Lungenzeichnung, gering vergrößerte Lungenhili, jetzt normal großes Herz (15 cm : 33 cm).

Diagnose: 5 Tage nach medikamentöser Therapie annähernd Normalisierung der Situation, nur noch geringe perihiläre Lungenstauung.

Herzinsuffizienz mit Interlobärerguss a

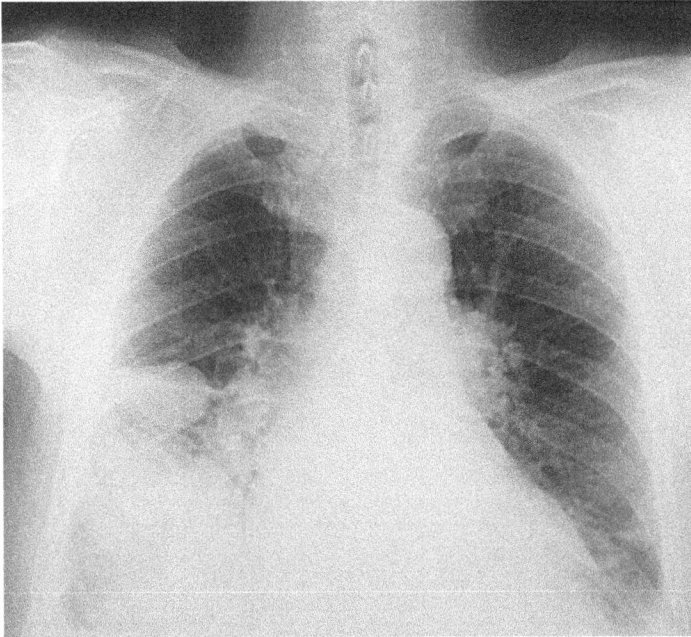

Abb. 5.3a: 51-jähriger Patient. Seit ca. einem Jahr zunehmend Belastungsdyspnoe, seit ca. zwei Wochen konstant geringe Atemnot, seit ca. einer Woche stechende Schmerzen in der kaudalen rechten Thorax-hälfte, besonders beim Bücken. – **Deskription:** rechte Zwerchfellhälfte und angrenzendes Unterfeld dicht und überwiegend homogen verschattet (ca. 12 cm nach kranial) mit überwiegend scharfem glatten Rand im lateralen Bereich, linke Zwerchfellhälfte mit Sin. phr. z. T. abgeschnitten, angrenzend kleine wenig dichte Streifenschatten, verbreiterte und inhomogen verdichtete Lungenhili, bei denen man die Gefäße hindurch schimmern sieht, verbreitertes Herz (20 cm : 32 cm), streifig verstärkte LZ. – **Kurzkommentar:** unter Berücksichtigung des zeitlichen Verlaufes sprechen das verbreiterte Herz, die verbreiterten Lungen-hili und die LZ für eine Herzinsuffizienz. Der Schatten im rechten Unterfeld spricht durch seine Lage, Dichte, Homogenität und den Rand für einen Pleuraerguss.

Diagnose: s. u.

Herzinsuffizienz mit Interlobärerguss b

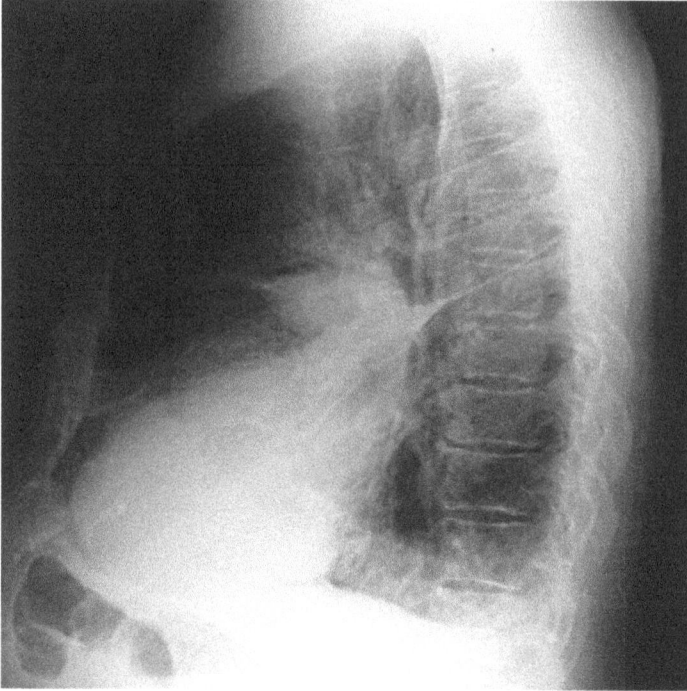

Abb. 5.3b: Patient von Abb. 5.3a. – **Deskription:** den Herzschatten überragender dichter homogener Schatten mit z. T. scharfem glatten Rand und einem angrenzenden kleinen ebensolchen Schatten, der sich in den Interlobärspalt ausdehnt, wenig dichte homogene Verschattung beider dorsaler Sin. phr.
Diagnose: Herzinsuffizienz mit großem rechtsseitigen kaudalen Pleuraerguss (ca. 12 cm hoch).

Herzinsuffizienz mit entzündlichen/malignen Prozessen

Während bei Herzinsuffizienz und gleichzeitig bestehenden Pleuraergüssen diese vorwiegend durch ihre kaudale Lokalisation und Homogenität erkannt werden können, kann die Diagnostik bei gleichzeitig bestehenden entzündlichen oder malignen Prozessen erschwert sein. Dabei können Inhomogenität und Rand des Schattens Hinweise geben.

Herzinsuffizienz mit entzündlichen/malignen Prozessen

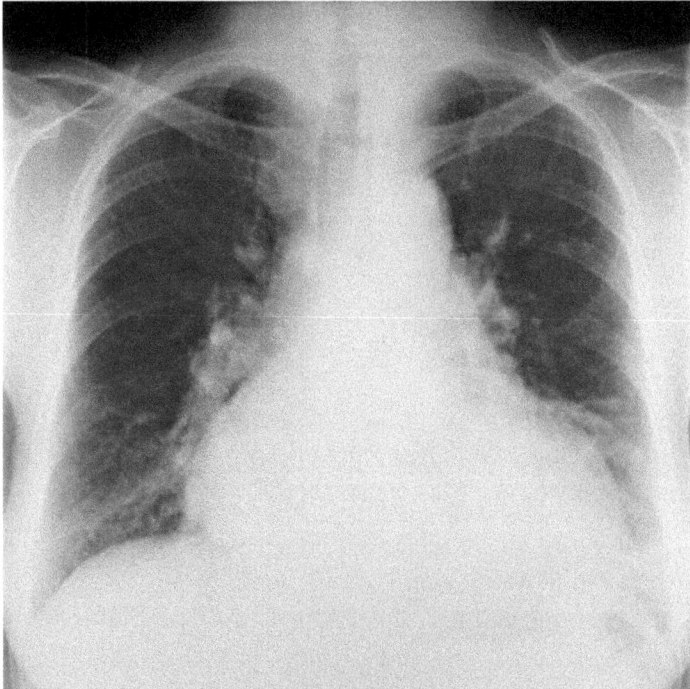

Abb. 5.4: 46-jährige Patientin. Seit ca. einem Jahr zunehmend Atemnot bei Belastung. Jetzt seit ca. drei Wochen zunehmend Fieber, Husten und linksseitiger Thoraxschmerz. – **Deskription:** fleckige Verschattung des linken Sin. phr. und angrenzenden Unterfeldes, gering streifig verstärkte Lungenzeichnung, deutlich vergrößerte Lungenhili, bei denen verbreiterte Gefäßschatten hindurch schimmern, Verbreiterung des Herzens (18 cm : 28 cm). – **Kurzkommentar:** die verbreiterten Gefäßschatten in den Lungenhili und die Verbreiterung des Herzens sprechen für eine Herzinsuffizienz, die fleckige Verschattung des linken Unterfeldes und die Anamnese sprechen für eine linksseitige Pneumonie, denn bei einem Pleuraerguss wäre die Verschattung homogen und bei einem malignen Prozess dieser Größe wesentlich dichter.
Diagnose: ausgeprägte Herzinsuffizienz mit Pneumonie im linken Unterfeld.

5.3 Lungenstauung

Die Lungenstauung, auch Stauungslunge, ist ein zentralvenöses pulmonales Geschehen, das sowohl akut auftreten als auch chronisch bestehen kann. Ursachen sind eine Erhöhung des hydrostatischen Druckes und Vermehrung des Blutvolumens in den Vv. pulmonales und den Lungenkapillaren. Ursachen bei chronischer Lungenstauung sind vorwiegend dekompensierte Linksherzinsuffizienz und Mitralklappenfehler. Die akute Lungenstauung tritt überwiegend bei KHK und Myokardinfarkt oder hypertensiver Herzerkrankung auf.

Ist das Geschehen chronisch, so kommt es meistens zu einer Bindegewebsvermehrung, die wiederum zu einer Verbreiterung der alveolo-kapillären Diffusionsstrecke führt, wodurch die Diffusion der Atemgase erschwert ist (Abb. 5.5). In seltenen Fällen kann es zur Hämosiderin-ablagerung in der Lunge kommen.

Bei akuter Lungenstauung wird durch Austritt seröser Flüssigkeit aus den Lungengefäßen in das Interstitium der Lungen ebenfalls die alveolo-kapilläre Diffusionsstrecke verbreitert und damit auch die O_2-Aufnahme erschwert (Abb. 5.5). Hierbei kann mitunter auf dem Röntgenbild zwischen interstitieller und alveolärer Lungenstaung bzw. Lungenödem unterschieden werden.

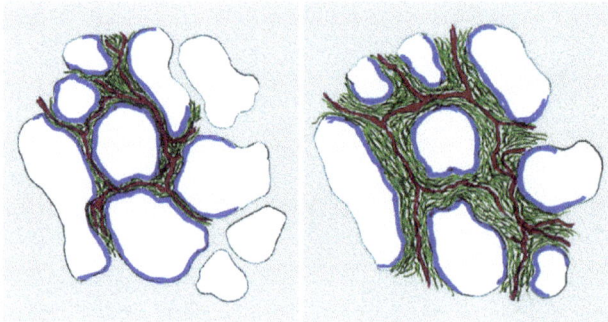

Abb. 5.5: Alveolo-kapillare Diffusionsstrecke: A = normale Situation, B = Verbreiterung. – B: durch die Verbreiterung des Interstitium wird der Abstand von der Alveolenwand zur Kapillare verlängert, d. h. der Gasaustausch erschwert.

Sowohl die chronische als auch die akute Lungenstauung sind ein sehr schweres Krankheitsbild, das therapiert werden muss, die akute Lungenstauung sofort.

Die chronische Lungenstauung (Abb. 5.6–5.9) führt vor allem zu Dyspnoe und Husten und mitunter zu chronischer Bronchitis. Sie kann sich zu einem Lungenödem entwickeln.

Die akute Lungenstauung kann dagegen in kürzester Zeit zu einem Lungenödem und weiter zum Tode führen.

Mitunter wird entsprechend der Lokalisationsdominanz zwischen alveolärer und interstitieller Lungenstauung unterschieden, wobei bei Übergangsformen diese Unterscheidung oft unsicher ist.

Chronische Lungenstauung

Röntgensymptomatologie

Bei der chronischen Lungenstauung, bei der das Röntgenbild des Thorax meistens im Stehen angefertigt wird, ist das Herz mehrheitlich verbreitert, sind die Lungenhili mitunter deutlich verbreitert und inhomogen verdichtet, so dass manchmal die Gefäße hindurch schimmern. Die Lungenzeichnung fällt durch bis in die Peripherie deutlich verbreiterte Gefäße auf, die einen scharfen Rand haben können, und, wenn sie orthograd getroffen sind, vorwiegend in Lungenhilus-Nähe als größere dichte Rundschatten (mitunter bis zu 1 cm) mit scharfem glatten Rand erscheinen. Besonders auffallend sind häufig verbreiterte Gefäße, die vom kaudalen Lungenhilus parakardial bis zum Zwerchfell ziehen, was rechts besser zu erkennen ist als links, wo diese Situation durch den Herzschatten verdeckt wird.

Besteht die chronische Lungenstauung längere Zeit, so können sich in den lateralen Unterfeldern Kerley-B-Linien bilden. Auch können ein- oder beidseitige kleine Pleuraergüsse bestehen.

Chronische perihiläre Lungenstauung

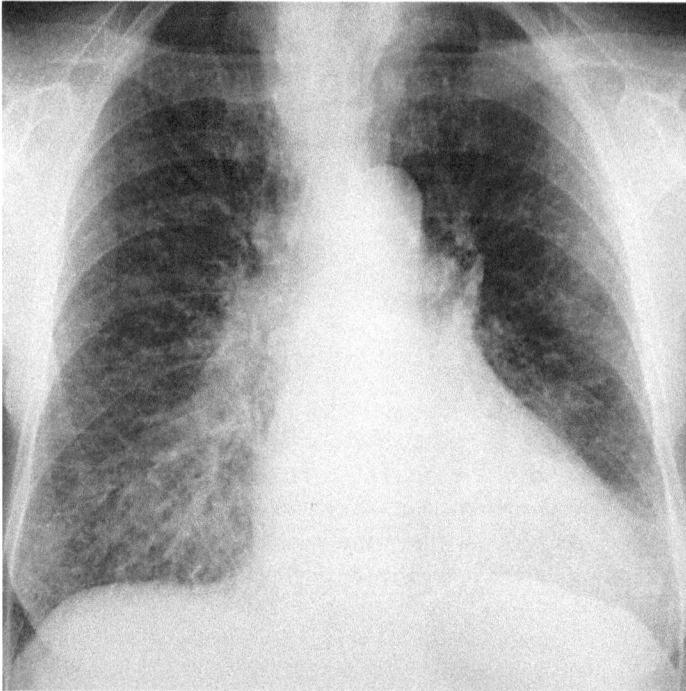

Abb. 5.6: 73-jährige Patientin, Mitralstenose und chron. Lungenstauung. – **Deskription:** geringe Verschattung des linken Sinus phr., streifig verstärkte LZ mit insbesondere in den Mittelfeldern verbreiterten Streifenschatten mit scharfem Rand, bds. in den lateralen Unterfeldern horizontale schmale Streifenschatten (ca. 2 cm lang, Kerley-B-Linien) mit scharfem Rand, rechts verdichteter Interlobärspalt, Verbreiterung des Herzens (17:28 cm). – **Kurzkommentar:** die Verbreiterung des Herzen und die besonders bds. perihilär verbreiterten Streifenschatten mit scharfem Rand sprechen für eine chronische Lungenstauung.

Diagnose: chronische perihiläre Lungenstauung, Verbreiterung des Herzens (17:28 cm), rechts Kerly-B-Linien, links kleine kaudale Schwiele.

Chronische Lungenstauung

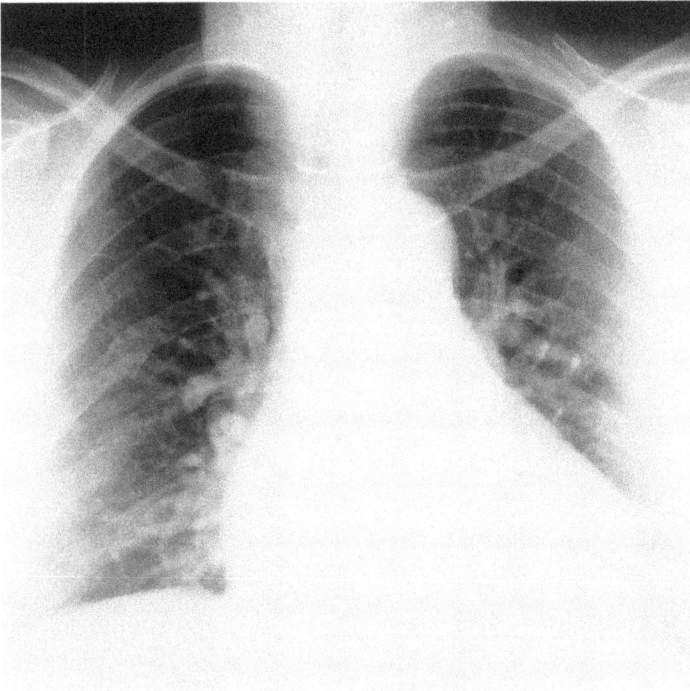

Abb. 5.7: 64-jährige Patientin, Mitralstenose und ausgeprägte chronische Lungenstauung. – **Deskription:** beidseits, insbesondere perihilär, streifig verstärkte LZ mit verbreiterten Streifenschatten mit scharfem glatten Rand, beidseits perihilär kleine Rundschatten mit scharfem glatten Rand, rechts verdichteter Interlobärspalt, Verbreiterung des mitralkonfigurierten Herzens (16 cm : 27 cm), elongierte Aorta, rechts dorsal alte Rippenserienfraktur. – **Kurzkommentar:** abgrenzend gegen eine akute Lungenstauung können der glatte scharfe Rand der verbreiterten Streifenschatten (Gefäße mit fibrosierter Wand), jener der beidseits perihilären Rundschatten (orthograder Gefäßverlauf) und die kaudolateralen Streifenschatten, d. h. Kerley-B-Linien gewertet werden.
Diagnose: chronische Lungenstauung, Mitralstenose, Verbreiterung des Herzens.

Chronische Lungenstauung mit Pleuraerguss

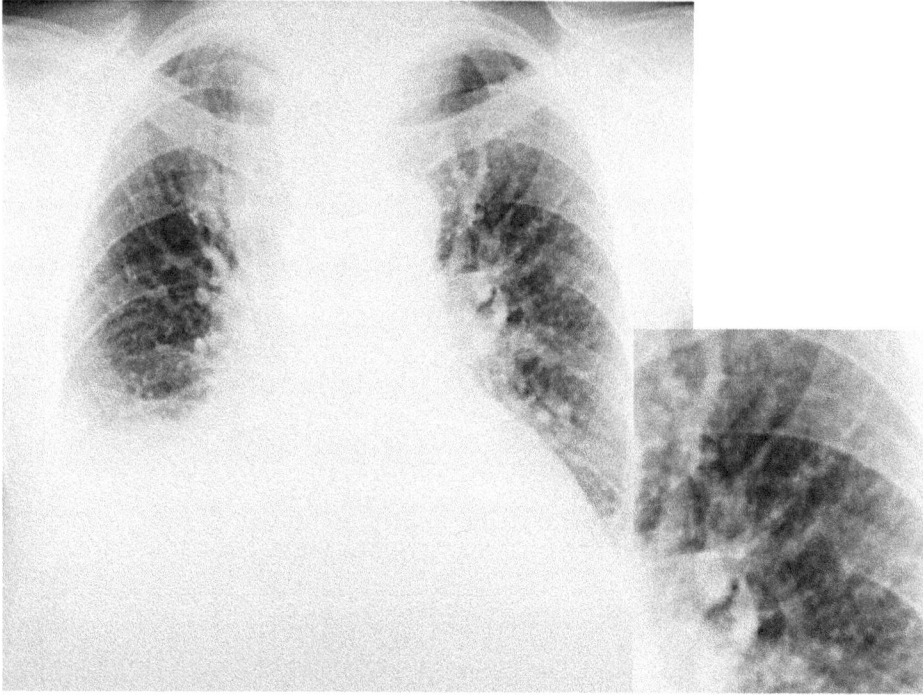

Abb. 5.8: 52-jähriger Patient. Seit ca. fünf Jahren chronische. Lungenstauung bei Mitralklappenvitium bekannt. Jetzt nach starker körperlicher Belastung seit ca. drei Wochen zunehmend Belastungsdyspnoe. – **Deskription:** dichte homogene Verschattung der rechten Zwerchfellhälfte mit Sin. phr. und angrenzendem Unterfeld, an der lateralen Thoraxwand bis ca. auf Höhe des rechten Lungenhilus ansteigend, allseits verbreiterte und verdichtete Gefäßschatten mit scharfem unglatten Rand, besonders in Lungenhilus-Nähe, vergrößerte und verdichtete Lungenhili mit deutlich verbreiterten Gefäßschatten, Verbreiterung des Herzens (18 cm : 29 cm), homogene Verbreiterung des kranialen Mediastinum mit überwiegend scharfem Rand. – **Kurzkommentar:** die deutlich verbreiterten Gefäßschatten mit scharfem glatten Rand, die verbreiterten Lungenhili und das verbreiterte Herz lassen keine andere Diagnose als chronische Lungenstauung, in dem Fall mit Pleuraerguss rechts, zu.

Diagnose: ausgeprägte chronische Lungenstauung mit ausgeprägter Verbreiterung des Herzens und ausgeprägtem rechtsseitigen Pleuraerguss, V. a. Struma.

Chronische Lungenstauung – Kerly-B-Linien

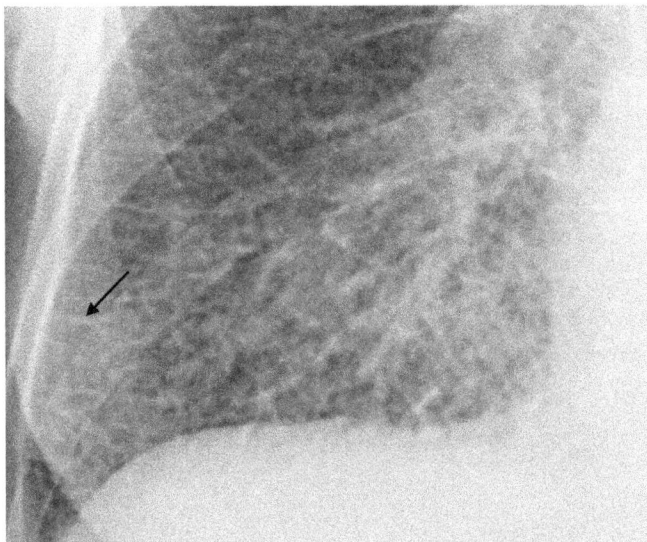

Abb. 5.9: 38-jährige Patientin. Ausschnitt rechtes Unterfeld eines Röntgenbildes des Thorax dv. Mitral-klappenvitium bekannt. – **Deskription:** regelrechte Zwerchfellsituation rechts, im rechten lateralen Unter-feld schmale (ca. 0,3 cm) horizontal verlaufende dichte Streifenschatten mit unglattem Rand (ca. 2–3 cm), bis in Zwerchfell-Nähe reichende Gefäßschatten des rechten kaudalen Lungenhiluspoles. – **Kurzkom-mentar:** diese Streifenschatten können nur sogenannte Kerley-B-Linien sein, die gestauten Lymphspalten entsprechen.
Diagnose: Kerley-B-Linien.

Akute Lungenstauung

Bei einer akuten Lungenstauung (Abb. 5.10–5.12) befindet sich der Patient für das Röntgenbild in Rückenlage, nicht selten wird er von Sanitätern in die Klinik gebracht oder er wird postoperativ in die Intensivstation verlegt.

Röntgensymptomatologie

Durch die Rückenlage kann das Herz verbreitert erscheinen, wobei es möglicherweise schon vorher verbreitert war. Von den großen Gefäßen kann man mitunter am rechten Mediastinumrand die V. cava als wenig dichten Streifenschatten (ca. 1–1,5 cm breit) erkennen. Die Lungenhili sind verbreitert. Die Lungenzeichnung fällt durch wenig verbreiterte wenig dichte Streifenschatten mit insbesondere unscharfem Rand auf, so dass die Gefäße manchmal nicht bis zur Peripherie zu verfolgen sind. Selten sind Zwerchfell und auch angrenzendes Unterfeld durch kleine Pleuraergüsse getrübt oder verschattet.

Akute Lungenstauung

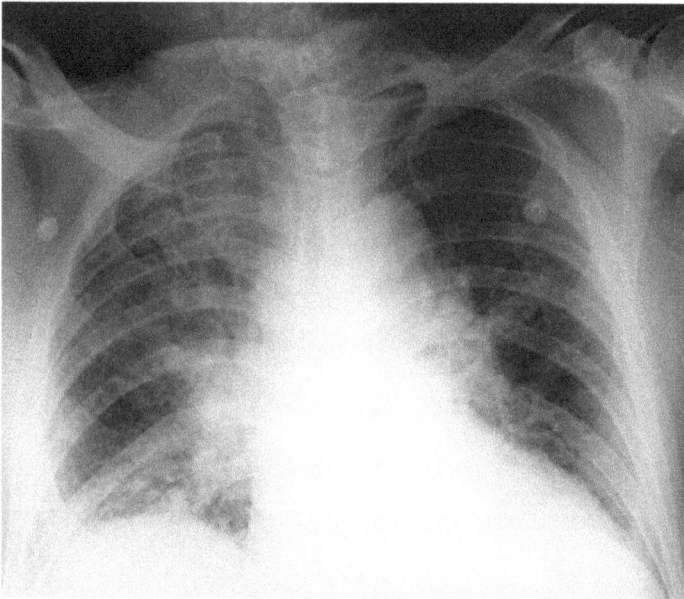

Abb. 5.10: 81-jähriger Patient, asymmetrische Rückenlage, Intensivstation. V. a. Myokardinfarkt. – **Deskription:** geringe homogene Verschattung des rechten Sin. phr., nicht bis zur Peripherie erkennbare Gefäße mit unscharfem Rand, deutlich vergrößerte Lungenhili, bei denen verbreiterte Gefäßschatten hindurch schimmern, fragliche Verbreiterung des Herzens. – **Kurzkommentar:** der unscharfe Rand der Gefäße der Lungenzeichnung, die vergrößerten Lungenhili mit hindurch schimmernden vergrößerten Gefäßschatten und die Anamnese sprechen für eine akute Lungenstauung, fraglicher kleiner rechtsseitiger Pleuraerguss (alt?).
Diagnose: akute Lungenstauung, fragliche Verbreiterung des Herzens.

Akute Lungenstauung mit Übergang in Lungenödem

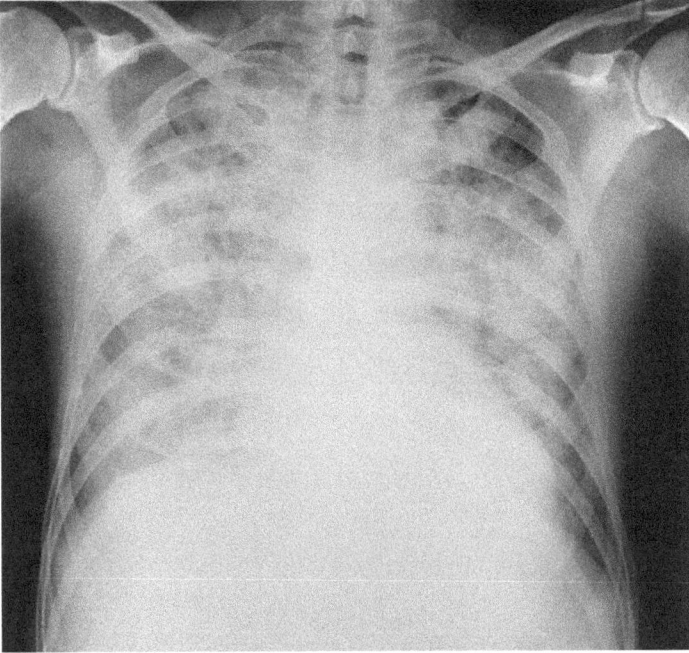

Abb. 5.11: 73-jähriger Patient, Rückenlage, Intensivstation. V. a. Myokardinfarkt. – **Deskription:** geringe Trübung beider Lungen, in allen Bereichen, besonders Lungenhilus-nah, breite wenig dichte homogene Streifen- und Fleckschatten mit unscharfem Rand, gering verbreiterte Lungenhili, wahrscheinlich normal großes Herz. – **Kurzkommentar:** die verbreiterten Streifen- und Fleckschatten mit unscharfem Rand der Lungenzeichnung, die allseitige geringe Trübung und die Anamnese sprechen für eine akute Lungenstauung mit Übergang in Lungenödem.

Diagnose: akute Lungenstauung mit Übergang in Lungenödem.

Akute Lungenstauung

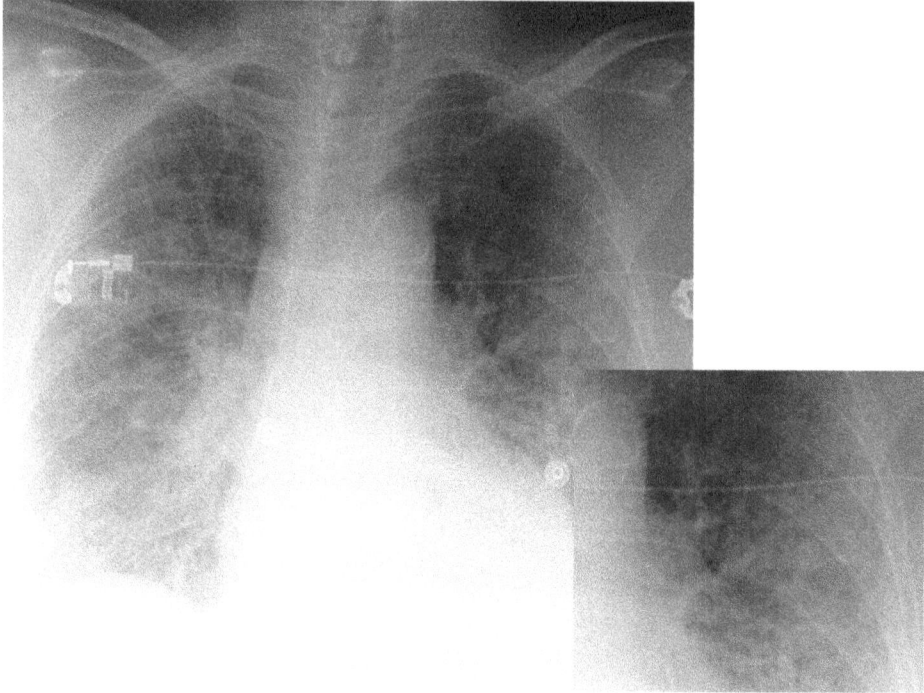

Abb. 5.12: 81-jährige Frau, Rückenlage. Seit ca. zehn Jahren KHK, jetzt akut Kreislaufzusammenbruch mit Bewusstseinstrübung, keine Schmerzen, bedrohlicher AZ, Zentrale Notaufnahme. – **Deskription:** in beiden Lungen streifig verstärkte Lungenzeichnung mit unscharfem Rand, orthograd getroffene Gefäße (Rundschatten), fraglich verbreitertes Herz (Rückenlage). – **Kurzkommentar:** die Zentrale Notaufnahme, die Rückenlage, die Anamnese, der unscharfe Rand der verbreiterten Gefäße, die orthograd getroffenen Gefäße (Rundschatten) und die Aortensklerose sprechen für eine akute Lungenstauung, möglicherweise bei KHK durch Myokardinfarkt (Schmerzfreiheit spricht nicht gegen einen Myokardinfarkt).
Diagnose: ausgeprägte akute Lungenstauung, fragliche Herzverbreiterung.

5.4 Lungenödem

Unter einem Lungenödem versteht man einen akuten oder subakuten Austritt seröser Flüssigkeit aus den Lungengefäßen ins Interstitium der Lungen, in Alveolen und mitunter in Bronchioli (Abb. 5.13–5.15).

Häufigste Ursachen sind vor allem die Erhöhung des hydrostatischen Druckes in den Vv. pulmonales und den Lungenkapillaren wie bei Linksherzinsuffizienz, der Abfall des kolloidosmotischen Druckes unter den Kapillardruck wie bei nephrotischem Syndrom und *Fluid lung* sowie eine Kapillarmembran-Schädigung wie bei toxischen, infektiösen und allergischen Prozessen. Hierdurch kommt es zu ungenügender Sauerstoffsättigung des Blutes und zur respiratorischen Insuffizienz, wobei die Störung der Ventilationsverteilung und der Diffusion im Vordergrund stehen.

Lungenödem

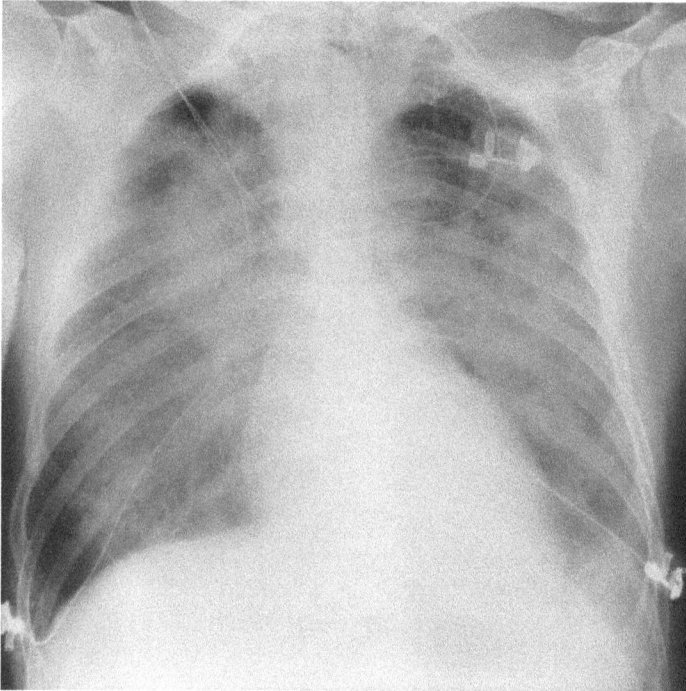

Abb. 5.13: 75-jähriger Patient, Rückenlage, Intensivstation. Frischer Myokardinfarkt. – **Deskription:** in allen Bereichen deutlich verbreiterte wenig dichte homogene Gefäß- und Fleckschatten mit unscharfem Rand, besonders in den Mittelfeldern, gering vergrößerte Lungenhili, wahrscheinlich normal großes Herz, in allen Bereichen Trübung (sogenannte milchglasartige Trübung), durch die die Gefäßschatten hindurch schimmern, Trachesaltubus, über eine linke Armvene zugeführter Gefäßkatheter, dessen Spitz in den Axillarweichteilen endet. – **Kurzkommentar:** die verbreiterten Gefäßschatten mit unscharfem Rand, die milchglasartige Trübung und die Anamnese sprechen für ein Lungenödem. Bei einem Pleuraerguss würde man eher eine Verschattung, und die besonders in den Unterfeldern und selten seitengleich sehen.
Diagnose: ausgeprägtes Lungenödem, Gefäßkatheterdislokation (s. o.), Trachealtubus. – Lebensgefahr!

Lungenödem – sogenannte weiße Lunge

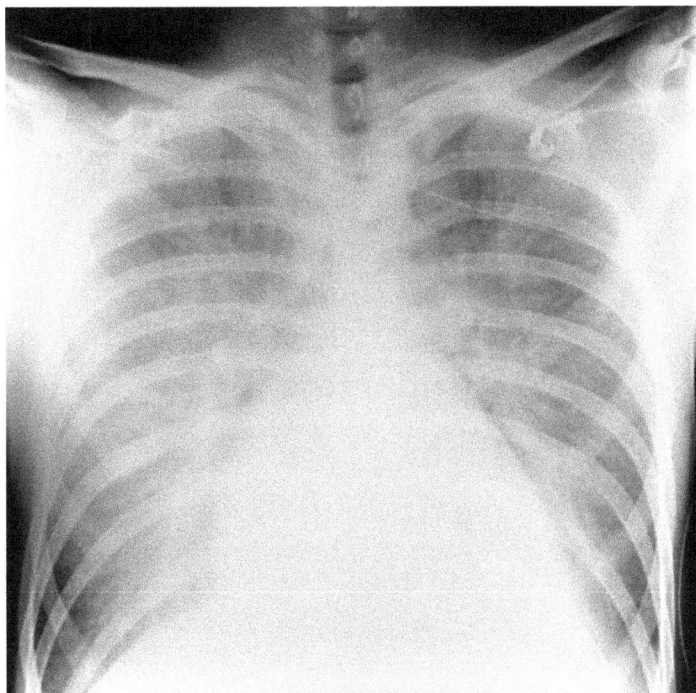

Abb. 5.14: 61-jährige Patientin, Rückenlage. Vorausgegangen akute Lungenstauung. Jetzt hochgradige Atemnot und Kreislaufversagen. – **Deskription:** dichte homogene Verschattung beider Unterfelder, rechts mehr als links, übergehend in eine ausgeprägte Trübung beider Lungen, wobei man z. T. die Gefäßschatten hindurch schimmern sieht, fraglich normal großes Herz, über die linke V. subclavia zugeführter Gefäß- katheter, der sich bis in den Herzschatten verfolgen lässt. – **Kurzkommentar:** die Anamnese, die Ver- schattung der Unterfelder und die gleichmäßige Trübung beider Lungen mit durchschimmernden Gefäßen sprechen für ein ausgeprägtes Lungenödem. Bei nach kranial ausgelaufenen Pleuraergüssen wäre die Trübung der Lungen nicht so gleichmäßig, außerdem spricht die Anamnese dagegen.
Diagnose: ausgeprägtes Lungenödem, sogenannte weiße Lunge.

Fluid lung

Die Fluid lung ist eine besondere Form eines Lungenödems, bei der eine überwiegend interstitielle Flüssigkeitseinlagerung in den Lungen besteht. Sie kann eine Komplikation eines akuten Nierenversagens sein. Auch kann sie durch zu schnell entstandene Hypervolämie artefiziell infolge zu schneller und zu großer intravenöser Zufuhr von Flüssigkeit verursacht werden, wie durch falsche Infusionsapplikation.

Die Fluid lung, auch als Lungenüberwässerung bezeichnet, ist auskultatorisch fast nie erfassbar, jedoch röntgenologisch nachweisbar.

Fluid lung

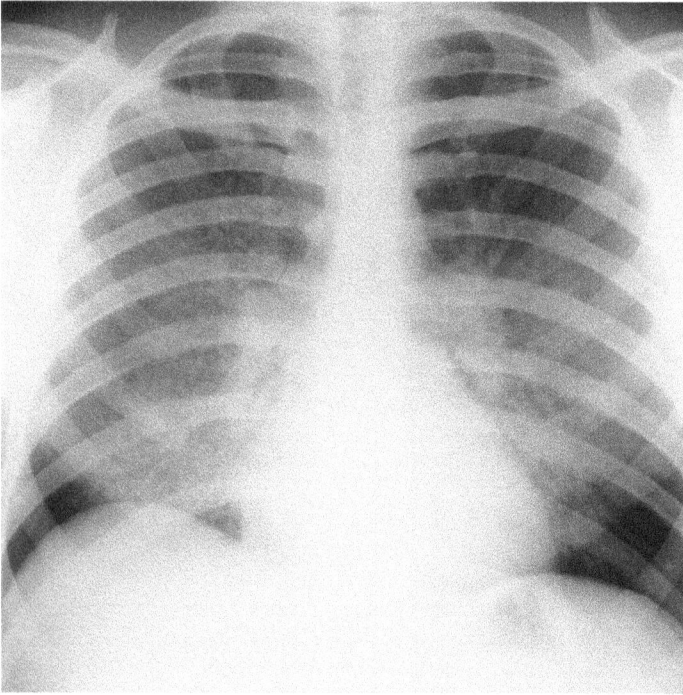

Abb. 5.15: 21-jähriger Patient, Rückenlage. Morbus Crohn. Jetzt zu schnelle und zu große intravenöse Zufuhr von Flüssigkeit. – **Deskription:** in beiden medialen Mittel-Unterfeldern kleine Fleckschatten mit unscharfem Rand, beidseits regelrechte Sinus phr. und laterale Lungen-Bereiche. – **Kurzkommentar:** hinweisend sind vorwiegend in beiden Mittel-Unterfeldern sehr kleine Fleckschatten mit unscharfem Rand und kaum erkennbare Gefäße sowie annähernd regelrechte Lungenrand-Bereiche (sogenannte schmetterlingsartige Verschattung). **Cave: Sofortige Entwässerungstherapie angezeigt, häufig lebensbedrohliche Situation!**
Diagnose: Fluid lung (sogenannte Lungenüberwässerung).

6 Interstitielle Lungenerkrankungen

6.1 Einleitung

Die große Vielfalt und anatomische Verschiedenartigkeit der einzelnen Thoraxorgane sowie wiederum die Verschiedenartigkeit der einzelnen Anteile dieser Organe selbst und letztlich deren mitunter ganz verschiedene physiologische Reaktionsweisen bei Erkrankungsprozessen hat eine überaus große Anzahl von Erkrankungen zur Folge. Dabei kann man die umfangreiche Gruppe der entzündlichen Thoraxerkrankungen und die malignen Thoraxerkrankungen für sich erfassen. Bei dem nicht minder großen Anteil anderer Thoraxerkrankungen kann eine Einteilung nur näherungsweise getroffen werden.

6.2 Einteilung

Unter diesen anderen Thoraxerkrankungen gibt es eine große Gruppe von Erkrankungen, die zudem für Diagnostik und Therapie von großer Bedeutung ist. Diese kann man nach unterschiedlichen Gesichtspunkten einteilen, wobei der übergeordnete Begriff interstitielle Lungenerkrankungen auch pleurale und parenchymatöse Lungenerkrankungen beinhaltet. Die folgende Einteilung hat sich bewährt (Tab. 6.1).

Tab. 6.1: Einteilung von interstitiellen Lungenkrankheiten (gekürzt).

1	durch inhalative Noxen (z. B. Exogen-allergische Alveolitis)
2	durch nicht inhalative Noxen (z. B. Strahlenpneumonitis, medikamentös induzierte Lungenschäden, akutes Lungenversagen)
3	bei anderen Erkrankungen (z. B. rheumatoide Arthritis, Sarkoidose)
4	nach Infektionen (z. B. Miliartuberkulose, Herpes-Pneumonie)
5	bei idiopathischen Erkrankungen (z. B. idopathische Lungenfibrose)

Berücksichtigt man die allgemeine Bezeichnung „Interstitielle, pleurale und parenchymatöse Lungenerkrankungen", so gibt es die interstitiellen Lungenerkrankungen, wie die Lungenfibrose, deren Hauptmanifestation das Interstitium ist. Ferner gibt es mit der Hauptmanifestation der Pleura pleurale Lungenerkrankungen, wie die Asbestose und es gibt parenchymatöse Lungenerkrankungen, mit der Hauptmanifestation im Parenchym, wie die Silikose. Dabei kann es hinsichtlich der Manifestation Überschneidungen geben.

Wegen der Vielzahl dieser Lungenerkrankungen können hier nur die bedeutendsten von diesen behandelt werden (Abb. 6.1–6.16).

Ursachen

Überwiegende Ursachen dieser Lungenerkrankungen, die meistens chronisch verlaufen, sind in erster Linie inhalative Noxen und systemische Erkrankungen (s. u.). Als inhalative Noxe kann man letztlich auch Allergene nennen. Manche dieser Ursachen können an mehreren Manifestationsorten zur Erkrankung führen.

Diese Lungenerkrankungen führen zu einem meistens fortschreitenden bindegeweblichen Umbau der wiederum zu einer bindegeweblichen Vermehrung oder auch zu einer diesbezüglichen Rarefizierung oder auch zu einem Gewebeuntergang führen kann.

Folgen

Manche dieser irreversiblen Erkrankungen haben eine lange Krankheitsdauer, bei der das Allgemeinbefinden und vor allem die Lungenfunktion wesentlich eingeschränkt sind, und manche sind als Berufserkrankungen anerkannt. Einige dieser Erkrankungen haben einen vorgezeichneten malignen Ausgang mit Todesfolge.

Diagnostik

Bei diesen Krankheitsgruppen ist eine exakte Anamneseerhebung, evtl. u. a. mit röntgenologischen Voruntersuchungen (Röntgenbild des Thorax) unablässig. Ferner kommt der klinischen Untersuchung sehr große Bedeutung zu. Von entscheidender Bedeutung sind die Ergebnisse der Lungenfunktionsuntersuchungen und dazu gehörender Maßnahmen (u. a. Broncho- und Pleuroskopie, Biopsie, Lavage) sowie der labor-chemischen Untersuchungen. Von besonderer Bedeutung ist das Röntgenbild des Thorax. Bei besonderen Fragestellungen, wie bei Asbestose oder idiopathischer Lungenfibrose sollte ergänzend eine CT-Untersuchung erfolgen.

Röntgensymptomatologie

Das Röntgenbild des Thorax dv ist ein Standardbestandteil der Untersuchung, wobei nach Möglichkeit immer auch ein seitliches Röntgenbild angefertigt werden sollte. Darüber hinaus kann nach Notwendigkeit und Durchführbarkeit auch die Durchleuchtung des Thorax erfolgen.

Bei mehreren dieser Erkrankungen zeigt das Röntgenbild des Thorax eine Vielzahl von Deskriptionsmerkmalen, so dass aus ihnen eine genaue Differenzierung der Lungenerkrankung nicht immer möglich ist. Hier kann nur der Verdacht auf eine oder mitunter eine zweite Lungenerkrankung ausgesprochen werden. In diesen Situationen liegt das Primat der Diagnosefindung bei den Ergebnissen klinischer Untersuchungen, z. T. auch immunologischer. Dennoch ist es mit dem DDS-System möglich, bei der Mehrzahl interstitieller Lungenerkrankungen zumindest eine orientierende Diagnose zu stellen.

6.3 Besondere Situationen

Lungenfibrose

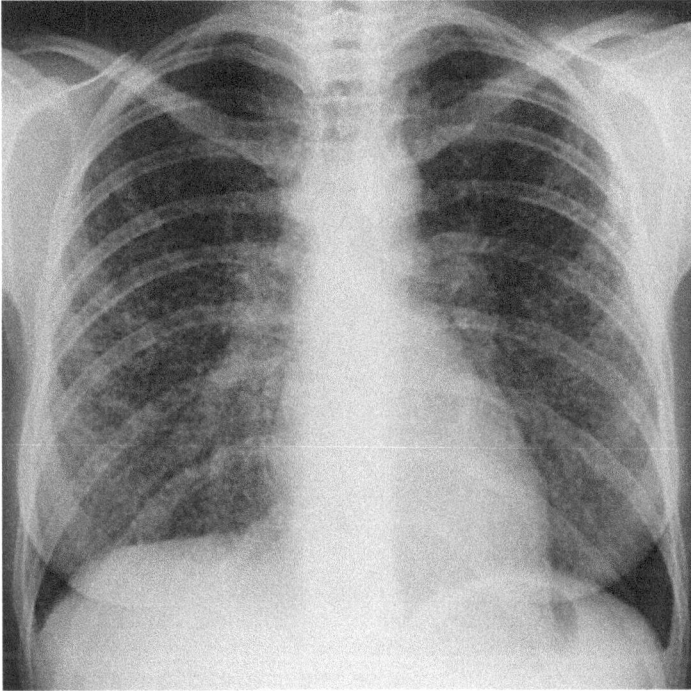

Abb. 6.1 48-jährige Patientin. Etwa fünf Jahre als Wäscherin in einer Wäscherei gearbeitet. Jetzt seit ca. einem Jahr Belastungsdyspnoe. – **Deskription**: in beiden Lungen retikulär-feinfleckig verstärkte Lungenzeichnung. – **Kurzkommentar**: die Art der Lungenzeichnung spricht für eine Lungenfibrose.
Diagnose: Lungenfibrose.

Lungenfibrose mit Schwielen

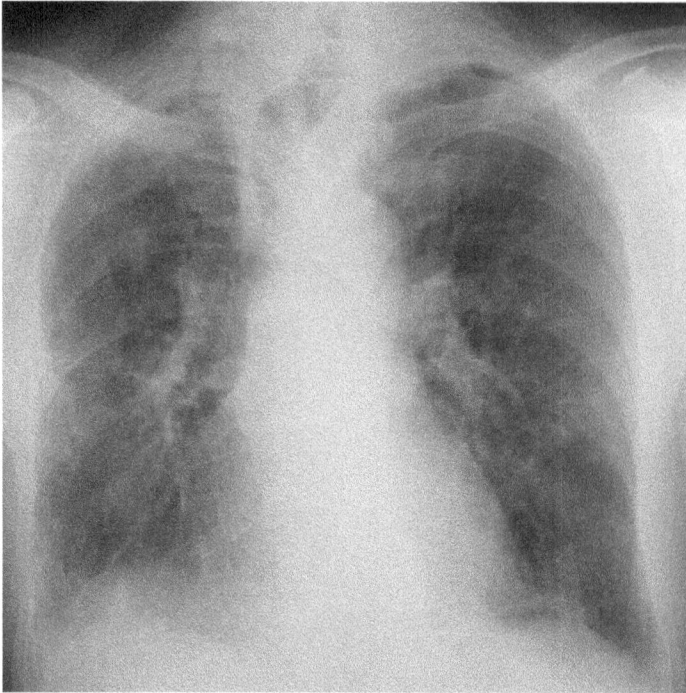

Abb. 6.2 64-jähriger Patient. Vierzig Jahre in verschiedenen Handwerksberufen ohne besondere Exposition gearbeitet. Jetzt seit zehn Jahren zunehmend Belastungsdyspnoe und gelegentlich Husten, allgemeines Schwächegefühl. – **Deskription:** Zwerchfellabflachung beidseits mit zipfeligen Ausziehungen, rechts wesentlich ausgeprägter, inhomogene Verschattung der Sinus phr., kranial an das Zwerchfell grenzend doppelartiger dichter inhomogener Schatten, in beiden Lungen rarefizierte Lungenzeichnung, vereinzelt mit dichten Streifen- und Fleckschatten und in den Mittelfeldern zur lateralen Thoraxwand ziehend, dichte homogene Verschattung beider Spitzenfelder mit scharfem unglatten Rand, rechts bis zur Trachea ziehend und diese nach rechts verlagernd, Verdichtung der Lungenhili, bei denen z. T. sehr dichte Gefäßschatten hindurch schimmern, wenig dichter Schatten an der rechten Herzwand (ca. 4 cm) mit scharfem Rand. – **Kurzkommentar:** die ausgeprägten allseitigen Schwielen mit Verlagerung der Trachea nach rechts sowie die rarefizierte Lungenzeichnung sprechen für eine seit vielen Jahren bestehende Lungenfibrose nicht erklärbarer Genese.

Diagnose: sehr ausgeprägte Lungenfibrose mit multiple Schwielen und Verlagerung der Trachea.

Lungenfibrose mit Bullae

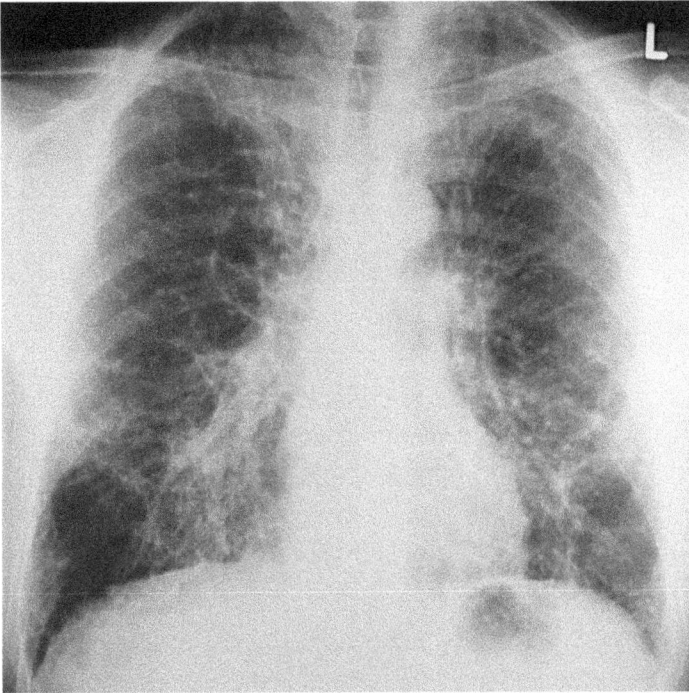

Abb. 6.3 43-jähriger Patient. Keine Vorerkrankungen, keine Exposition. Jetzt seit ca. vier Jahren konstant zunehmend Belastungsdyspnoe bis zu starker Atemnot. – **Deskription:** an beiden Zwerchfellhälften kleine zipfelige Ausziehungen, in beiden Sin. phr. vereinzelt kleine Streifen- und Fleckschatten, in beiden Lungen rarefizierte Lungenzeichnung mit schmalen Streifenschatten, besonders rechts, in beiden Lungen sowohl Lungenhilus-nah als auch peripher schmale dichte Streifenschatten mit z. T. rundem Verlauf, dabei bis ins rechte Unterfeld keine Lungenzeichnung, geringe Vergrößerung der Lungenhili, normal großes Herz. – **Kurzkommentar:** die Beidseitigkeit der rarefizierten Lungenzeichnung und die schmalen Streifenschatten sprechen für eine Lungenfibrose, der runde Verlauf einzelner Streifenschatten spricht für Bullae.
Diagnose: ausgeprägte Lungenfibrose mit mehreren Bullae.

Interstitielle Pneumonie

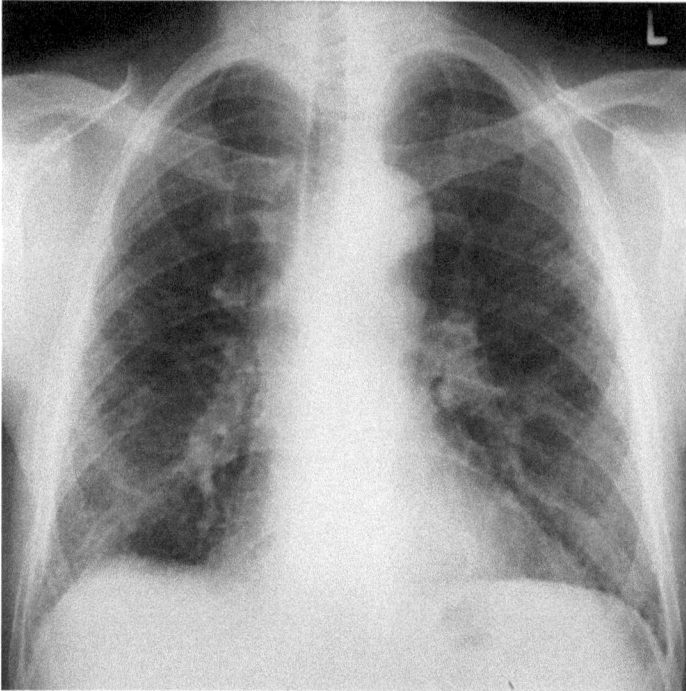

Abb. 6.4: 69-jähriger Patient. Keine Vorerkrankungen. Jetzt seit ca. drei Monaten zunehmend Mattigkeit, Fieber und gelegentlich Auswurf. – **Deskription:** in beiden Lungen vermehrt Strahlentransparenz und besonders in den lateralen Bereichen kleine Fleck- und Streifenschatten, Vergrößerung der Lungenhili mit hindurch schimmernden Gefäßschatten, eleongierte Aorta. – **Kurzkommentar:** die kleinen Fleck- und Streifenschatten könnten auch bei einem allergischen Prozess bestehen, jedoch die Vergrößerung der Lungenhili und die Anamnese sprechen eher für einen entzündlichen Prozess.
Diagnose: unter Berücksichtigung der Anamnese V. a. interstitielle Pneumonie.

Farmer- oder Silofüllerkrankheit

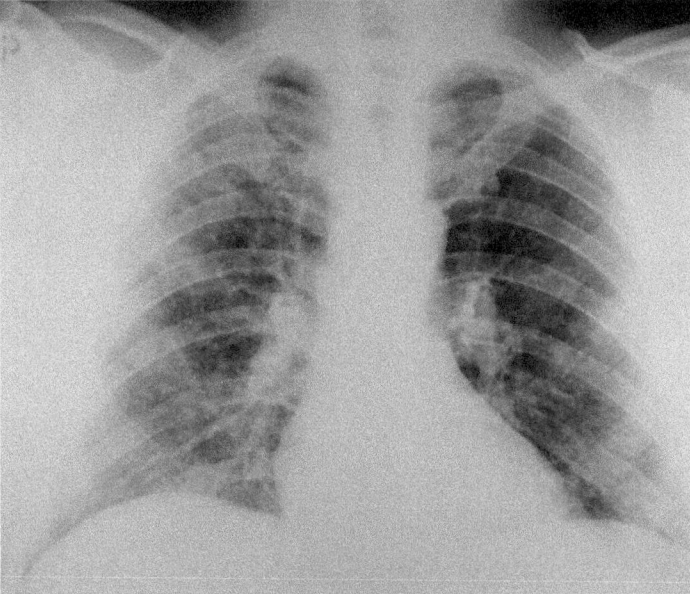

Abb. 6.5: 43-jähriger Patient. Landwirt. Jetzt seit zwei Tagen nach Reinigung eines großen Futtermittel-silos zunehmend Atemnot. – **Deskription:** in beiden Lungen, besonders peripher, kleine Rundschatten (ca. 0,5 cm), dabei vereinzelt wenig dichte inhomogene Fleckschatten mit unscharfem Rand, z. T. verbrei-terte Gefäßschatten, Vergrößerung und inhomogene Verdichtung der Lungenhili mit verbreiterten Gefäß-schatten. – **Kurzkommentar:** die Anamnese, die kleinen Rundschatten und die Fleckschatten mit unschar-fem Rand lassen auf ein akutes toxisches Geschehen schließen.

Diagnose: akute sogenannte Farmer- oder Silofüllerkrankheit (akut-toxischer Prozess), immunolo-gische Klärung angezeigt.

Taubenzüchter- oder Vogelhalterkrankheit

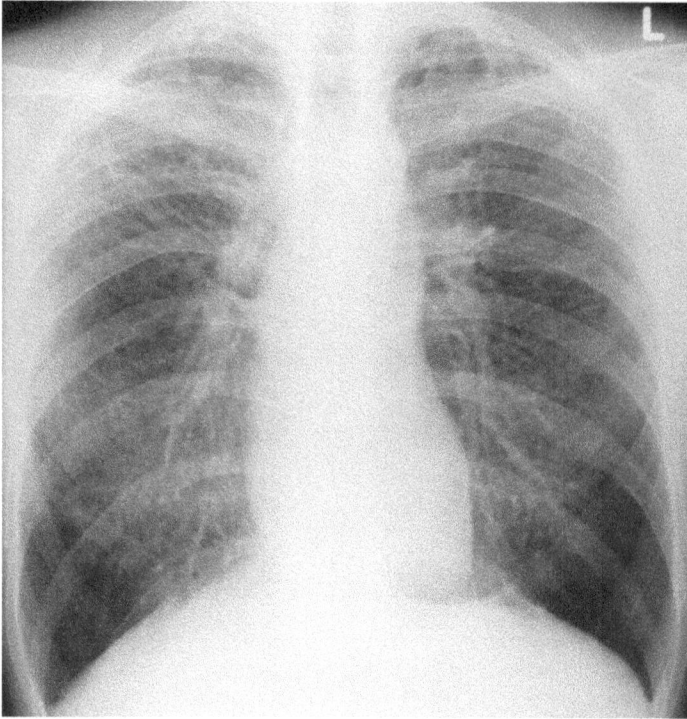

Abb. 6.6: 35-jähriger Patient. Seit mehr als 10 Jahren regelmäßig monatliche Reinigung eines Tauben-schlags von Taubenkot. Jetzt seit ca. 1 Jahr laufend zunehmend Atemnot bei Belastung. – **Deskription:** Zwerchfelltiefstand beidseits, zipfelige Ausziehung links, auch bei vermehrter Strahlentransparenz in bei-den Mittel- und insbesondere Oberfeldern kleine Fleckschatten, die in kleine Streifenschatten übergehen, in beiden Oberfeldern weitere Streifenschatten mit z. T. scharfem Rand, die nach kranial ziehen, sehr hochgeraffte vergrößerte Lungenhili, durch die Gefäßschatten hindurch schimmern und in breite Streifen-schatten übergehen, schlankes mittelständiges Herz. – **Kurzkommentar:** alle Deskriptionsmerkmale spre-chen für einen mehrjährigen Inhalationsprozess, besonders die Betonung der Oberfelder, unter Berück-sichtigung der Anamnese möglicherweise für einen exogen-toxischen Prozess.

Diagnose: unter Berücksichtigung der Anamnese sogenannte Taubenzüchter- oder Vogelhalter-krankheit, immunologische Klärung angezeigt.

Akute Alveolitis

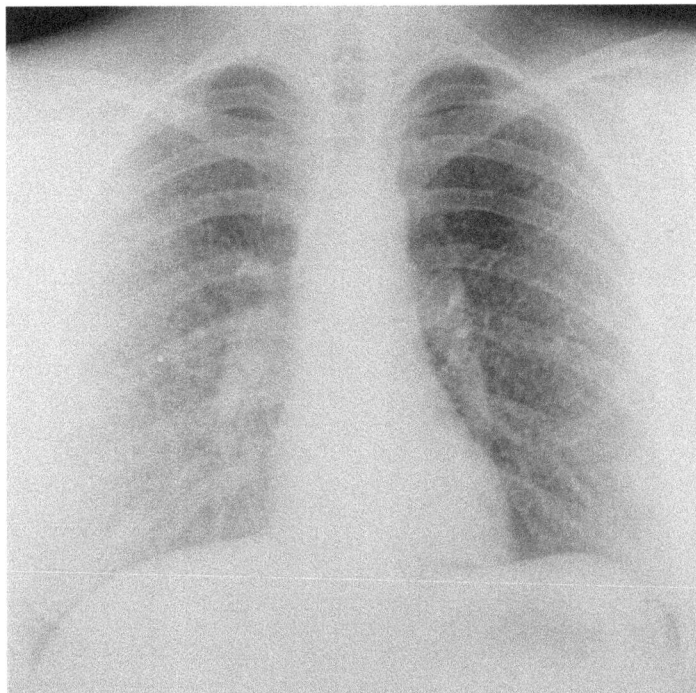

Abb. 6.7: 24-jährige Patientin. Keine Vorerkrankungen und keine Exposition. Jetzt beim Einsprühen neuer Schuhe in einem kleinen geschlossenen Raum plötzlich vorübergehend bewusstlos geworden. – **Deskription:** in beiden Lungen, insbesondere in den Mittelfeldern und weniger in den Spitzenfeldern multiple kleine mitteldichte Rundschatten mit unscharfem Rand. – **Kurzkommentar:** die Anamnese spricht für eine akute exogen-allergische Alveolitis, bei einer Miliartuberkulose wären die kleinen Rundschatten wahrscheinlich in allen Lungenbereichen.

Diagnose: akute Alveolitis, wahrscheinlich exogen-allergisch.

Alveolitis, exogen-allergisch

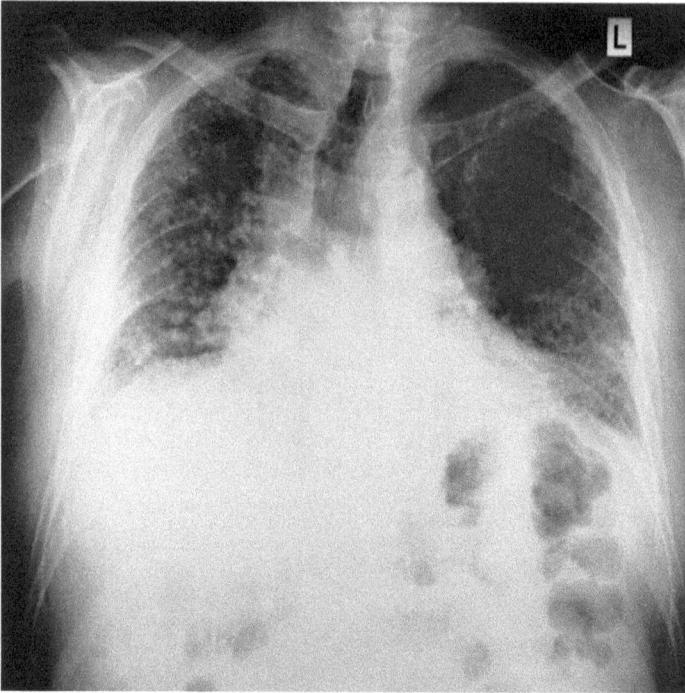

Abb. 6.8: 62-jähriger Patient. Keine besonderen Erkrankungen, Übergewicht. Seit ca. drei Jahren Heizungsmonteur mit Schweißarbeiten in engen Räumen. Jetzt Atemnot schon bei geringer Belastung. – **Deskription:** ausgeprägter Zwerchfellhochstand beidseits, vermehrte Strahlentransparenz beidseits, in beiden Lungen, insbesondere den lateralen Bereichen, rechts mehr als links, kleine z. T. dichte Rundschatten mit unglattem Rand, z. T. in Streifenschatten übergehend, möglicherweise verbreitertes, vom Zwerchfell z. T. verschattetes Herz, gestauchtes Gefäßband mit Verdrängung der Trachea nach rechts. – **Kurzkommentar:** die kleinen Fleckschatten, die z. T. in Streifenschatten übergehen, sprechen für ein allergisch-toxisches Geschehen, das in Lungenfibrose übergeht.

Diagnose: unter Berücksichtigung der Anamnese V. a. exogen-allergische Alveolitis.

Silikose

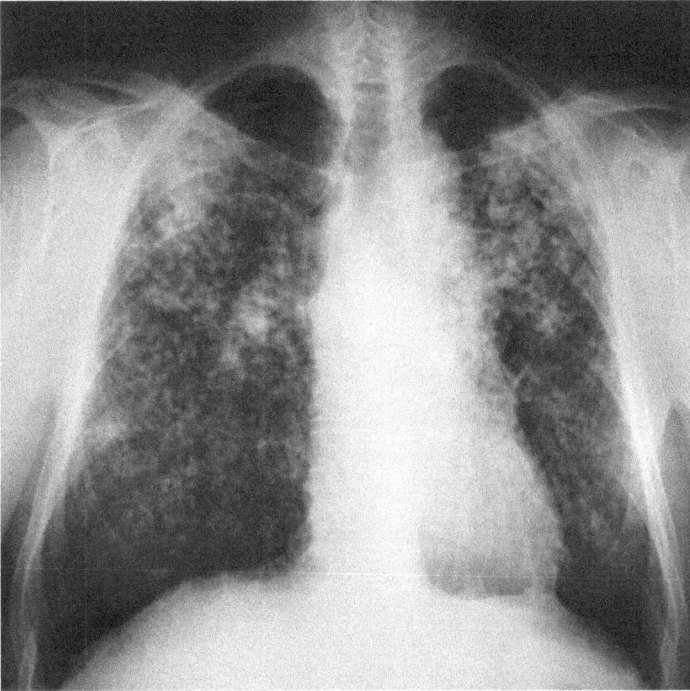

Abb. 6.9: 53-jähriger Patient. Seit mehr als 20 Jahren Steinmetz (Buntsandstein). Seit acht Jahren Silikose als Berufskrankheit anerkannt. Jetzt seit ca. drei Monaten Verschlechterung des Allgemeinbefindens mit Belastungsdyspnoe. – **Deskription:** Zwerchfelltiefstand beidseits, z. T. mit zipfeligen Ausziehungen, ausgeprägte vermehrte Strahlentransparenz mit kaum erkennbarer Lungenzeichnung, in allen Bereichen – in den Lungenspitzen und beiden Sin.phr. weniger – multiple kleine dichte Rundschatten (ca. 0,5 cm) mit scharfem Rand, vermehrt in beiden lateralen Oberfeldern, hochgeraffte vergrößerte Lungenhili, Linksverlagerung des Herzens. – **Kurzkommentar:** die Seitengleichheit und die kleinen dichten Rundschatten sprechen für eine inhalative Noxe, die Anamnese für eine Silikose.
Diagnose: ausgeprägte Silikose mit Lungenemphysem.

Lungenemphysem

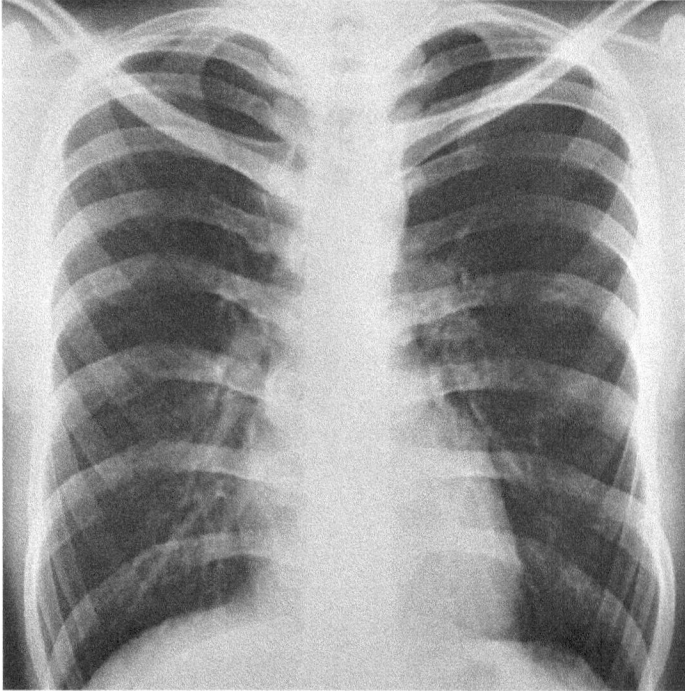

Abb. 6.10: 26-jähriger Patient. Berufliche Kontrolluntersuchung. – **Deskription:** Zwerchfelltiefstand beidseits, ausgeprägte vermehrte Strahlentransparenz beidseits, kaum erkennbare Lungenzeichnung. – **Kurzkommentar:** der Zwerchfelltiefstand, die vermehrte Strahlentransparenz und die kaum erkennbare Lungenzeichnung sprechen für ein Lungenemphysem.
Diagnose: ausgeprägtes Lungenemphysem.

Bullöses Lungenemphysem

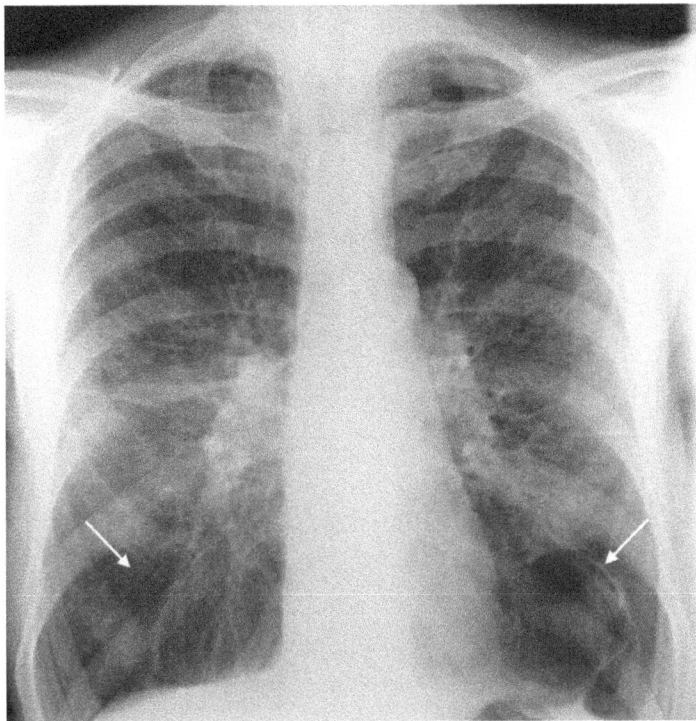

Abb. 6.11: 75-jähriger Patient. Keine Vorerkrankungen. Jetzt wegen frischer Oberschenkelfraktur präoperative Röntgenuntersuchung des Thorax. – **Deskription:** Zwerchfelltiefstand beidseits, links mit zipfeliger Ausziehung und kleiner Verschattung des Sin. phr., vermehrte Strahlentransparenz beidseits mit Ausnahme der Mittelfelder, dort vom jeweiligen Lungenhilus zur lateralen Thoraxwand ziehend schmale, z. T. dichte Streifenschatten, z. T. mit scharfem Rand, in beiden Unterfeldern parakardial, z. T. nur angedeutet, große Ringschatten (ca. 5 cm), links mit scharfem Innenrand, linksverlagertes schlankes Herz, Aortensklerose. – **Kurzkommentar:** der Zwerchfelltiefstand und die vermehrte Strahlentransparenz alleine sprechen für ein Lungenemphysem, die Streifenschatten mit z. T. scharfem Rand lassen auf Schwielen schließen und die Ringschatten sind Bullae, so dass sich keine Alternative ergibt.
Diagnose: bullöses Lungenemphysem, vereinzelt Schwielen, Aortensklerose.

Pleuritis exsudativa

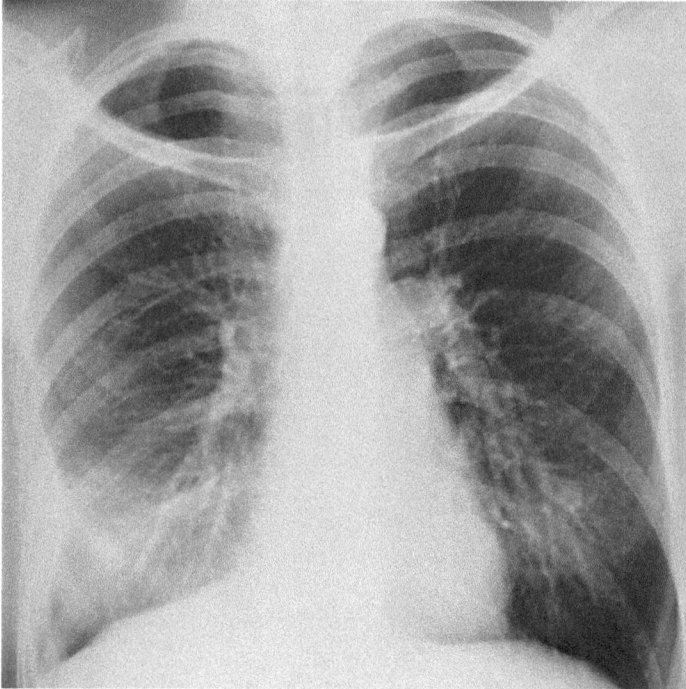

Abb. 6.12: 34-jährige Patientin. Täglich 45 Minuten Jogging. Seit zwei Tagen plötzlich ziehende Schmerzen an der rechten lateralen Thoraxwand, die in die rechte Schulter ausstrahlen, besonders bei Inspiration. – **Deskription:** Abflachung der rechten Zwerchfellhälfte mit unglattem Rand, geringe Verschattung des rechten Sinus phr., an der rechten lateralen Thoraxwand bis auf Höhe des Lungenhilus aufsteigend dichter homogener Streifenschatten (ca. 1–2 cm) mit scharfem glatten Rand, medial hiervon im rechten Unterfeld wenig dichter homogener Schatten (ca. 6 cm) mit unscharfem Rand, regelrechte Lungenzeichnung, Verbreiterung der Lungenhili mit nach kaudal ziehenden Streifenschatten. – **Kurzkommentar:** der schmale homogene Streifenschatten mit scharfem glatten Rand spricht für einen Pleuraerguss, der sich als Schatten im rechten Unterfeld fortsetzt, ein entzündlicher (bakteriologisch ausgeschlossen) oder maligner Prozess, für den es anamnestisch keinen Anhalt gibt, wäre wahrscheinlich inhomogen und hätte einen unglatten Rand. So wird es sich um eine Pleuritis exsudativa handeln, wie sie bei besonderer körperlicher Belastung ohne andere Ursachen bei jüngeren Menschen vorkommen kann.
Diagnose: rechtsseitige Pleuritis exsudativa.

Asbestose

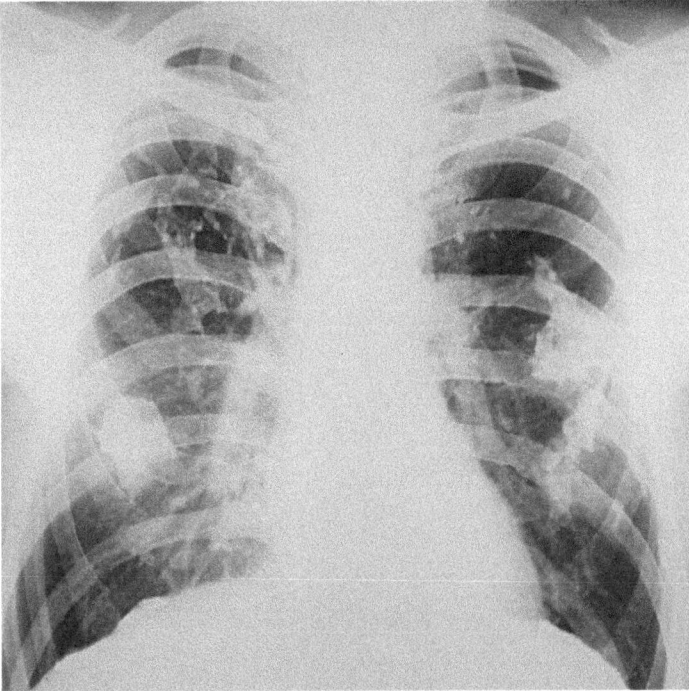

Abb. 6.13: 61-jähriger Patient. 25 Jahre lang bis vor 18 Jahren Zuschneider von Asbestplatten. Asbestose als Berufserkrankung anerkannt. Jetzt seit ca. einem Jahr zunehmend allgemeines Schwächegefühl. Vereinbarte Kontrolluntersuchung. – **Deskription:** an beiden Zwerchfellhälften schmale kalkdichte Streifenschatten mit scharfem unglatten Rand, rarefizierte Lungenzeichnung, in beiden Lungen multiple kalkdichte Fleckschatten (max. ca. 4 cm) mit scharfem unglatten Rand und vereinzelt schmale sehr dichte Streifenschatten mit scharfem unglatten Rand. – **Kurzkommentar:** die kalkdichten Fleckschatten und besonders die kalkdichten Streifenschatten auf dem Zwerchfell (pleuranah) lassen keine andere Diagnose als Asbestose zu.
Diagnose: ausgeprägte Asbestose.

Pleuramesotheliom

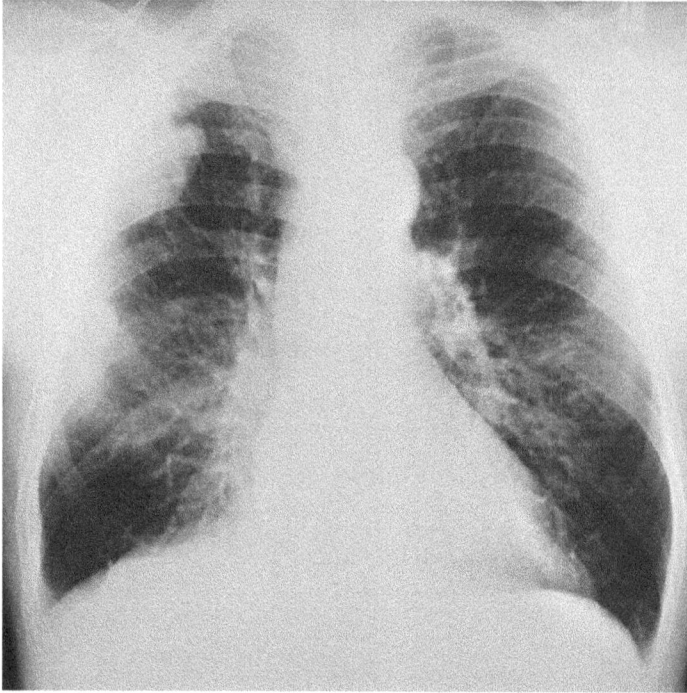

Abb. 6.14: 47-jähriger Patient. Keine Vorerkrankungen und Exposition. Jetzt seit ca. sechs Monaten zunehmend an der rechten lateralen Thoraxwand starker umschriebener Dauerschmerz. – **Deskription:** an der rechten lateralen Thoraxwand vom Unterfeld bis Spitzenfeld aufsteigend sehr dichter homogener Schatten mit polyzyklischem scharfen Rand (ca. 3 cm), verbreiterte Lungenhili, bei denen die Gefäßschatten hindurch schimmern, paratrachealer mitteldichter homogener Schatten (insgesamt ca. 7 cm) mit unscharfem Rand. - **Kurzkommentar:** der polyzyklische Rand des dichten Schattens und seine pleuranahe Lage sprechen für einen expansiven Prozess, bei einem Pleuraerguss würde dieser (Position im Stehen) nach kaudal absinken, so dass ein Pleuramesotheliom anzunehmen ist.
Diagnose: V. a. auf rechtseitiges Pleuramesotheliom, Struma.

Goodpasture-Syndrom

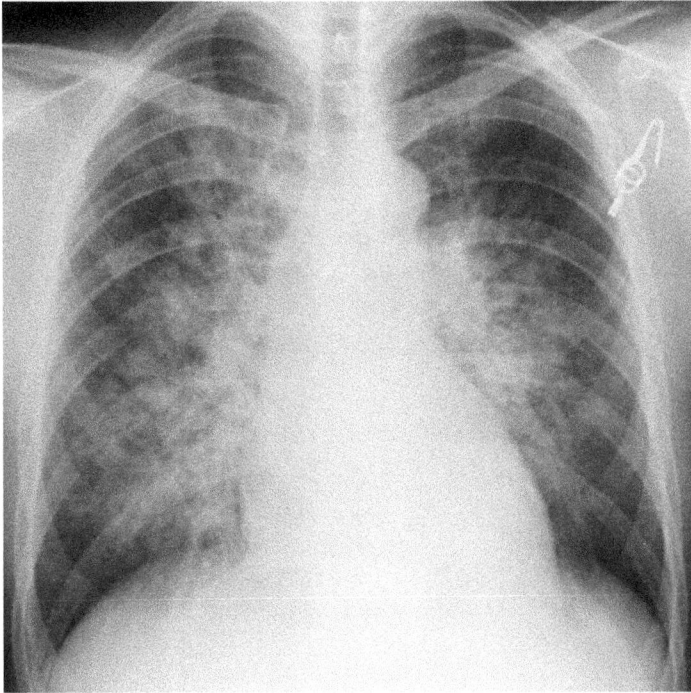

Abb. 6.15: 28-jähriger Patient, Fliesenleger, seit einem Jahr beruflich Umgang mit chem. Substanzen und unbewußtes Einatmen deren Dämpfe. Seit ca. drei Monaten zunehmend Belastungsdyspnoe, dabei mitunter Husten mit blutig-tingiertem Auswurf. Jetzt ausgeprägtes Schwächegefühl mit Atemnot. – **Deskription:** nur in beiden perihilären Mittelfeldern wenig dichte homogene nicht konfluierende Fleckschatten (ca. 1 cm) mit unscharfem Rand, inhomogene Vergrößerung beider Lungenhili. – **Kurzkommentar:** vor allem die Blutspuren im Sputum und die Anamnese weisen auf ein Goodpasture-Syndrom hin.
Diagnose: Goodpasture-Syndrom, geringe perihiläre Lungenstauung.

Lymphangiosis carcinomatosa

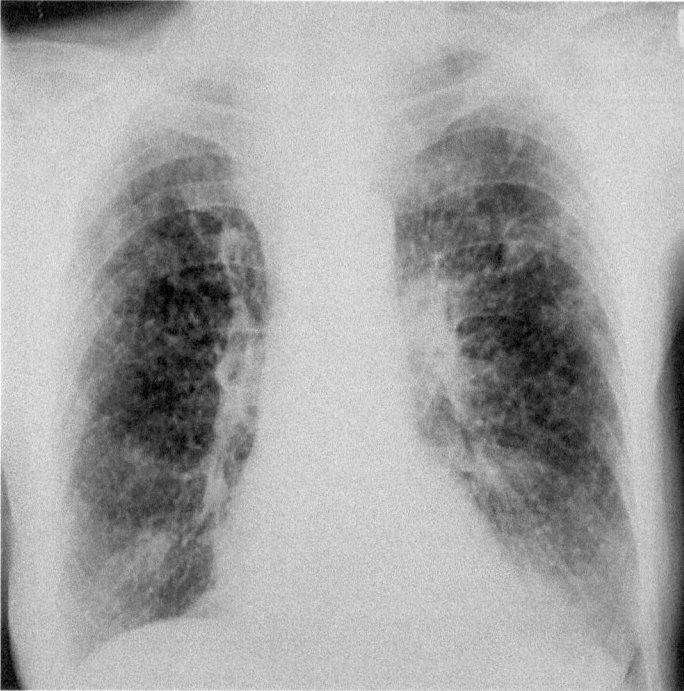

Abb. 6.16: 39-jährige Patientin. Seit zwei Monaten Magenkarzinom bekannt, bisher keine Chemotherapie. Jetzt ausgeprägte allgemeine Schwäche. – **Deskription:** in allen Bereichen beider Lungen kleine, z. T. sehr dichte kurze Streifen- und Fleckschatten (ca. 1–2 cm lang) mit scharfem und z. T. unglattem Rand, Vergrößerung und Verdichtung des linken Lungenhilus, möglicherweise mit streifigen Ausziehungen, paratrachealer dichter homogener Schatten (insges. ca. 7 cm) mit unscharfem Rand. – **Kurzkommentar:** die Lokalisation der Streifen- und Fleckschatten in allen Lungenbereichen sowie deren scharfer Rand sprechen neben der Anamnese für eine Lymphangiosis carcinomatosa. So würden z. B. bei einer Alveolitis eher Fleckschatten und dabei mit unscharfem Rand sowie nicht in allen Lungenbereichen bestehen.

Diagnose: Lymphangiosis carcinomatosa, V. a. auf linksseitige Lungenhilusmetastase, V. a. Struma, CT-Untersuchung dringend.

7 Intensivmedizin und Traumatologie

7.1 Einleitung

In der Intensivmedizin und Traumatologie ist die Röntgendiagnostik der Thoraxorgane eine der wichtigsten diagnostischen Maßnahmen.

Durch eingeschränkte Untersuchungsmöglichkeiten, Schmerzhaftigkeit oder Bewusstlosigkeit und der Rückenlage des Patienten können die röntgentechnischen Möglichkeiten selten nach den allgemein gültigen Aufnahmeregeln genutzt werden. So kann z. B. auch ein seitliches Röntgenbild des Thorax nicht angefertigt werden.

7.2 Besondere Voraussetzungen

In der Intensivmedizin und Traumatologie können alle Bereiche der Thoraxorgane betroffen sein. Häufig sind mehrere Thoraxbereiche gleichzeitig betroffen.

So muss auch bei Feststellung einer pathologischen Veränderung unbedingt nach möglichen weiteren pathologischen Veränderungen gesucht werden.

So können in allen 6 Deskriptionsbereichen Deskriptionsmerkmale vorkommen. Hierbei dominieren Schatten und nicht selten Aufhellungen.

Deswegen muss beim Lesen eines Röntgenbildes des Thorax in der Intensivmedizin und Traumatologie grundsätzlich nach dem

Doppelbasis-Deskriptions-System

vorgegangen werden, d. h. es müssen alle Deskriptionsbereiche gelesen werden.

Bei unklaren Situationen oder zur Bestätigung einer Verdachtsdiagnose muss immer unmittelbar anschließend eine CT-Untersuchung durchgeführt werden.

Da sich bei diesen Patienten der Krankheits- oder Traumaprozess häufig sehr schnell verändert, sollte unkritisch eine entsprechende Wiederholungs- oder Kontrolluntersuchung, z. B. bei Patientenpositionsänderung, erwogen werden.

7.3 Besondere Situationen

Entsprechend dem wirklichen Geschehen folgen ohne Systematik, Schweregrad und Chronologie Situationen, auf die man jederzeit unvorbereitet treffen kann. So erfolgt auch die Darstellung dieser Situationen ohne Hervorhebung einzelner Fachrichtungen, und die Reihenfolge bedeutet keine Wertung. Hierbei beschreibt die Kurz-Diagnose nur den aktuell wesentlichen Befund (Abb. 7.1–7.23).

Aspirationspneumonie

Nach Aspiration fester oder flüssiger Substanzen können diese in Bronchialabschnitte gelangen und dort einen meistens inhomogenen Schatten verursachen. Diese Situation kann bei häufig bettlägerigen Patienten, älteren Menschen, auf Intensivstation oder bei Mendelson-Symdrom eintreten.

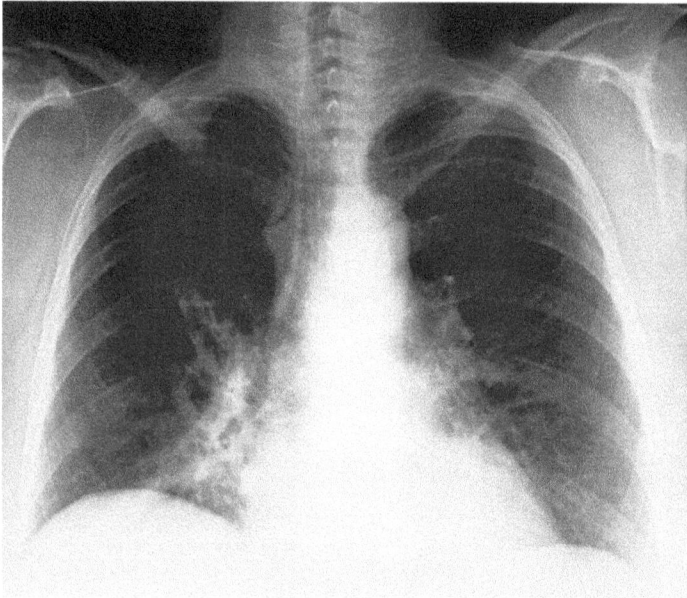

Abb. 7.1: Kurz-Diagnose: Rückenlage. Aspirationspneumonie im Mittellappen.

Mittellappenatelektase a

Bei gänzlichem oder teilweisem Verschluss des Mittellappenbronchus, z. B. durch Fremdkörper-Aspiration wie Speiseanteile und auch durch einen malignen Tumor, kann eine Atelektase des Mittellappens entstehen. Bronchoskopie dringend.

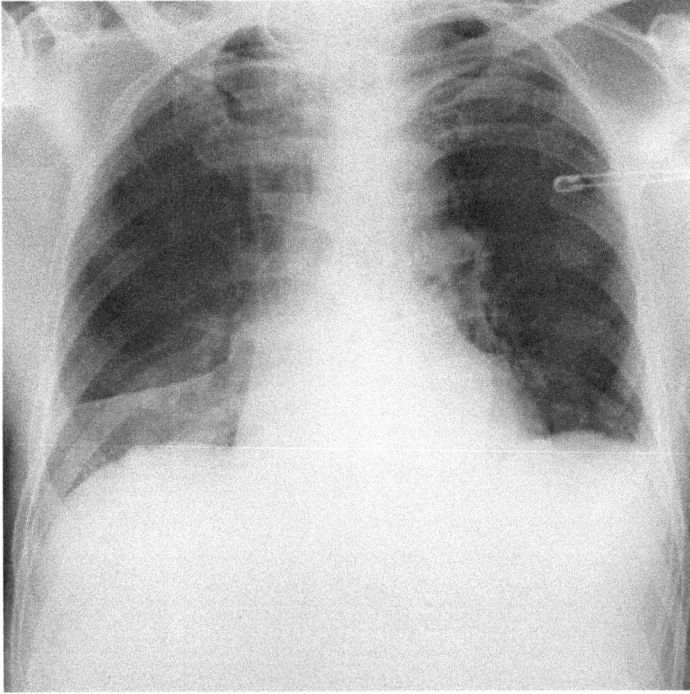

Abb. 7.2a: Kurz-Diagnose: Mittellappenatelektase nach Speiserest-Aspiration. S. u.

Mittellappenatelektase b

Bei Bronchoskopie unmittelbar nach Speiserest-Aspiration konnte ein Brötchenrest gewonnen werden.

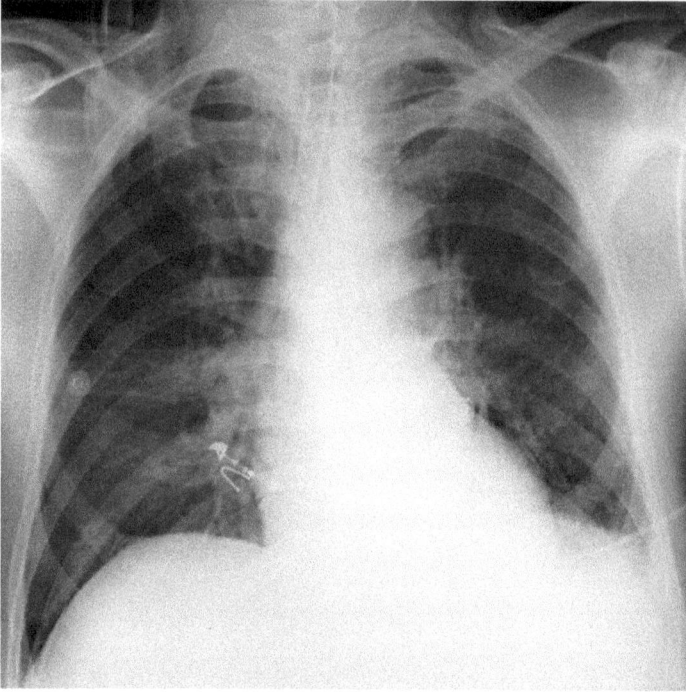

Abb. 7.2b: Patient von Abb. 7.2a: **Kurz-Diagnose: unmittelbar nach Bronchoskopie und Entfernung eines Speiserestes keine Atelektase mehr.**

Spannungspneumothorax

Bei vollständigem Pneumothorax einer Lunge mit ausgeprägter Verlagerung des Mediastinum durch erhöhte Spannung zur gegenüber liegenden Seite können große Gefäße in unmittelbarer Herznähe so sehr komprimiert werden, dass es zum Herzstillstand kommt. Größte Lebensgefahr!

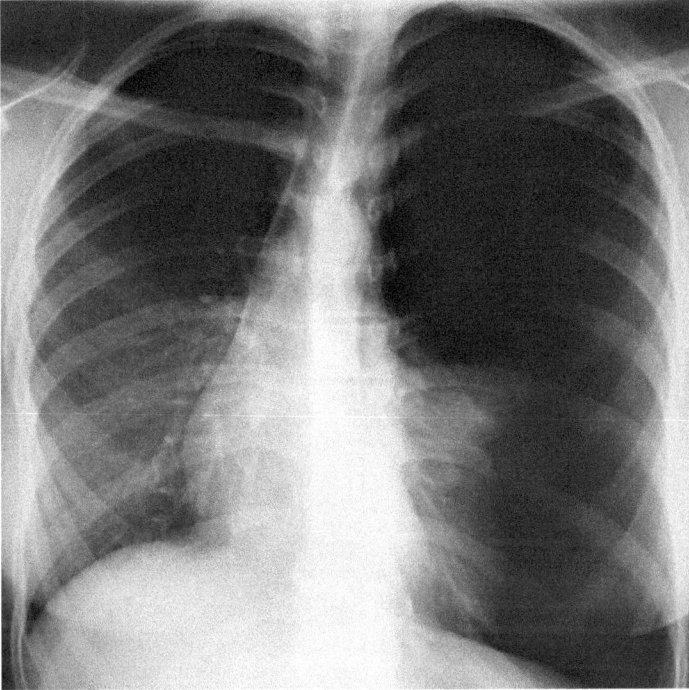

Abb. 7.3: Kurz-Diagnose: Rückenlage. Linksseitiger Spannungspneumothorax. Akute Lebensgefahr!

Weichteilemphysem durch Gefäßkatheter Einlegen

Beim Einlegen eines Gefäßkatheters, insbesondere im Bereich einer V. subclavia, kann es zur Perforation der Pleura viscerales und damit zum Luftaustritt aus der Lunge in die Umgebung kommen.

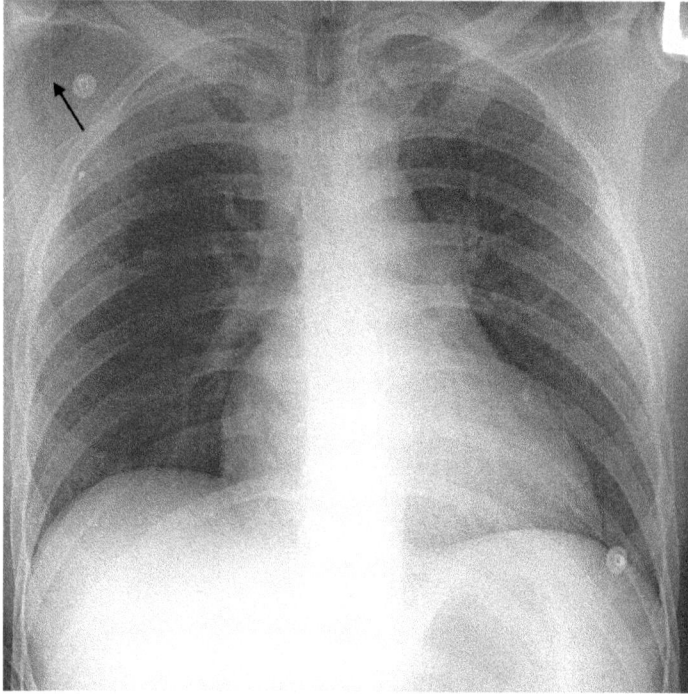

Abb. 7.4: Kurz-Diagnose: Rückenlage. In den rechten Schulterweichteilen Weichteilemphysem.

Gefäßkatheter-Fehllage

Beim Einlegen eines Gefäßkatheters kann die Katheterspitze in eine Fehllage geraten, z. B. wenn die Katheterspitze beim Übergang von einer V. subclavia nicht tangential an die Wand der V. cava superior platziert wird, sondern annähend rechtwinkelig, was zur Perforation der Wand der V. cava superior führen kann. Bedrohliche Situation!

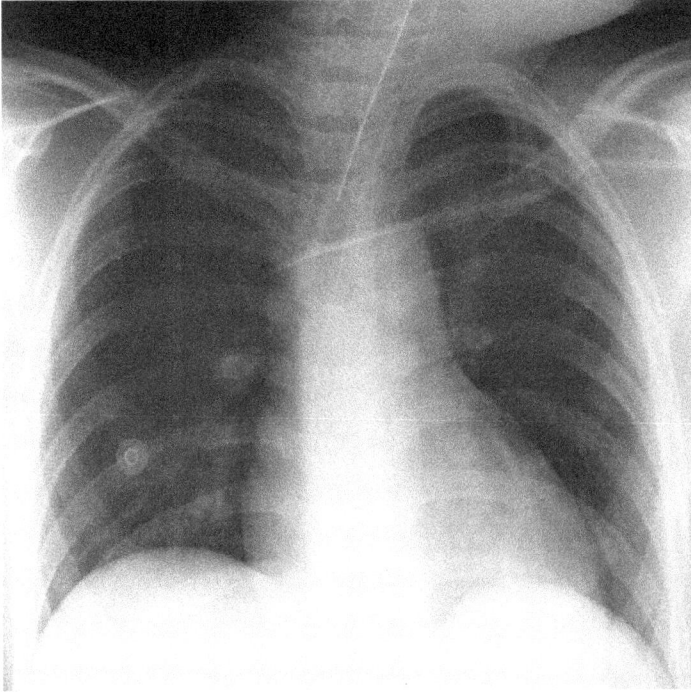

Abb. 7.5: Kurz-Diagnose: Rückenlage. Die Spitze eines Gefäßkatheters liegt annähernd rechtwinkelig an der Wand der V. cava superior.

Generalisiertes Weichteilemphysem

Meistens bei größeren Traumen kann Luft aus einer Lunge oder der Trachea in die oder auch in alle umgebenden Weichteile dringen und auch auf dem Thorax die Muskulatur der Schultern sichtbar machen. Fast immer liegt ein Pneumothorax zugrunde, der bei Unkenntlichkeit mit einer sofortigen CT-Untersuchung nachgewiesen werden kann. Meistens Lebensgefahr.

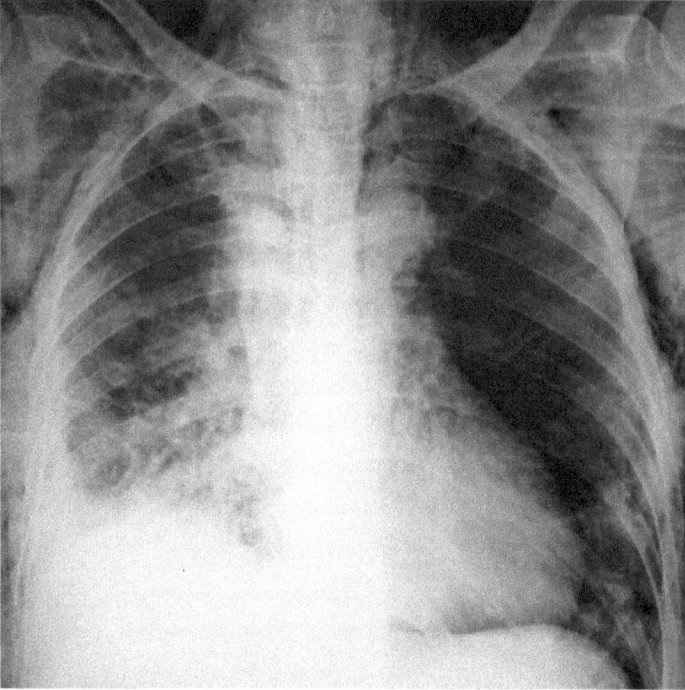

Abb. 7.6: Kurz-Diagnose: Rückenlage. generalisiertes Weichteilemphysem, Pneumothorax nicht erkennbar, CT-Untersuchung dringend.

Frische Rippen- und Schulterblatthals-Fraktur links

Bei frischen Rippenfrakturen im kranialen Bereich kann auch eine Schulterblattfraktur entstehen.

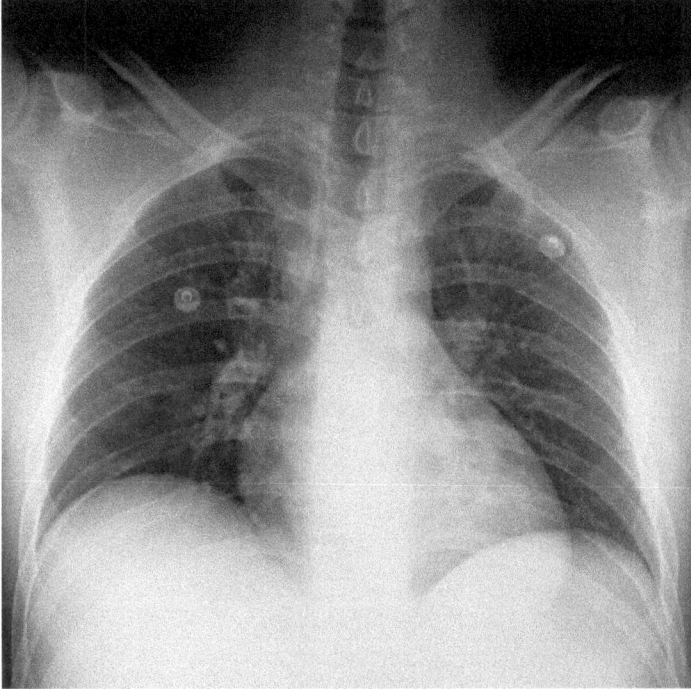

Abb. 7.7: Kurz-Diagnose: Rückenlage. rechts parakardial schmaler Pneumothorax, frische, nicht wesentlich dislozierte Fraktur der 3. und 4. linken Rippe dorsal mit nicht dislozierter Schulterblatthals-Fraktur links.

Aortenruptur

Bei Traumen kann die Aorta thoracales in allen Bereichen rupturieren. Besonders schwer erkennbar kann eine Ruptur im Bereich des Aortenbogens sein, wenn sich diese mit der medialen Lungenspitze deckt.

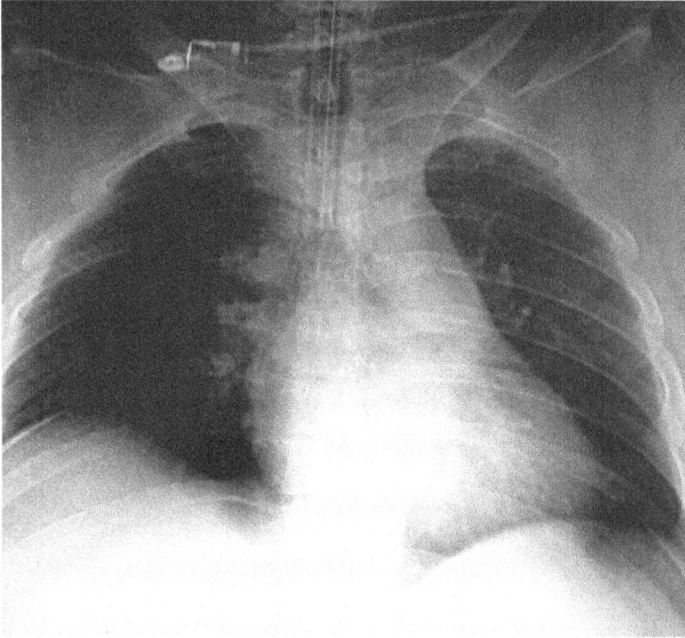

Abb. 7.8: Kurz-Diagnose: Rückenlage. Ruptur des Aortenbogens links (gedeckt) mit Überlagerung der linken medialen Lungenspitze durch Blutung nach gewaltsamem Fenstersturz.

Pneumothoraces bei Asthma-bronchiale-Anfall

Bei ausgeprägtem Asthma-bronchiale-Anfall können bei vorbestehenden Bullae bei Lungen-emphysem diese Bullae platzen und zu einem Pneumothorax führen. Mitunter Lebensgefahr.

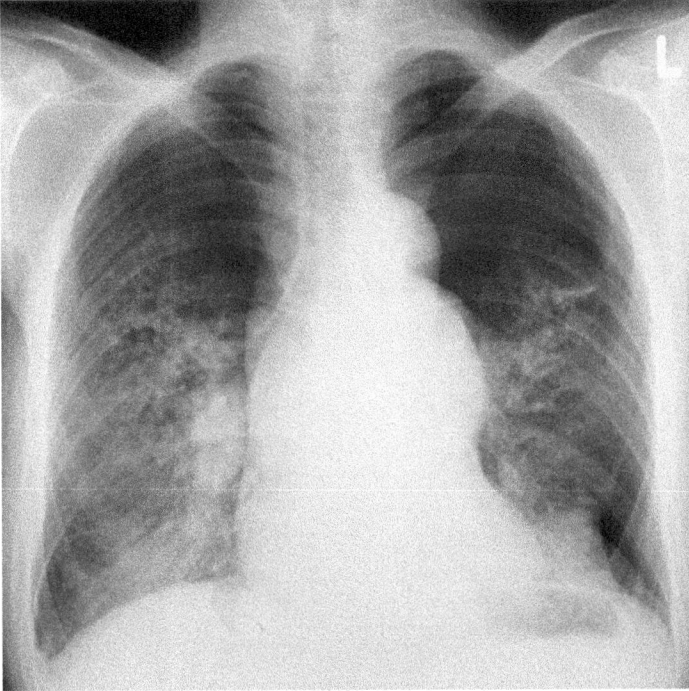

Abb. 7.9: Kurz-Diagnose: partieller Pneumothorax beidseits annähernd der ganzen Oberlappen mit kollabierten Oberlappen.

Lungenüberblähung bei PEEP-Beatmung

Bei PEEP-Beatmung (positiver endexspiratorischer Druck) im Rahmen der Intensivmedizin kann es zu einer Überblähung der Lungen kommen (selten), bei der sich die lateralen Lungenanteile zwischen den Rippen vorwölben.

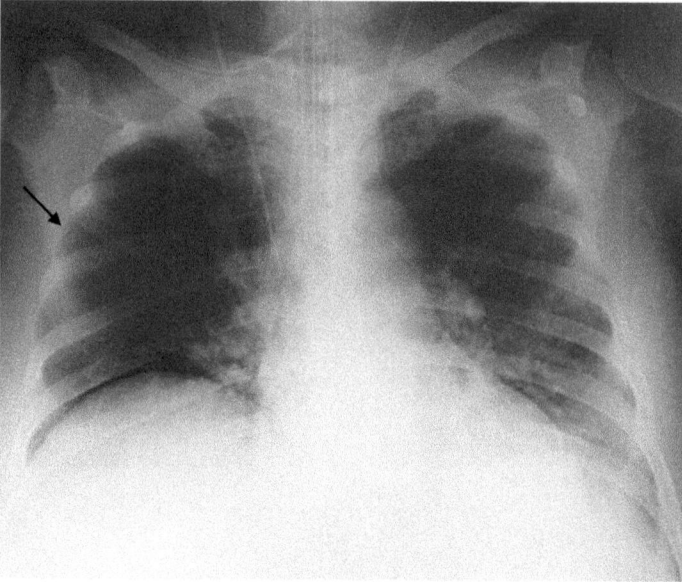

Abb. 7.10: Kurz-Diagnose: Rückenlage. Lungenüberblähung bei PEEP-Beatmung (die lateralen Lungenanteile wölben sich zwischen den Rippen vor).

Lungeneinblutung nach transbronchialer Biopsie

Bei einer transbronchialen Biopsie des Lungenparenchym kann es zu einer Einblutung ins Lungenparenchym kommen, die schon durch die Anamnese gegen einen anderen infiltrativen Prozess abzugrenzen ist, auch wenn der Befund an einen solchen erinnert.

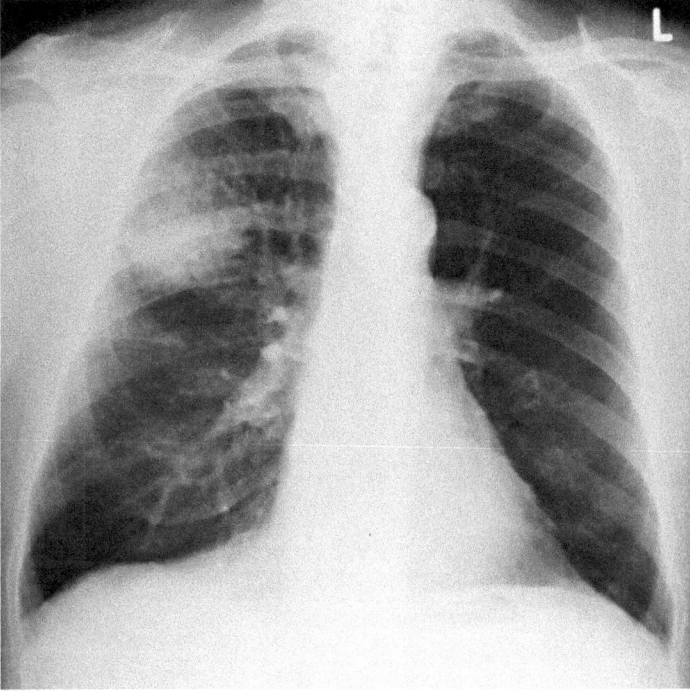

Abb. 7.11: Kurz-Diagnose: Rückenlage. Lungeneinblutung ins Lungenparenchym nach transbronchialer Biopsie.

Mediastinalemphysem

Bei einem Pneumothorax, meistens bei traumatischer Ursache, kann es zur häufig schmalen Luftansammlung unmittelbar parallel zum Rand des Mediastinum oder Perikard kommen. Mitunter ist diese einziger Hinweis auf einen Pneumothorax.

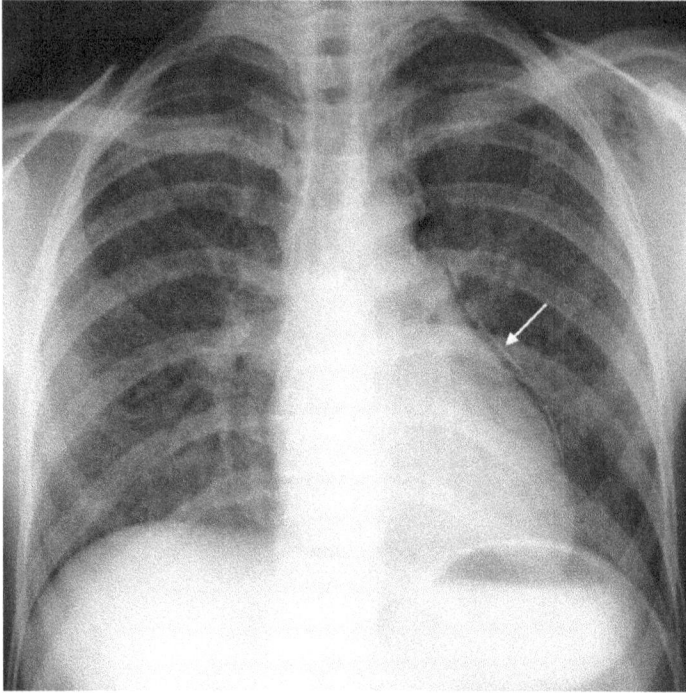

Abb. 7.12: Kurz-Diagnose: Rückenlage. Mediastinalemphysem.

Oberlappenpneumothorax

Ein Pneumothorax kann durch sehr unterschiedliche Ursachen entstehen und sich in annähernd allen Lungenbereichen bilden. Dabei kann es je nach Ausdehnung zum teilweisen oder völligen Kollaps von Lungenlappen oder auch einer Lunge kommen. Bei teilweisem Lungenlappenkollaps kann dieser als dichter homogener Schatten erscheinen, der an einen Malignomschatten erinnert.

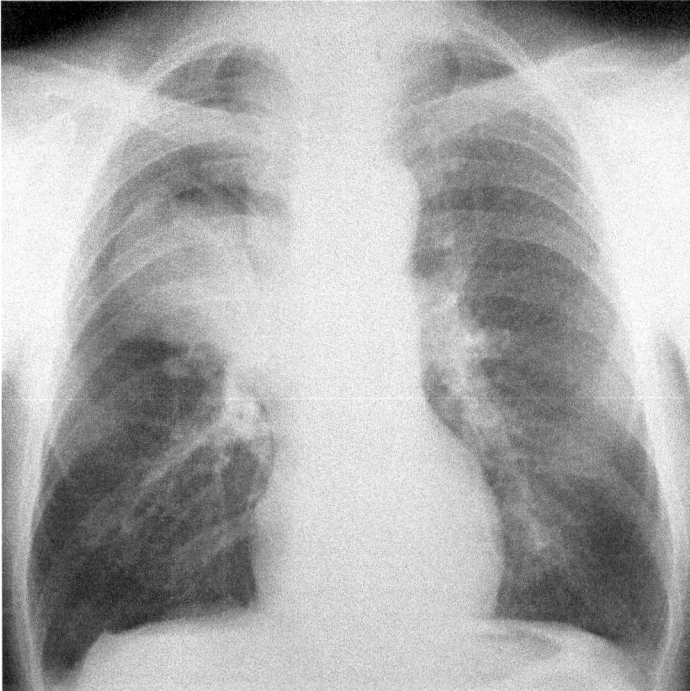

Abb. 7.13: Kurz-Diagnose: Oberlappenpneumothorax rechts.

Freie Luft im Abdomen

Bei Perforation eines Anteils des Gastrointestinaltraktes, z. B. von einem Ulkus oder Divertikel, kann es zum Austritt von Luft in den Abdominalraum kommen, sogenannte freie Luft, die sich bei stehendem Patienten meistens kaudal einer oder beider Zwerchfellkuppeln ansammelt. Stammt die Luft von einem blutenden Ulkus des Magens oder Duodenum, so besteht meistens größte Lebensgefahr, mitunter so sehr, dass der Patient durch Verblutung innerhalb von Minuten versterben kann.

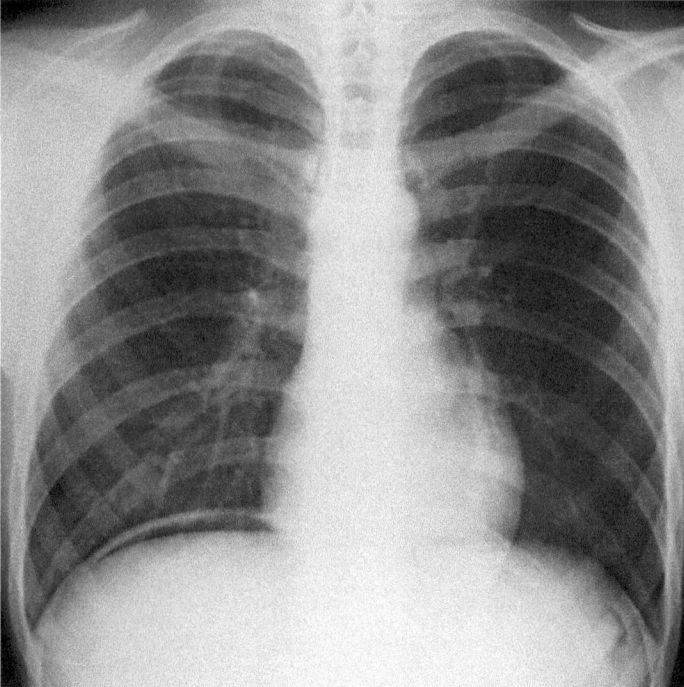

Abb. 7.14: Kurz-Diagnose: freie Luft im Abdomen kaudal der rechten Zwerchfellkuppel.

Frische Rippenfraktur

Frische Rippenfrakturen, insbesondere, wenn es nur eine ist, können mitunter kaum erkannt werden, zumal, wenn sie sehr weit lateral liegen und nicht disloziert sind.

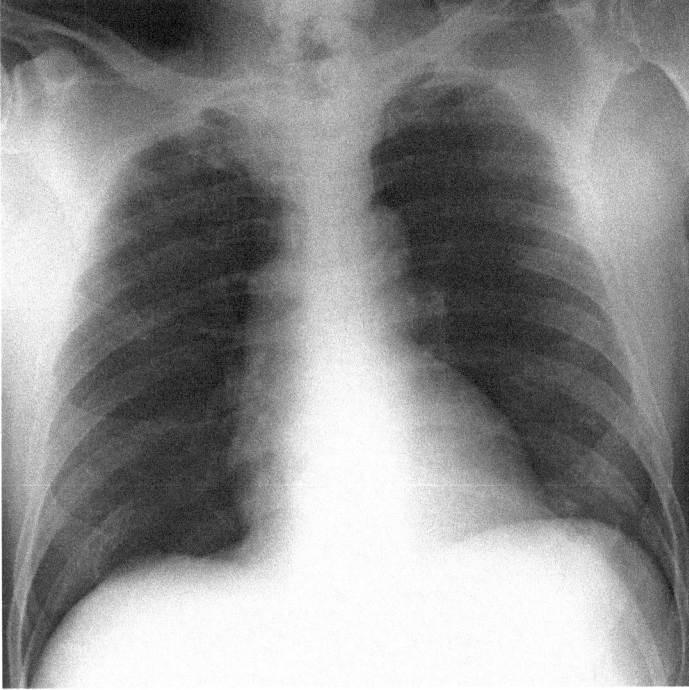

Abb. 7.15: Kurz-Diagnose: Rückenlage. Frische nicht dislozierte Fraktur der linken 6. Rippe lateral, kaum erkennbar.

Pneumothorax vor tiefer Inspiration a

Ein im Bereich der lateralen Thoraxwand gelegener Pneumothorax kann so schmal sein, dass er kaum erkennbar ist. Hier kann eine Kontrolluntersuchung in tiefer Inspiration diesen Pneumothorax vergrößern und dadurch leichter erkennbar machen. Ein solcher schmaler Pneumothorax wird auch als mantelförmig beschrieben.

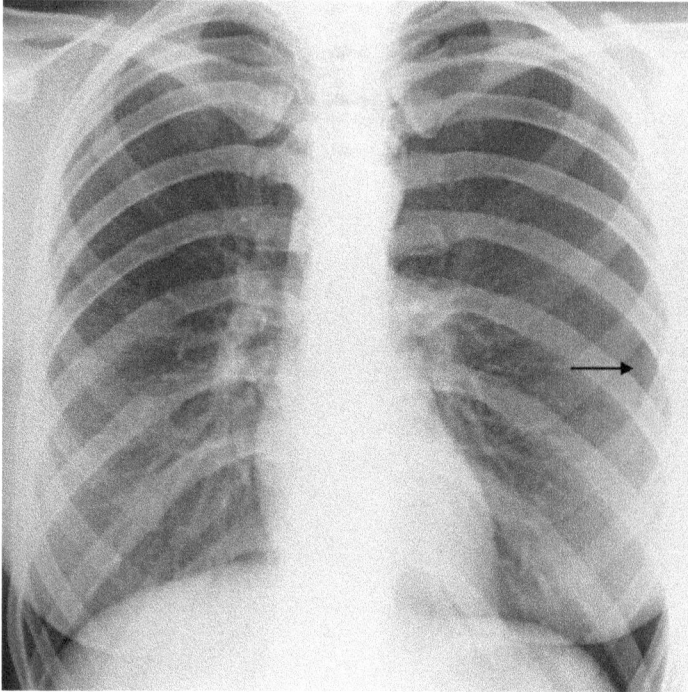

Abb. 7.16a: Kurz-Diagnose: sehr schmaler Pneumothorax im Bereich der linken lateralen Thorax-wand, kaum erkennbar.

Pneumothorax nach tiefer Inspiration b

Nach tiefer Inspiration Vergrößerung des Pneumothorax und dadurch leichtere Erkennbarkeit.

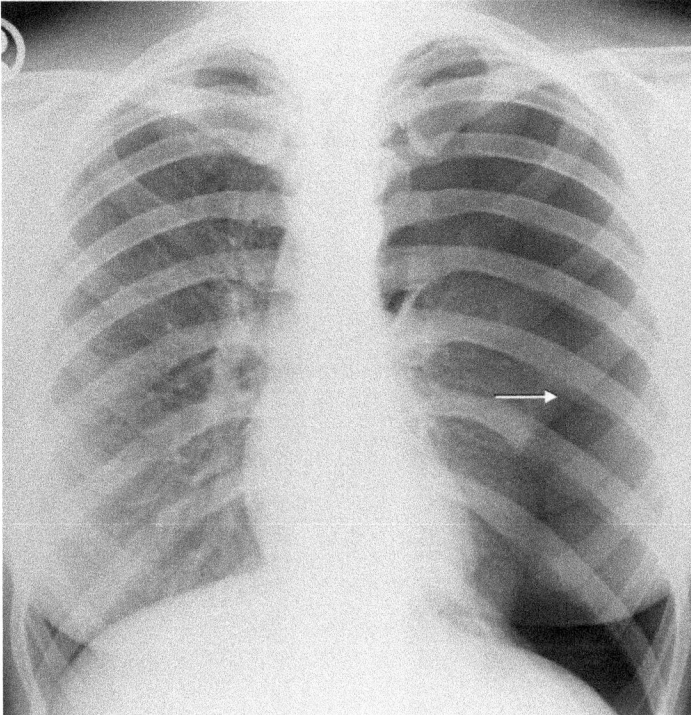

Abb. 7.16b: Kurz-Diagnose: Patientin von Abb. 7.16a: nach tiefer Inspiration: Kurz-Diagnose: Vergrößerung des linkslateralen Pneumothorax und dadurch bessere Erkennbarkeit.

Magensonden-Fehllage

Eine Magensonde (Magenkatheter) kann beim Einlegen in die Speiseröhre dort umschlagen. Dadurch kann z. B. die beabsichtigte Absaugung von Mageninhalt nicht erfolgen. Diese Situation kann zu Missverständnissen führen, nämlich in der Weise, dass angenommen wird, es sei kein Mageninhalt mehr abzusaugen.

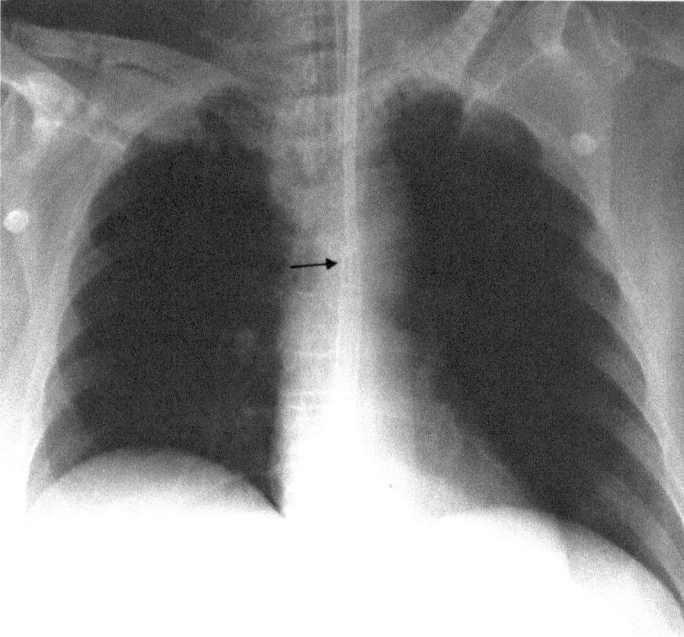

Abb. 7.17: Kurz-Diagnose: Magensonden-Fehllage in der Weise, dass die Magensonde im Ösophagus umgeschlagen ist und ihre Funktion nicht erfüllen kann.

Rippenserienfraktur

Als Rippenserienfraktur wird eine Fraktur von mindestens drei hintereinander liegenden Rippen bezeichnet. Dabei müssen die Frakturstellen in annähernd gleicher Lokalisation liegen.

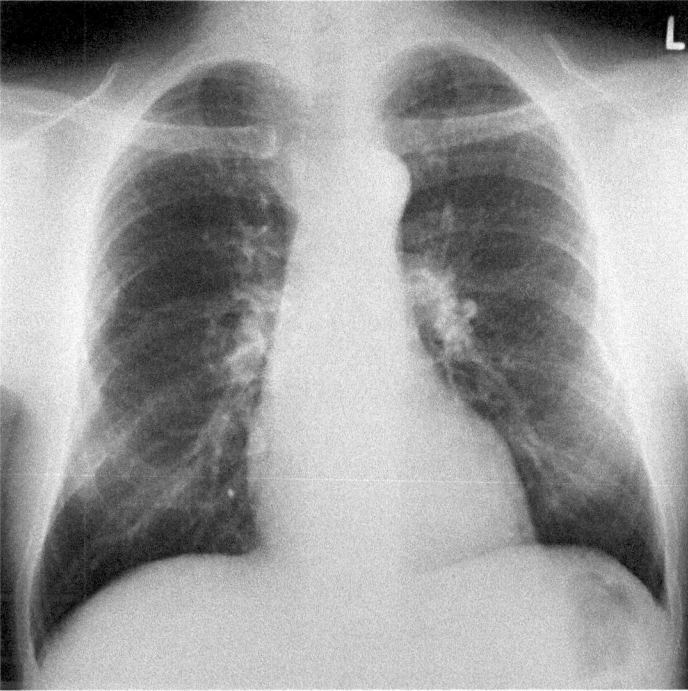

Abb. 7.18: Kurz-Diagnose: Rückenlage. Alte Rippenserienfraktur rechts lateral.

Osteitis nach Trauma

Nach Traumen kann durch nicht situationsgerechte Versorgung eine Osteitis entstehen. Sofern das Trauma nach nicht situationsgerechter Versorgung keine Beschwerden bereitet, muss dieser entzündliche Prozess nicht immer wahrgenommen werden. Bei Trauma-Lokalisationen, die nicht kontinuierlich in Bewegung sind oder dementsprechend beachtet werden müssen, können sich Entzündungen in größerem Ausmaß, mitunter bis zur Osteonekrose des entsprechenden Skelettanteiles, entwickeln.

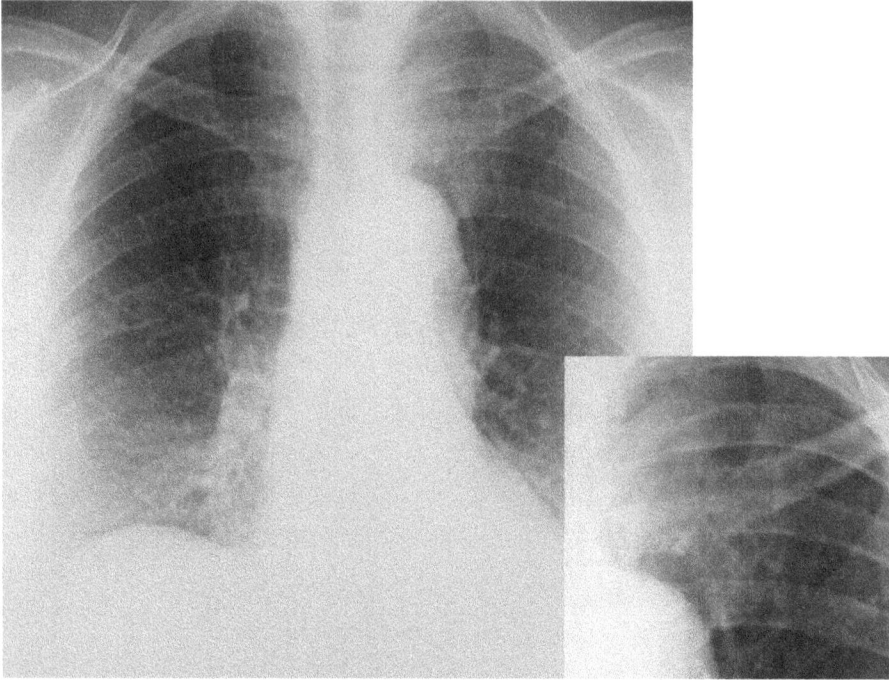

Abb. 7.19: Kurz-Diagnose: Osteitis mit Osteonekrose der Pars sternalis der linken Klavikula.

Koronarstent

Da ein Koronarstent aus Metall bei anderen diagnostischen Maßnahmen hinderlich sein kann, muss er auf dem Röntgenbild des Thorax als besonderes Material erfasst werden.

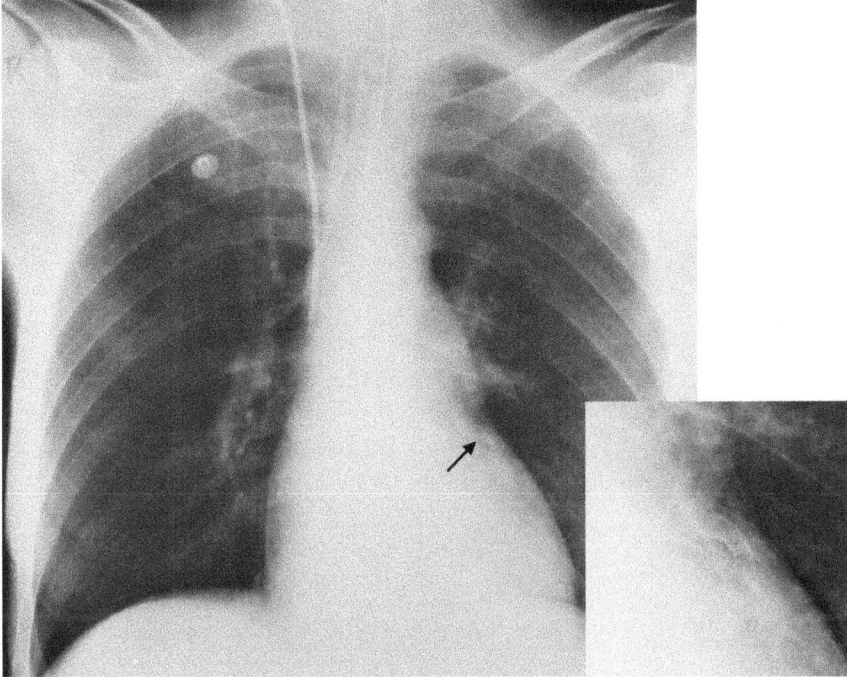

Abb. 7.20: Kurz-Diagnose: Rückenlage. Am linken Herzrand Koronarstent aus Metall.

Polytrauma

Ein in mehreren Bereichen traumatisierter Patient wird im eiligen Sprachgebrauch öfters als „Polytrauma" bezeichnet. Häufigste Ursache für diese Traumata sind Unfälle, dabei in beträchtlichem Ausmaß Verkehrsunfälle. Das heißt für die Untersucher, mit ganz besonderer Sorgfalt alle Deskriptionsbereiche zu untersuchen und sich nicht vorwiegend auf nur einen besonders augenfälligen Befund zu konzentrieren – und das gilt ganz besonders für das Lesen des Röntgenbildes des Thorax. Bei einem Polytrauma sind meistens alle Deskriptionsbereiche betroffen. Dabei muss z.B. bei einem Weichteilemphysem berücksichtig werden, dass ein wegen des Weichteilemphysem auch der ventralen Thoraxbereiche ein Lungenemphysem nicht erkennbar ist und unverzüglich eine CT-Untersuchung durchgeführt werden muss, auch wegen der WS, da diese bei einem derartigen Polytrauma nicht ausreichend beurteilbar ist.

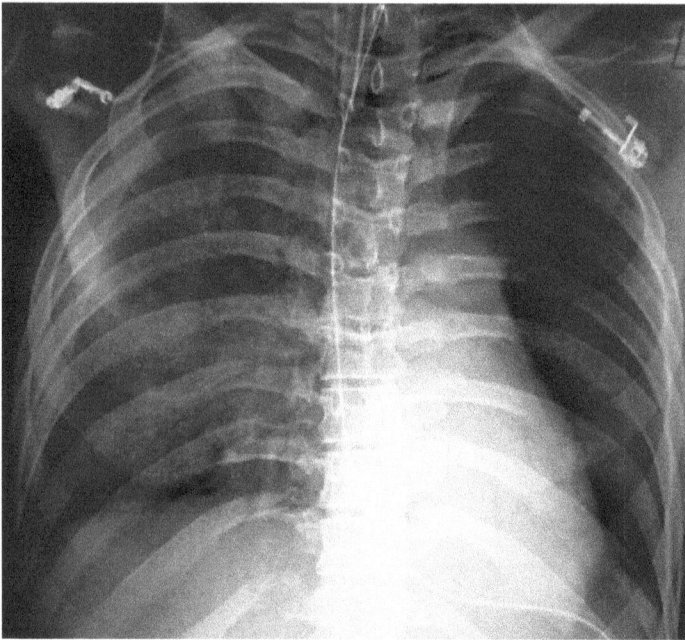

Abb. 7.21: Kurz-Diagnose: Rückenlage. Ausgeprägtes Polytrauma nach Morradunfall. Unter anderem. frische Rippenserienfraktur der 8.–10. Rippe rechts dorsal mit geringer Dislokation, Pleuraerguss rechts lateral, Verlagerung des Mediastinum nach links, wobei ein Pneumothorax links (keine kollabierte Lunge erkennbar) und ein kleiner Pleuraerguss links kranial nicht ausgeschlossen werden kann, ACG-Sprengung rechts. CT-Untersuchung dringend.

Polytrauma mit BWK-Faktur a

Bei einem polytraumatisierten Patienten wird die Röntgendiagnostik insbesondere durch die Rückenlage erschwert. Das betrifft insbesondere die WS. Obwohl ein derartiges Röntgenbild keine Röntgentechnik für das Skelettsystem enthält, muss trotz Überlagerungen gerade auf die WS besondere diagnostische Sorgfalt verwendet werden. Dabei ist bei Unklarheiten auf jeden Fall eine CT-Untersuchung unmittelbar anzuschließen, primär um eine Wirbelkörperfraktur, die zu einer Querschnittslähmung führen kann, nicht zu übersehen.

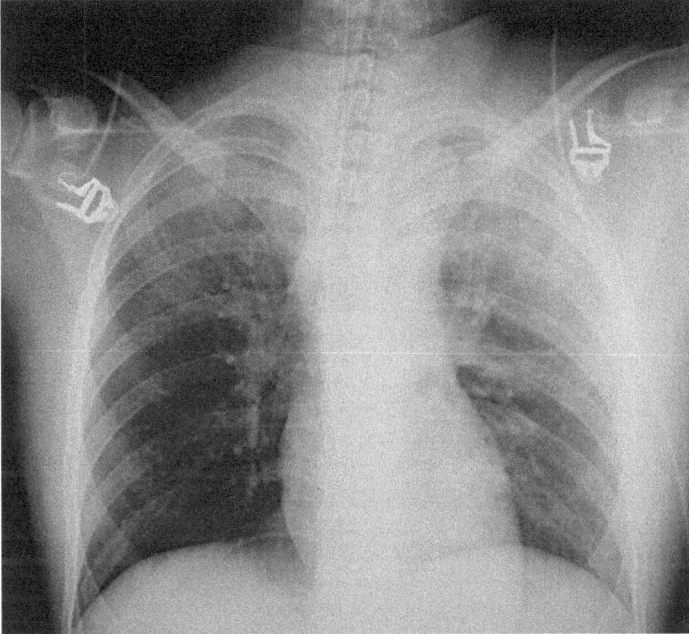

Abb. 7.22a: Kurz-Diagnose: Rückenlage: geringe rechtskonvexe Skoliose, fragliche geringe Höhenminderung des 5. und 6. BWK links. CT-Untersuchung sehr dringend. Trübung in beiden Spitzen-Oberfeldern.

Polytrauma mit BWK-Faktur b

Die sofort anzuschließende CT-Untersuchung kann gegebenenfalls vor einer Querschnittslähmung bewahren, sofern sofort die Konsequenzen aus dieser Gefahrensituation gezogen werden (z. B. Patienten-Lagerung, Transport).

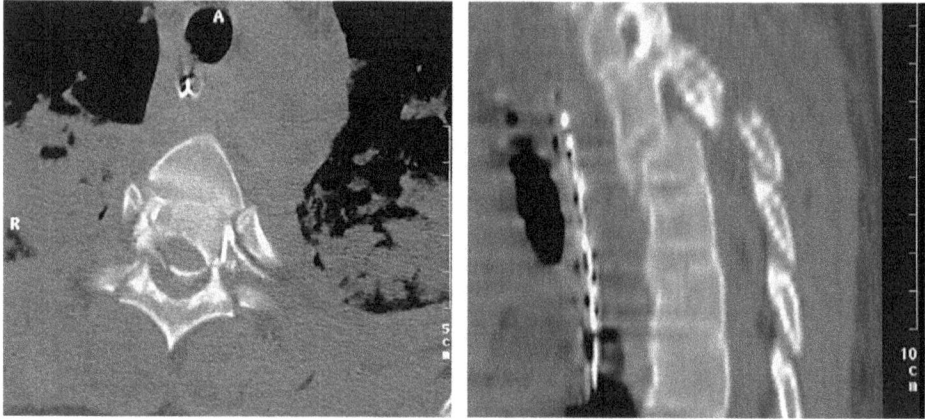

Abb. 7.22b: Patient von Abb. 22a: Kurz-Diagnose: Computertomogramm, Ausschnitt der mittleren BWS ap und Rekonstruktion seitlich.
Kurz-Diagnose: ausgeprägte Trümmerfraktur des 5. BWK insbesondere mit Teilung des Wirbelkörpers, mit Fragment im gesprengten Wirbelkanal und Abriss der Querfortsätze. In der Rekonstruktion stl.: Versatz des Wirbels (und der darüber liegenden) um ca. 5 mm nach ventral und 2 mm nach kaudal, dadurch Einbruch des Dornfortsatzes in den Wirbelkanal, wobei bei dem darunter liegenden BWK 6 die kranial Hälfte abgerissen und ebenfalls nach ventral verlagert ist.

Ein komplexer Fall

Ein 39-jähriger Maurer stürzt spätabends vom Baugerüst und schlägt mit der linken Schulter-region auf. Dabei hat er heftigste Schmerzen im linken Schulter-Hals-Bereich und meint, dort einen festen Widerstand zu spüren.

Die Sanitäter vermuten Schlüsselbeinfraktur links und liefern ihn mit dieser Diagnose in der Klinik ein. Dort wird bei der informatorischen Untersuchung die Verdachtsdiagnose bestätigt, und beim Lesen des Röntgenbildes des Thorax konzentriert man sich auf diese Diagnose, auf das linke Schlüsselbein.

Da es keine ungewöhnliche Fraktur ist, kommt der Patient auf Station und soll am nächsten Tag elektiv operiert werden:

Falsch!

Nicht sofort auf Station – nein, man hat auf dem Röntgenbild des Thorax nicht alle Deskrip-tionsbereiche gelesen – es fehlen die weiteren, wie 5 = umgebende Weichteile und 6 = Fremd-materialien. Und:

Kapitel 5 = umgebende Weichteile

offenbart in den rechten kaudalen Weichteilen eine streifige Aufhellung:

ein Weichteilemphysem,

das sich bis zum nächsten Tag zu einem völligen Pneumothorax entwickeln kann, sogar zu einem sogenannten Spontanpneumothorax!

Das heißt, man muss immer alle Deskriptionsbereiche bis einschließlich des 6. Deskrip-tionsbereiches lesen!

Frische Schlüsselbeinfraktur links mit Weichteilemphysem auf der kontralateralen Seite

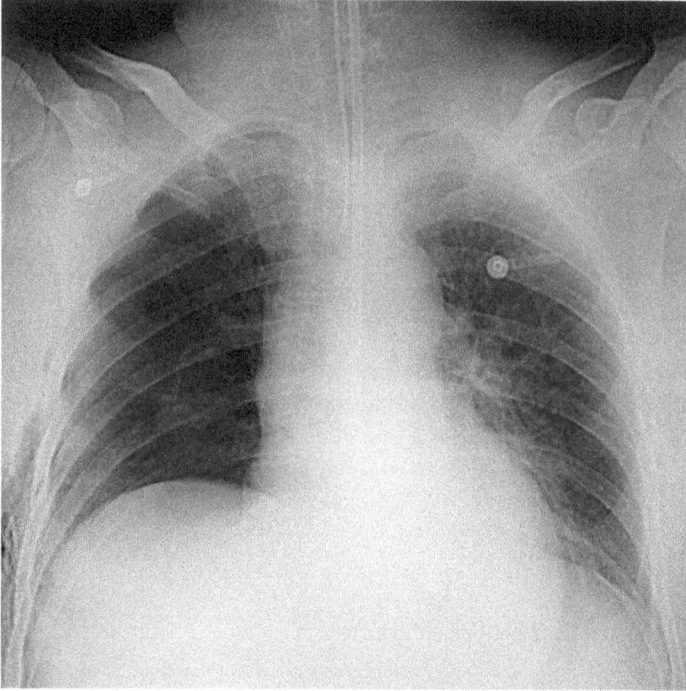

Abb. 7.23: Kurz-Diagnose: Rückenlage: frische, nicht wesentlich dislozierte Schlüsselbeinfraktur links, kleines Weichteilemphysem rechts kaudal.

8 Sachverzeichnis

A

Alveolitis 191f
Aortenaneurysma 142f
Aortenelongation 141
Aortenruptur 210
Asbestose 197
Aspergillose 72, 90
Aspirationspneumonie 202

B

Befundbericht 38f
Befundung 40 ff
Bronchialkarzinome 111 ff

C

COPD 98 ff
Cor hypertonicum 147

D

Dank VIII
DDS-System 1 ff
— Deskriptionsbereiche 2 ff
— — Fremdmaterialien 13
— — Lungen mit Lungenhilus u. Pleura 5 ff
— — Mediastinum mit Herz u. großen Gefäßen 8 ff
— — Skelettanteile 11
— — Umgebende Weichteile 12
— — Zwerchfell mit Sin. phr. 4
— Deskriptionsmerkmale 14 ff
— — Aufhellungen 14 ff
— — Form- u. Lageveränderungen 14 ff
— — Schatten 14 ff
— — Strukturveränderungen 14

— Schattencharakterisierungen 24 ff
— — Dichte 24 ff
— — Form 24 ff
— — Größe 24 ff
— — Homogenität 24 ff
— — Rand 24 ff

F

Farmerlungenkrankheit 189
Fremdmaterialien 158 ff

G

Goodpasture-Syndrom 199
Größenangaben 37
Grundlagen, diagnostische 1 ff, 34 ff
— Befundbericht 38f
— Befundung 40 ff
— Größenangaben 37
— Herzgröße 36
— Lungenfelder 34f
— Seitenangaben 37
— Vorgehensweise 38

H

Herzbögen 140
Herzgröße 36
Herzinsuffizienz 161 ff
Herz u. große Gefäße 139 ff
Herzwandaneurysma 151 ff
Hypertonie, arterielle 147
Hypertonie, pulmonal-art. 144

I

Intensivmedizin, Traumatologie 202 ff

K

Kardiomyopathie, dilatative 149f
Kerley-B-Linien 175

Knochenmetastasen 113 ff
Koronararterienverkalkung 157
Koronarstent 223

L

Luft, freie im Abdomen 216
Lungenabszess 69 ff
Lungeneinblutung 213
Lungenemphysem 194f
Lungenerkrankung, interstitielle,
    besondere Situationen 183 ff
Lungenfelder 34f
Lungenfibrose 185 ff
Lungenödem 179 ff
Lungenstauung 170 ff
Lungentuberkulose 77 ff
Lungenüberblähung 212
Lungen- u. Knochenmetastasen 113 ff
Lung, fluid 182
Lunge, weiße 181
Lymphangiosis carcinomatosa 133, 200

M

Mediastinalemphysem 214
Mediastinaltumor 137
Miliartuberkulose 94
Mittellappenatelektase 203f
Mittellappenpneumonie 63 f

N

Narbenkarzinom 136

O

Osteitis 222

P

Pancoasttumor 135
Panzerherz 156
Perikarderguss 148

Perikardverkalkung 154 ff
Pleuraempyem 74
Pleuramesotheliom, malignes 134, 198
Pleuritis exsudativa 196
Pneumonie, abszedierende 68
Pneumonie, chronische 75 f
Pneumonie, interstitielle 188
Pneumonie, Lobär-, Segment- 61 f
Pneumonie, Staphylokokken- 67
Pneumonie, zentrale 65 f
Pneumonien 55 ff
Pneumothorax 211,215, 218 f
Pneumothorax, Spannungs- 205
Polytrauma 224 ff

R

Rippenfraktur 209, 217, 221

S

Sarkoidose 105 ff
Seitenangaben 37
Silikose 193
Siliko-Tuberkulose 91
Strahlenpneumonitis 73
Superinfektion 72

T

Taubenzüchterlungenkrankheit 190
Thoraxerkrankungen, entzündliche 55 ff
Thoraxerkrankungen, maligne 111 ff
Traumatologie 202 ff
Tuberkulom 95

V

Vogelzüchterlungenkrankheit 190
Vorgehensweise, diagnostische 38
Vorwort VII

W

Weichteilemphysem 206, 228

www.ingramcontent.com/pod-product-compliance
Lightning Source LLC
Chambersburg PA
CBHW080134240326
41458CB00128B/6442